健康为民

信息化技术发展实践

——“互联网 + 医疗健康”示范服务优秀案例集

国家卫生健康委规划发展与信息化司　指导

健康报社有限公司
国家卫生健康委统计信息中心　组织编写

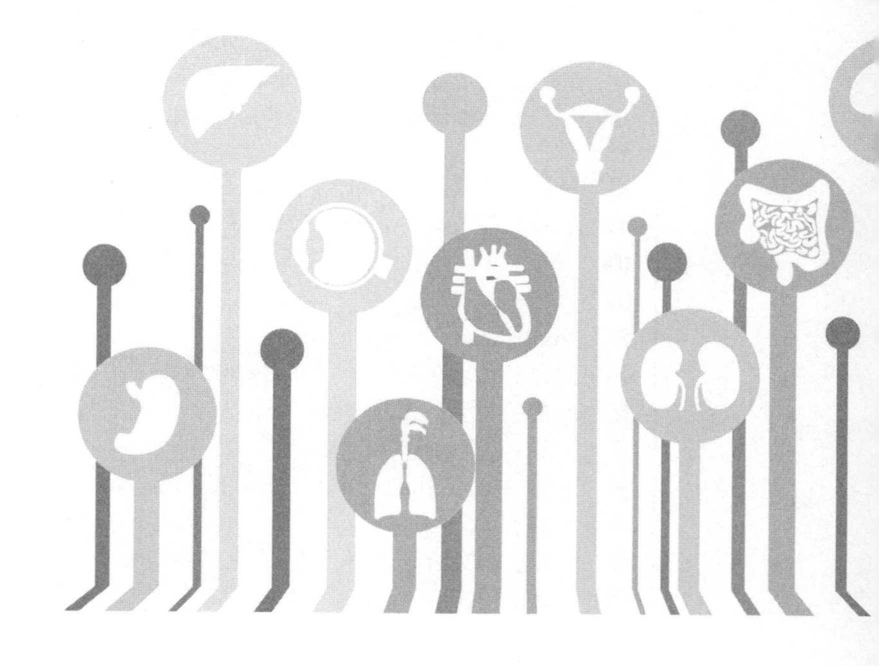

人民卫生出版社
·北　京·

图书在版编目（CIP）数据

健康为民信息化技术发展实践："互联网＋医疗健康"示范服务优秀案例集 / 健康报社有限公司，国家卫生健康委统计信息中心组织编写 . —北京：人民卫生出版社，2020.9

ISBN 978-7-117-30576-1

Ⅰ. ①健… Ⅱ. ①健…②国… Ⅲ. ①互联网络－应用－医疗保健事业－案例－中国 Ⅳ. ①R199.2-39

中国版本图书馆 CIP 数据核字（2020）第 182076 号

健康为民信息化技术发展实践
——"互联网＋医疗健康"示范服务优秀案例集
Jiankang Weimin Xinxihua Jishu Fazhan Shijian
—— "Hulianwang+ Yiliao Jiankang" Shifan Fuwu Youxiu Anliji

组织编写：健康报社有限公司，国家卫生健康委统计信息中心
出版发行：人民卫生出版社（中继线 010-59780011）
地　　址：北京市朝阳区潘家园南里 19 号
邮　　编：100021
E - mail：pmph @ pmph.com
购书热线：010-59787592　010-59787584　010-65264830
印　　刷：三河市尚艺印装有限公司
经　　销：新华书店
开　　本：787 × 1092　1/16　　印张：13
字　　数：316 千字
版　　次：2020 年 9 月第 1 版
印　　次：2020 年 10 月第 1 次印刷
标准书号：ISBN 978-7-117-30576-1
定　　价：50.00 元
打击盗版举报电话：010-59787491　E-mail：WQ @ pmph.com
质量问题联系电话：010-59787234　E-mail：zhiliang @ pmph.com

编写组成员

邓海华　杨秋兰　胡建平　罗　刚　李岳峰　张　昊

董方杰　甘贝贝　胡　彬　栾兆琳　王建影　王　宁

夏海波　余运西　郑颖璠

前言

信息化技术在我国医疗卫生行业的应用最早始于20世纪80年代，主要应用于资金流通场景。近十年来，随着信息技术进步尤其是以互联网、大数据、人工智能为代表的新兴技术快速发展，技术与行业的融合迎来了超快速发展期。

2016年、2018年，国务院办公厅先后印发《国务院办公厅关于促进和规范健康医疗大数据应用发展的指导意见》《国务院办公厅关于促进“互联网+医疗健康”发展的意见》，医院信息化系统的发展已经超脱出原有医院内部人财物管理的范畴，得到技术赋能的医院也正在向全域、全时、全生命周期管理方向跃迁。与此同时，各地卫生健康行政部门大力推动以新技术为驱动的各种特色区域人口健康大数据平台应用的发展。新冠肺炎疫情发生以来，我国的卫生健康行业面临巨大挑战，大量的患者需要得到及时正确的救治，海量的密切接触人群需要得到科学可靠的管理，互联网和信息化工具迅速在抗疫中发挥作用，在保障医疗救治和疾病防控中立下大功。

随着疫情防控进入常态化，我国的信息技术与医疗健康行业融合也迎来新阶段。从政策层面，国家和地方的推动促进文件频出；另一方面在全行业的共同努力下，优秀的践行案例也纷纷涌现。其中，技术服务行业能实现便民惠民，让科技进步为百姓可及可感成为发展的最高目标。因此，在国家卫生健康委规划发展与信息化司的指导下，健康报社有限公司和国家卫生健康委统计信息中心发起本次“互联网+医疗健康”便民惠民优秀案例征集活动，从全国数百个案例中精选出医疗机构、区域健康、公共卫生和创新案例四大维度，共40个优秀案例。目的是以榜样的力量推动和牵引全行业的健康快速发展，实现医疗健康行业在新常态下向新业态的跃迁。

编写组

2020年9月3日

目 录

第一章

医疗机构篇

疫情期间运用全病程管理推进“互联网＋医疗服务”持续发展

推荐单位：中南大学湘雅医院

为推进分级诊疗政策落地、加强医联体建设，中南大学湘雅医院雷光华院长于2015年在全国首创并提出“全病程管理”全人全周期卫生健康服务新理念，并于同年6月正式启动全病程管理项目。在传统“互联网＋医疗服务”仍停留在线上问诊的健康咨询层面时，中南大学湘雅医院已开始思考如何实现垂直的疾病管理，建立体系化的健康档案和随访机制。针对转诊不畅等问题，需要打破院际信息壁垒。中南大学湘雅医院与第三方公司共同研发了全病程分级诊疗管理平台、医疗客服集成平台和健康管理在线服务系统等全病程管理系统平台三大应用工具，并在中南大学湘雅医院及湘雅医联体机构开展了全病程管理服务。

一、背景与目的

（一）背景

在传统医疗模式中，医院和医护人员仅在患者各个病程节点上发挥作用，随着人们对医疗卫生服务要求的日益提高，传统的片段式、分散式的医疗模式已不能满足当今患者的需要。如何提供系统、连续的健康服务，是亟待探索和实践的命题。

同时，患者离院后与医院失联，依从性差、失访率高，是目前慢性病管理“短板”所在。如何实现让患者遇到问题能及时得到指导，医护人员高效进行院后随访和干预，确保患者依从性与随访的有效性是医院管理的重要研究内容。医疗机构之间的转诊通道不畅、协同效率低，传统转诊流程和信息沟通方式已不适应医改目标需求，急需借用互联网手段，形成有效衔接的联动机制。此外，分级诊疗信息化建设尚不完善，存在机构间“信息化孤岛”情况严重，开放、整合的医疗信息平台不足，医疗服务信息不畅通等情况。

通过全病程管理，运用互联网信息技术梳理就医流程环节并进行持续优化，促进传统片段式、分散式的医疗服务转变为闭环式的全人全周期健康管理模式。通过全病程分级诊疗管理平台、医疗客服集成平台、微信公众号和APP开展双向转诊、远程健康管理、个案管理、线上咨询等工作，为患者提供预约挂号、院前疾病精准咨询、疾病周期性管理、院后远程追踪管理等服务，如图1-1-1。

（二）目的

全病程管理是以跨区域、跨团队（医师、护士、个案管理师、社工、营养师、康复师、药师、

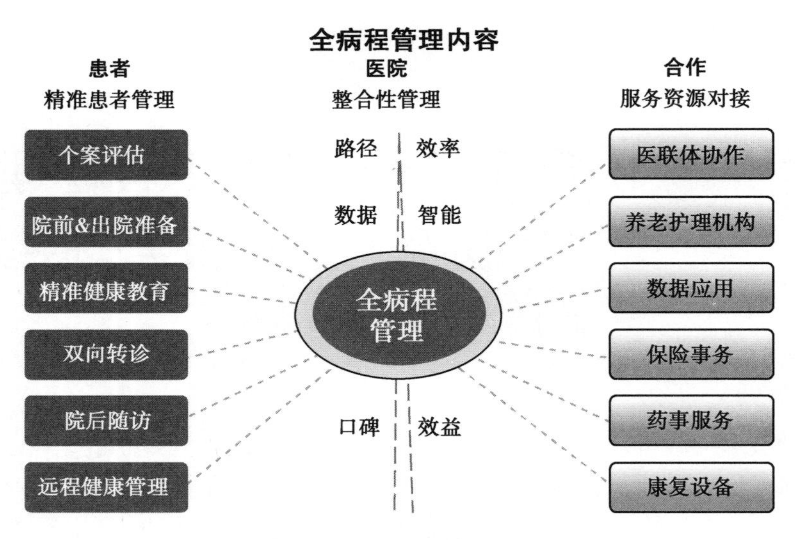

图 1-1-1　全病程管理内容

管理人员）全程协作管理方式，运用“互联网 +”信息技术构建全病程管理系统，通过“线上 + 线下”“院内 + 院外”的模式，由个案管理师全程介入跟进，建立贯穿院前、院中、院后为患者提供连续性整合照护的全程闭环管理模式。全病程管理从院前准备、出院准备、双向转诊、出院追踪随访到远程健康管理等环节为需要长期管理的患者提供有效的连续服务，如图 1-1-2。

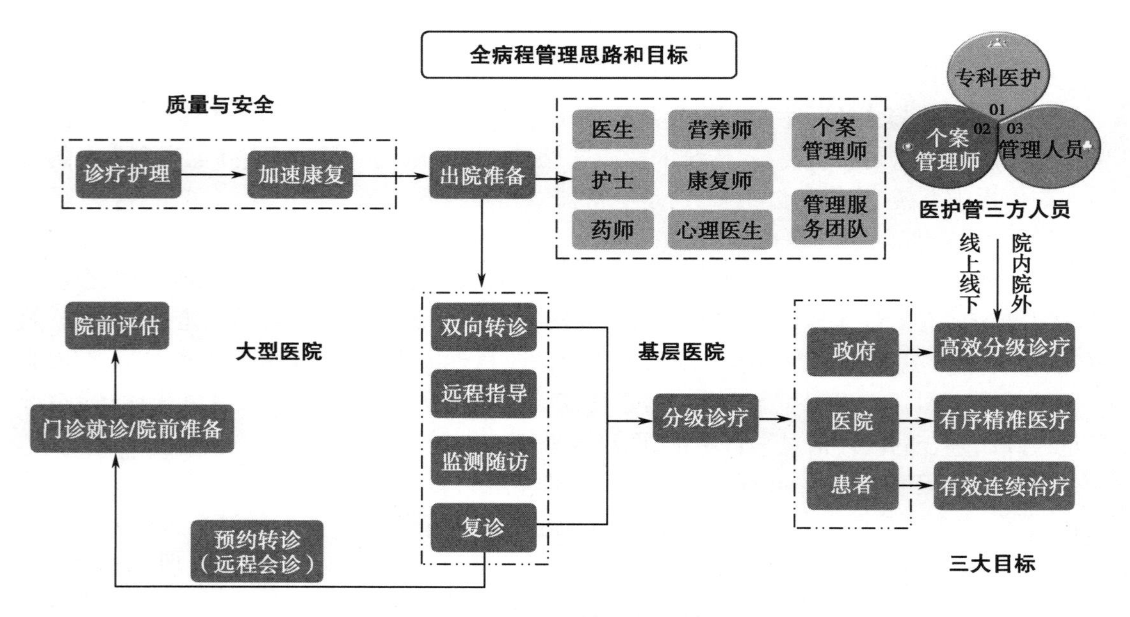

图 1-1-2　全病程管理的思路及目标

期望通过全病程管理实现以国家政策为导向，优化医疗服务体系，使医疗资源合理利用，缩减医疗费用支出的目标；以促进医院发展为目标，实现高效分级诊疗，多方服务整合，提质增效，建立良好生态圈；让医师有序精准医疗，拥有高忠诚度优质患者群，有利于积累科研数据，提高医疗水平；让患者享有连续有效治疗，拥有完整健康档案，帮助降低就医成本。

二、主要做法

(一) 组织架构

全病程管理是以病友服务中心（医务社工中心）为牵头组织部门，由全病程管理工作指导委员会进行业务指导，网络信息中心、医务部、护理部、事业发展中心、临床各科室共同参与，依托康智健康科技（上海）有限公司，向中南大学湘雅医院及湘雅医联体机构开放全病程管理系统平台，开展全病程管理服务。

(二) 工作思路

全面实施全病程管理项目；建立双向转诊全信息化通道；做好优质病种管理并收集完整随访数据；提升各级医院运营管理效率；建立良好的医患友好生态体系。实现两个统一：线上线下服务连续统一，院内院外诊疗一致统一。完成三个对接：各类医务人员和患者全方位对接，医院服务全流程对接患者，上下级医院之间转诊和专病管理对接。

(三) 具体举措

根据新型冠状病毒肺炎（简称新冠肺炎）疫情期间的防控要求，为避免人群聚集、减少交叉感染的风险，中南大学湘雅医院延迟春节开诊时间并关闭部分专科门诊。这一举措有效遏制了疫情的进一步扩散，但同时也引起患者就医不便。

为解决患者就医难题，全病程管理团队迅速应对，依据《国家卫生健康委办公厅关于在疫情防控中做好互联网诊疗咨询服务工作的通知》要求，在湖南省率先开通线上问诊服务，贴心为患者排忧解难。患者关注“全病程管理 - 智医在线”微信公众号后，即可精准对接医院专家团队进行疾病咨询。具体对策有：

1. 主动响应、多方宣传、高效服务

紧跟医院总体部署，充分发挥“互联网 +”的优势，迅速推进全病程管理线上咨询工作。个案管理师联动各专科医、护、技人员，快速上线全院专科专病线上咨询服务；扩充服务范围及内容，优化工作流程，提高效率，开展视频问诊、多学科线上会诊、周期性随访等系列服务。通过官网、公众号等多渠道进行宣传，线上线下联动解决疫情期间患者就医难题。疫情期间发布患者就诊指导、疫情防护注意事项及各专科疾病健康指导的新闻通讯及公众号推送文章 30 余篇。

2. 线上咨询——解决新冠肺炎疫情期间患者就医难题

对“全病程管理 - 智医在线”服务平台功能进行 5 个方面优化：①完善问诊咨询知识库，提高线上智能问诊效率，累计收录 13 187 条问诊知识，知识库匹配度高达 82.87%；②开放线上视频问诊功能，便于专家团队直观了解病情，高效进行就医指导；③整合优质医疗资源，针对复杂疑难杂症，开展线上多学科会诊，为患者制定最优治疗方案；④上线“智医药房”，推进处方流转平台建设，为患者提供网上购药的便利；⑤开通肺炎自诊和疫情风险评估功能，帮助有需要的患者进行疫情评估。

3. 远程健康管理新模式，使出院患者“家门口康复”

以“线上 + 线下”“院内 + 院外”方式开展“个案管理 + 全病程照护”的远程健康管理服务，疫情期间个案管理师联合医疗团队为专科疾病患者制定复诊管理计划，对疾病进行周期性管理，通过院后远程追踪管理，给予用药、康复、营养指导，从而提高患者就医依从性，有效提高疾病治愈率，远程健康管理平台患者平均满意度达 99%。

典型案例：患者文某，女，65 岁，于 2019 年 5 月 20 日在中南大学湘雅医院妇科门诊就诊，诊断为卵巢恶性肿瘤，纳入妇科肿瘤全病程管理，个案管理师协助完善相关检查后入院行手术。术后由个案管理师评估后通过全病程分级诊疗管理平台转诊至衡阳市第一人民医院进行伤口换药、营养支持等治疗，并制定卵巢肿瘤院后管理路径共计 24 个阶段性跟踪随访。疫情期间患者于 2020 年 2 月 26 日第 9 次入住中南大学湘雅医院，目前跟踪第 20 阶段治疗与复诊治疗管理，总计通过全病程分级诊疗管理平台转诊 1 次，复诊管理 7 次，床位预约 7 次，远程健康教育 5 次，线上咨询 6 次，节约在院周期 5 天（入院前完善心脏彩超、胃镜、肠镜等检查），为患者节约费用约 1 000 元 / 次（交通、住宿、饮食等费用），节约就诊等候时间约 24 小时 / 次。

4. 双向转诊，确保疫情期间患者延续医疗

目前，中南大学湘雅医院转诊签约合作机构 161 家，全院 76 个科室及门急诊开展双向转诊工作。在 2020 年 2 月疫情期间，医院为配合疫情防控工作，减少床位开放。为保证病情稳定患者顺利转至基层延续治疗护理，医护团队和个案管理师通过全病程分级诊疗管理平台实施院后转诊、随访和照护，有 15 个临床科室 38 个患者顺利转至基层医院，18 个患者按照专科疾病定期治疗方案通过全病程分级诊疗管理平台上转至中南大学湘雅医院规律住院治疗。

2020 年 2 月 14 日习近平总书记在中央全面深化改革委员会第十二次会议指出，要持续加强全科医师培养、分级诊疗等制度建设，推动公共卫生服务与医疗服务高效协同、无缝衔接，健全防治结合、联防联控、群防群治工作机制。中南大学湘雅医院首创的全病程管理服务，借助全病程分级诊疗管理平台、医疗客服集成平台、微信公众号等信息技术手段，建立横跨院内 HIS 电子病历系统、床位预约系统、各医联体成员单位的桥梁式全病程健康管理平台，实现医联体机构间的互联互通、信息共享和对患者全程、精准、连续的服务。

三、成效与亮点

通过多年持续探索与实践证明中南大学湘雅医院全病程管理做法契合国家相关政策及健康中国战略，深度拓展“互联网 + 医疗”服务内涵，形成了具有湘雅特色的卫生健康服务新模式，在全国范围内取得了较好反响。

（一）理论创新和管理革新

1. 构建医护、个案管理师、管理者及院外机构跨团队合作的闭环管理服务模式。

2. 引入个案管理师作为医患桥梁，实现患者就医全程、全人管理，形成连续性动态管理的全程电子健康档案；通过个案管理实践，不断优化个案管理工作制度与流程，积极探索个案管理标准化路径，完成 6 个单病种院后管理路径和单病种作业指导书。自 2019 年 12 月起，

通过专职个案管理师指导兼职个案管理师，与医务部、护理部共同开展医护患一体化临床路径，目前入径病种达 10 个。

3. 借助云平台，形成医联体和各合作机构各司其职、各取所需的协作生态圈。

（二）远程健康管理成效显著

2018 年 3 月至 2020 年 6 月，远程健康管理上线 62 个专病管理团队，覆盖 38 个病房，16 个门诊，总累计收案 5 700 人次，总累计线上咨询服务 168 268 次，精准实施全病程个案管理 17 100 人次，使患者享受到“院前、院中、院后”的全人全程连续医疗服务。人均缩短就医等候时间 24 小时 / 次，人均节省就医额外费用 1 000 元 / 次。

（三）双向转诊持续推动分级诊疗

通过各方面积极推进，中南大学湘雅医院初步形成可复制、可推广的双向转诊模式，双向转诊数据稳步提升，转诊签约合作机构达 161 家。2019 年 1 月至 2020 年 6 月，双向转诊总人次为 26 562 人次，其中门急诊及住院患者下转总人次为 25 379 人次；经全病程分级诊疗管理平台上转门诊和上转住院总人次为 1 186 人次。

（四）疫情期间在省内开通线上咨询服务

2020 年 1 月 28 日至 2020 年 6 月 30 日，通过全病程管理平台开展线上咨询的专科达 76 个，参与线上问诊的 376 名医护人员和管理人员中，高级职称 160 名、中级职称 140 名、初级职称 76 名，分别占 42.6%、37.2%、20.2%。累计受益患者 40 733 位，咨询总服务人次达 67 957 次（其中义诊服务人次 26 360 次），平均 5 分钟接通率 91.5%，平均好评率 99%。

（五）打造服务标杆，形成湘雅品牌特色

2019 年 10 月，以中南大学湘雅医院作为主委单位牵头的中国健康管理协会个案管理分会正式成立，目前已成功举办全病程管理全国会议 3 次，举办个案管理实操研习班 2 期。

下一步将继续拓展“互联网 + 医疗健康”全病程管理，重点做好康复期患者下转后的指导。结合新形式下互联网问诊相关政策，进一步完善线上咨询制度和标准，规范网络问诊术语，确保网络咨询有序、严谨，规避医疗纠纷风险。进一步拓展全病程管理在医联体专科联盟的服务应用。加强医院个案管理师队伍建设，提升个案管理品质及内涵。继续保障双向转诊工作在疫情期间稳步推进。

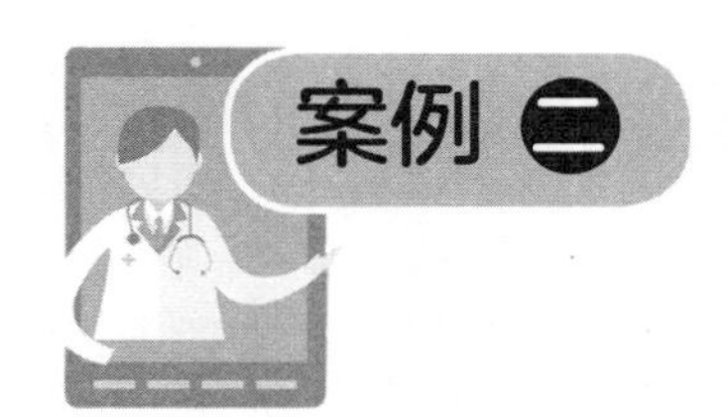

“互联网+”创新医疗服务

推荐单位：福建省立医院

长期以来，“看病难、看病贵”一直是社会关注的焦点，就医流程烦琐、候诊时间长是影响医院服务形象的典型问题，是造成患者满意度低最突出的因素，也是诱发医患矛盾最直接的原因。针对这一问题，福建省立医院本着“一切从患者的就医感受出发”，成立创新医疗服务工作小组，借助互联网信息技术，实施十二大创新医疗服务举措，打通医院诊疗服务过程中的“痛点”和“难点”。

一、背景与目的

长期以来，传统医院的“三长一短”（挂号付费时间长、候诊时间长、检查预约时间长，医生问诊时间短）等问题普遍存在，是患者就医看病的通感，影响着患者的就医体验。为了改善医疗服务，国务院办公厅《关于促进“互联网+医疗健康”发展的意见》（国办发〔2018〕26号）、原国家卫生计生委和国家中医药管理局《关于印发进一步改善医疗服务行动计划(2018—2020年）的通知》（国卫医发〔2017〕73号）、国家卫生健康委和国家中医药管理局《关于深入开展“互联网+医疗健康”便民惠民活动的通知》（国卫规划发〔2018〕22号）等文件要求公立医院要运用互联网信息技术，优化诊疗流程，让患者少排队、少跑腿，改善患者就医体验。

福建省立医院作为福建省卫生健康委直属最大的三级甲等综合性医院，服务人群广、接诊患者多，再加上医疗服务供需不平衡、传统医疗服务模式的局限性等因素很大程度上影响了患者的就医体验，存在的主要问题体现在以下几个方面：①候诊、检查、取药、办理出院等环节排队次数多、时间长；②就医流程复杂、看病过程烦琐；③医院地形复杂、科室位置不好找等。如何在现有医疗资源条件下解决这些问题，充分方便患者就医、提升患者就医体验成为医院领导重点关注的工作。

二、主要做法

为了打通医院诊疗服务过程中的“痛点”和“难点”，本着“一切从患者的就医感受出发”，福建省立医院成立了创新医疗服务工作小组，从群众最需要的地方做起，从群众不满意的地方改起，借助互联网信息技术，实施十二大创新医疗服务举措，提高医疗服务质量，改善人民群众看病就医感受。

1. 从一卡通到一码通的飞跃

医院在 2002 年率先使用了基于预缴金方式的就诊一卡通，于 2009 年实现了全省社保卡就诊一卡通，在 2015 年启用了居民健康卡，并在 2019 年实现了电子居民健康卡、医保结算码和金融支付码等“多码融合”，真正实现无卡就医。

2. 构建福建省立医院互联网医院平台

医院自 2015 年 9 月开始建设手机 APP、微信公众号和支付宝生活号等互联网医疗服务平台，在 2019 年 4 月获得福建省首批互联网医院之际，又提升建成福建省立医院互联网医院平台，为群众提供预约诊疗、在线咨询、慢性病续方、住院转诊等 54 项互联网就医服务，做到让患者“一机在手、就诊无忧”。在疫情期间互联网医院紧急推出新冠肺炎咨询、发热门诊咨询、流行病学调查及健康宣教等功能，消除人群恐慌，如图 1-2-1。

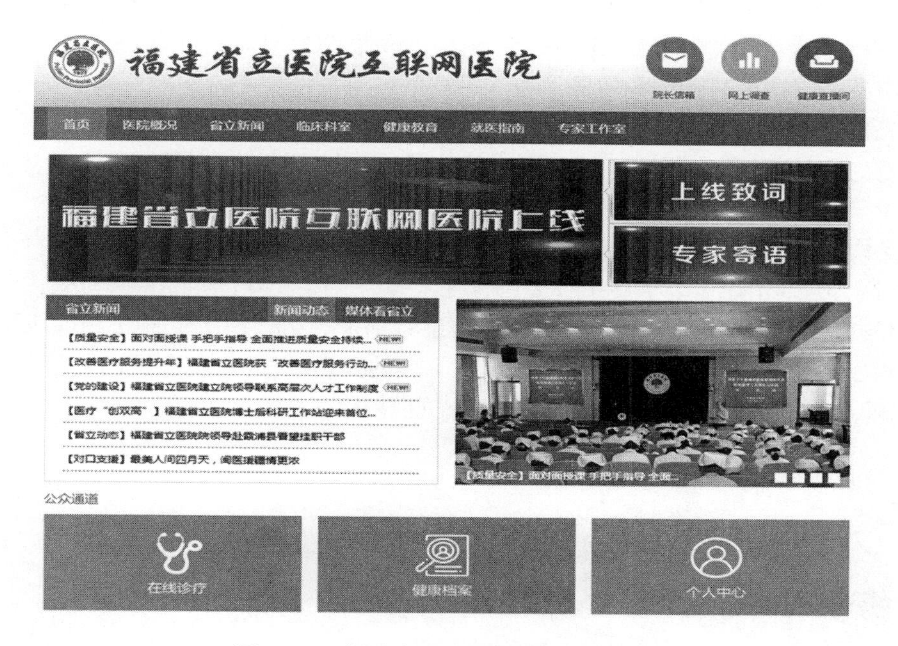

图 1-2-1 福建省立医院互联网医院平台

3. 开展多渠道全预约就医服务

建立统一的诊疗预约平台，通过微信、APP、支付宝、网站和基层转诊等 9 种渠道为患者提供全天候、多渠道的预约诊疗服务，预约范围涵盖就诊、检查、治疗等各项诊疗服务，并通过对各专业、各医师近 3 年的平均诊疗时长进行分析，将预约时间精确到分钟，全面推行“提前预约、按时到诊、准时看诊”，缩短患者在医院的停留时长。

4. 推出院内“滴滴打车”服务

在互联网医院上提供轮椅、平车预约服务，行动不便的患者在预约挂号的时候可根据自身情况预约该服务。医院服务中心将根据患者预约的时段、地点，在其抵达医院后第一时间提供接送服务，解决从医院门口到诊室“最后一百米”的难题。

5. 提供院内智能导航导诊服务

基于物联网技术，推出与就诊流程相结合的院内导航服务，提供共享实时位置和停车打卡等功能，并结合智能机器人构建医院室内智能导航导诊服务系统，导航路径可精确到三步以内，有效解决患者在医院“找地、找人、找车”等迫切需求。

6. 建立“7×24 小时”无边界自助服务体系

在门诊、医技科室、病房共部署 206 台自助机，建立“7×24 小时”无边界自助服务体系，提供自助建卡、预约挂号、充值结算、医技预约、门诊病历 / 清单 / 检查报告（含胶片）/ 检验报告自助打印、满意度调查、诊疗信息查询等 54 项便民服务，将各种医疗服务延伸到患者身边，如图 1-2-2。

7. 建立智能化全院检查预约平台

在理念上进行创新，建立智能化、去中心化、虚拟化的全院检查预约平台。系统自动借助智能规则引擎实现结算和自动预约，只需 1 分钟就能把检查预约时间、检查地点和注意事项等全部信息推送给患者，彻底解决患者排队和跑腿的问题。同时在检查预约平台的基础上，推出一键退费功能，解决患者退费时往返多个部门、多次排队的问题。

8. 推出手机端用药查询和指导

患者在自助机上结算取药的时候系统自动打印取药凭条和处方二维码，患者只需用手机扫描取药凭条上的二维码，即可查看个人的处方信息和详细的药品说明书，使患者不再担心“吃什么药”和“怎么吃”的问题。

9. 全面开展床旁结算服务

把入院办理、出院结算等服务前移到病区床旁，在病区即可一站式办理入院登记、缴费结算、清单打印等服务。系统自动发短信提醒患者到护理站办理出院手续，患者凭此短信和相关缴款凭证到护理站，5 分钟即可完成出院手续的办理，同时医院会把出院带药及各种单据等一并交给患者，减少患者来回奔波的时间，如图 1-2-3。

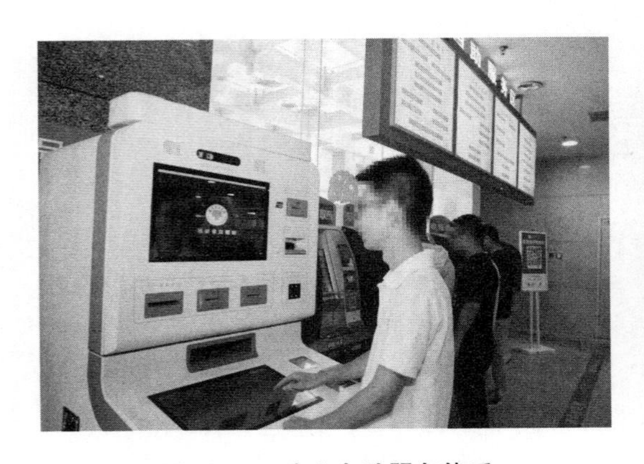

图 1-2-2 建立自助服务体系

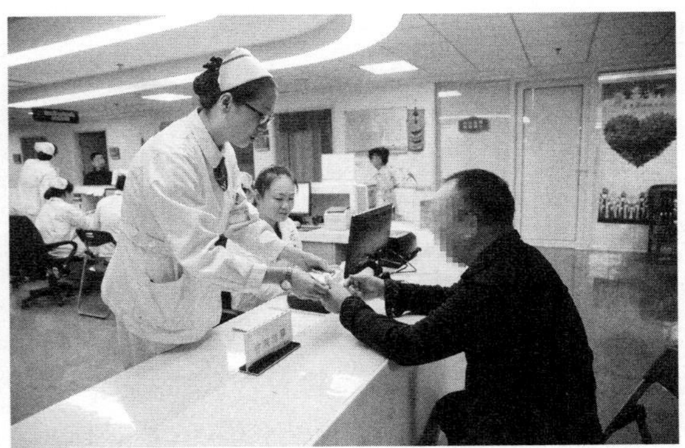

图 1-2-3 全面开展床旁结算服务

10. 精准推送满意度调查和健康宣教

利用后台数据的互联互通，自动梳理患者当日在医院的就诊流程、所到的科室、所做的检查检验及医疗服务等，并借助互联网医院针对患者所到科室、所做检查精准推送满意度调查和健康宣教。

11. 构建多学科会诊平台

以新型多学科联合诊疗协作为核心，通过图像、语音等形式，实现从查看会诊患者（病历资料、体征、检查）信息到发起会诊、组织会诊，以及会诊结束后提供个性化精准治疗方案并形成会诊报告存档，为患者提供精确诊断和治疗，真正做到了一站式诊治服务，随时随地会诊。

12. 建立福建省新冠肺炎远程指导中心平台

为进一步做好新冠肺炎防控工作，福建省立医院在福建省委省政府的部署下，在远程会诊中心的基础上成立福建省新冠肺炎远程指导中心，组建专家组每天对全省新冠肺炎定点医疗机构进行巡查，规范福建省新冠肺炎诊治，提高救治率。同时，探索融合 5G 技术，实现医联体内部的远程会诊、远程查房、远程联合门诊、手术示教、病历讨论等功能，提升基层医疗机构诊疗服务能力。

三、成效与亮点

自改善医疗服务行动以来，福建省立医院利用“互联网 +”创新医疗服务相关措施取得了良好的应用成效，并在新冠肺炎疫情期间发挥了积极的作用。主要体现在以下几个方面。

（一）患者就医更省时

通过一系列借助信息化手段改进医疗服务的措施，医院真正做到了让患者受益，最直观的体现是患者就诊更省时。医院相关统计数据显示，患者就诊等候时间从过去的 57 分钟缩短至 16 分钟，就诊时间从 100 分钟缩短至 60 分钟，取药等候时间从 35 分钟缩短至 3 分钟，办理出院时间从 40 分钟缩短至 5 分钟以内，抽血等候时间从 38 分钟缩短至 10 分钟，医技预约时间从 17 分钟缩短至 1 分钟。

（二）患者就诊更加便捷，满意度不断提升

患者就诊也更加便捷。2018 年底“掌上医院”用户总数突破 80 万人，门诊预约率达到 90.07%，平均减少患者每天往返医技预约处 2 500 人次。目前，医院已取消了集中人工收费窗口。同时在福建省卫生健康委组织的第三方患者满意度调查中，医院的综合满意度从 2015 年的 132 位上升到 2018 年的 30 位。

（三）成为对抗新冠肺炎的“利器”

互联网医院平台和新冠肺炎远程指导中心在新冠肺炎疫情中架起了突破空间的“战疫”通道，成为对抗疫情的利器。据不完全统计，2020 年上半年远程指导中心共完成 1 733 例远程指导，其中危重型 507 例，对推动全省新冠肺炎定点医疗机构规范化诊疗起到了重要的作用。同时互联网医院平台成为医院对抗疫情的前线，新冠肺炎咨询、发热咨询及健康宣教相关服务在新冠肺炎初步筛查、流行病学调查中得到了广泛的应用，减少了各类患者在医院内的聚集，降低了交叉感染风险，充分保障了广大群众的身心健康。

（四）医院社会影响力不断提高

1. 三年来共接待全国 200 多家医院的来访者参观和交流。
2. 本项目相关建设案例已获十余项全国荣誉。2018 年案例项目“一机在手，就诊无忧，

让智慧更温暖真实”获得“全国医院擂台赛(华东赛区)”金奖,同时获得该赛事主题五“创新推动互联网+医疗健康”的全国第一名;2018年案例项目“全自动智能化医技检查预约平台”在2018年度“中国医院协会信息管理专业委员会(CHIMA)2018互联网应用案例”被评为优秀应用案例;2019年福建省立医院入选“2019科技兴医医院成果展”;2019年第二届数字中国峰会上获得“互联网+医疗健康”便民惠民十大案例;2019年案例项目“大数据在医院管理与服务中的创新应用”入选CHIMA2019医院大数据应用优秀案例。

3. 项目经验总结成论文,摘要被《柳叶刀》杂志收录。

在践行“互联网+”创新医疗服务过程中,福建省立医院的信息化建设做到了让患者、医院和政府三方满意:优化了就诊流程,让患者获得了优质服务,做到了让患者满意;提高效率,节约人力资源,让医院管理层满意;便民利民,提高患者满意度,让政府满意。

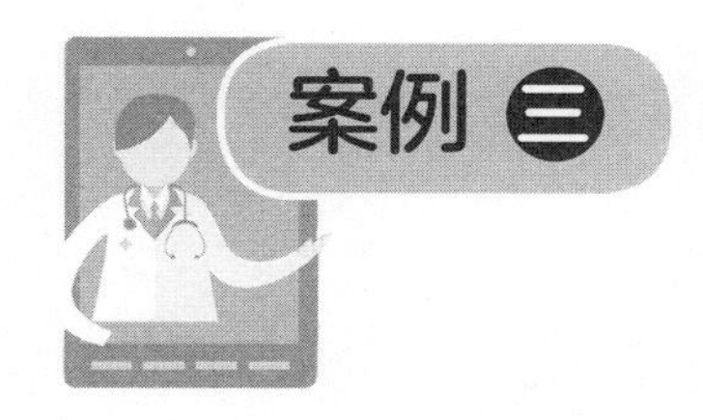

共克时艰　筑就全方位全链式防疫体系

推荐单位：浙江大学医学院附属邵逸夫医院

受新冠肺炎疫情暴发影响，2020年各医疗机构的实地就医受到巨大冲击。浙江大学医学院附属邵逸夫医院（简称邵逸夫医院）作为全国最早探索并实践“互联网＋医疗”的医院之一，以深化医改、服务民生为目标，以“互联网＋”为手段，打造了院际互联的邵逸夫医院健康云平台。邵逸夫医院创新探索构建“全链式疫情防控创新体系”，可以让群众和潜在患者获得及时的健康评估和专业指导，精准指导患者有序就诊，有效缓解实体医院救治压力，降低群众交叉感染风险。同时可以突破医疗资源的地域限制，提供线上援助，分担疫情防控压力。

一、背景与目的

邵逸夫医院自2015年4月17日上线“健康云平台”，2020年受新冠肺炎疫情暴发影响，平台目前已实际接入国内医疗卫生机构5 000余家，注册医师28万余名，累计服务2亿余人次，平台注册用户超过千万。截至2020年8月27日，邵逸夫医院通过云平台完成预约挂号2 039 955人次，线上咨询329 177人次，转诊102 611人次，会诊8 307人次。

疫情发生以来，医院一方面积极响应国家、浙江省委省政府及省卫生健康委的号召派出189位医务人员奔赴湖北省武汉市、荆门市等多个抗疫一线。另一方面，快速整合医疗资源，落实传统防疫与感染控制措施，传播科学防疫知识，提升全社会防控意识。医院充分整合信息化、互联网，线上线下相结合，创新探索构建“全链式疫情防控创新体系”汇成阻击疫情的坚固防线，效果显著。

邵逸夫医院“健康云平台”依托互联网及人工智能技术支撑，一是充分发挥“互联网＋医疗”的先天优势，迅速调整医疗服务供给模式，使之快速适应特殊时期社会对临床医疗的特殊需求；二是缓解线下门急诊压力，引导群众合理就医，避免患者院内聚集，降低交叉感染风险，建立及时发现、快速处置、精准管控、有效救治的常态化防控体系机制；三是不断丰富线上服务内涵，推动互联网诊疗与互联网医院发展，促进线上线下服务融合发展，改善患者就医体验；四是充分发挥信息技术在现代医院建设管理中的重要作用，构建医疗、服务、管理“三位一体”的智慧医院系统。

二、主要做法

（一）院内信息化防疫情况

1. 启动“健康码入院就诊机制”，引导患者有序就医

自 2020 年 2 月 17 日起，医院创新启动健康码入院就诊机制，制订相关就诊流程，在院区内划分不同颜色健康码患者就诊区域。患者及家属入院就诊前需出示健康码，同时配合体温检测及流行病学史调查，然后根据健康码颜色引导至不同就诊区就诊，如图 1-3-1。

绿码
凭码通行
黄码
庆春院区：请至门诊一楼北区“黄码就诊区”
下沙院区：请至门诊三楼二诊区1号房间
红码
医院工作人员将引导至“发热门诊”就诊

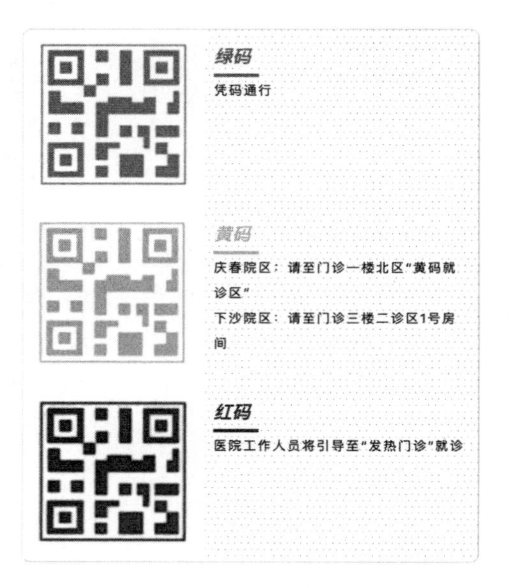

图 1-3-1　健康码入院就诊机制图

健康码入院就诊机制帮助医护人员完成了部分分诊、预检工作，提高院内诊疗效率，确保了患者就医的安全有序；加强了医院对易感人群的分类管理，降低了院内感染风险。

2. 实施腕带识别制度，完善陪护人员管理

普通病房的陪护管理是新冠肺炎防疫工作中的重要环节，也是最容易疏忽的部分。医院提出腕带识别制度，加强对陪护人员的管理，包括：普通病房实施 24 小时门禁管理；普通患者原则上不安排陪护，明确需陪护患者只安排 1 名固定陪护人员，在病区内需佩戴口罩；医院向陪护人员发放身份识别的腕带；陪护人员每天出入需出示健康码，核对腕带身份信息，配合体温检测。

3. 加强院内人群管控，无接触核验人员信息

为满足疫情防控需要，医院“扩容”发热门诊。为有效管控人员流量，医院将门诊防控端口前移，设立红外线热成像测温仪，制定了红外测温、流调及核验。为配合门诊管理需求，避免患者拥挤排队，优化系统流程，支撑发热门诊预检扩容。在疫情防控期间，医院以“患者相对隔离救治”为指导思想，根据各部门疫情期间管理需求，设计、优化信息系统的流程，为发热门诊专用 CT 室、隔离病房专有通道等场所提供信息化支撑，确保就诊通畅。

（二）院外“互联网 +”防疫情况

1. 开通多条线上防疫专线，全面守护患者健康

疫情暴发后，为减轻医院疫情防控压力、及时满足群众迫切的医疗健康需求，邵逸夫医院联合纳里健康科技有限公司充分发挥互联网医院平台作用，围绕疫情防控开设新冠肺炎线上专家咨询快速通道、防控知识线上课堂、线上心理防疫专线等便民举措，构筑了线上防疫阵地，让老百姓足不出户就能解决健康问题。同时突破地域限制，为湖北等地群众和潜在患者提供线上服务，分担其疫情防控压力。2020 年 1 月 21 日，邵逸夫医院互联网医院平台正式开设新冠肺炎线上专家问诊专线，如图 1-3-2，一期入驻呼吸内科、感染科、急诊医学科、

重症医学科等 62 个医疗专家团队。

2. 医保在线支付，医患全程“零接触”

2020 年 2 月 15 日，邵逸夫医院开通医保在线支付功能，是浙江省首批试点开通互联网复诊配药服务的省级医院，服务内容包括：慢性病在线复诊、药品配送到家、医保自动结算 3 个方面。

复诊患者，尤其是慢性病患者，可通过“浙里办”APP、支付宝互联网医院平台、“邵逸夫医院健康”/“纳里健康”微信公众号，根据自身实际病情提交复诊申请与用药需求，经过互联网医师复诊开方、省级医保在线支付、药师审核处方信息等流程后，享受药品配送到家的服务，如图 1-3-3。

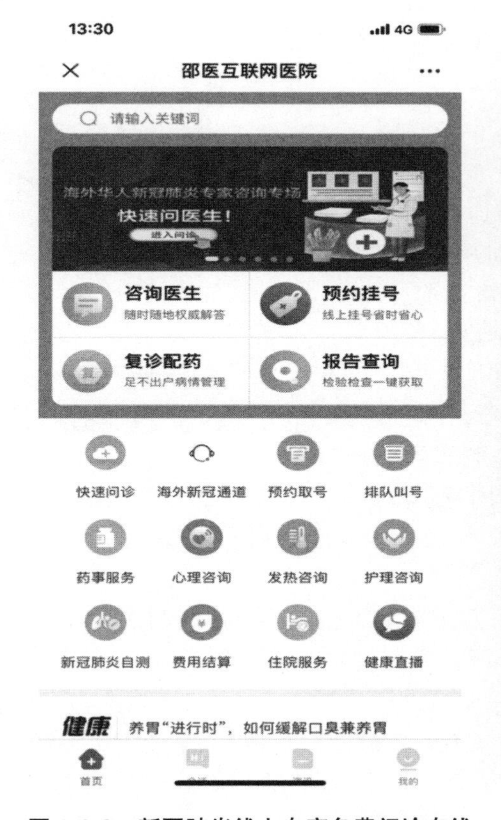

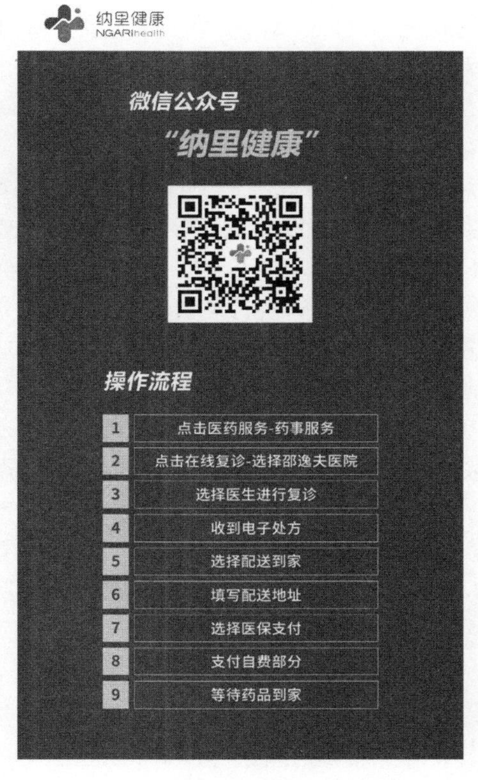

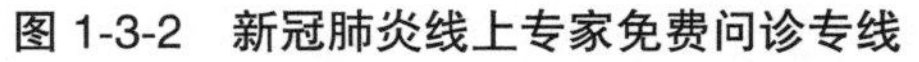
图 1-3-2 新冠肺炎线上专家免费问诊专线

图 1-3-3 微信公众号操作流程

该项创新举措的实施，真正实现了医患之间全程“零接触”，在疫情防控的关键时期解决慢性病患者的购药难题，也减少了疫情期间人员流动，缓解了医院门诊人员聚集。

（三）人工智能系统助力防疫情况

1. 智能辅助问诊，筛选疑似病例

2020 年 2 月 7 日，《国家卫生健康委办公厅关于在疫情防控中做好互联网诊疗咨询服务工作的通知》特别指出了“具备条件的医疗机构根据疫情防控需要，发热患者在医疗咨询后，医师、患者在线填写新冠肺炎问诊量表，实现入院前在线填报，护士检查后准许入院”。

这便是邵逸夫医院以人工智能为智能内核，以权威资料为基础，借助人工智能意图识别等技术所研发的“快速问诊2.0”服务，如图 1-3-4。

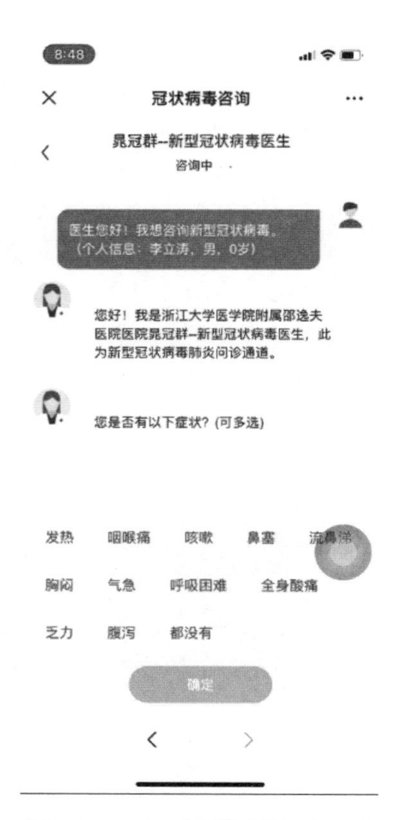

图 1-3-4　人工智能辅助问诊系统

新冠肺炎咨询场景下的智能问诊系统里，邵逸夫医院专家团队针对新冠肺炎整理出一套常见的问题列表，通过互联网医院免费对外开放。居民完成问诊后，医师端会直接产生智能建议，居民可以根据回答决定是否需要进一步咨询或去医院就诊，避免交叉感染。

人工智能辅助问诊功能可以加快新冠肺炎的预检工作，节约医患双方的时间与精力，提升医师的诊疗效能，保障医院业务的高效运转，更重要的是能够提前筛选疑似患者并实现可跟踪。

2. 创新运用人工智能“送餐机器人”，降低医患交叉感染

为切实做好传染源控制工作，邵逸夫医院在国家卫生健康委医管中心的指导下，在两个院区分别开设隔离病区，划分清洁区、半污染区、污染区等。进入隔离区前，医院感染科将对医护人员进行监督指导，确认防护措施无误后方能进入。

患者实行单间隔离，佩戴一次性外科口罩，仅限病房内活动，不设陪护。病区内运用人工智能“送餐机器人”，为患者运送饭菜和相关药品，降低了医护人员因近距离接触患者带来的感染风险。

（四）发挥 5G 技术优势助力防疫工作

自新冠肺炎疫情防控工作启动以来，邵逸夫医院发挥 5G 技术优势，与医院援鄂医疗队开展多次远程多学科协作（MDT）会诊，也与国际分享医院的抗疫心得。

2020 年 4 月 2 日上午，在邵逸夫医院庆春院区国际远程会诊中心，连续两场“硬核”越洋视频连线正在进行。继邵逸夫医院向 Mayo Clinic 全球 47 个成员共享“中国方案”后，又分别向美国罗马琳达大学、澳大利亚悉尼大学分享来自中国浙江的“邵逸夫医院经验”。

三、成效与亮点

（一）提升医院服务规模

利用互联网及人工智能技术，加强线上线下协同，创新新型医疗服务模式，拓展业务范围，扩展医院医师服务半径，为患者提供便捷服务，提升互联网医院的用户规模、品牌影响及社会经济效益，“做大增量”。

1. 在线问诊专线

2020 年 1 月 21 日，开设新冠肺炎线上专家咨询问诊专线，104 个医疗专家团队入驻，截

至3月31日累计为45 511人次患者提供了近23.8万多条在线咨询服务，其中为武汉群众提供线上服务4 890人次。4月5日上线海外新冠服务通道，为境外华人华侨和留学生提供新冠防疫服务，至今已服务230余人次。医院有限的医疗资源通过互联网打破了时空限制，发挥出了巨大作用。

2. 慢性病在线复诊

在浙江省医保局的大力支持下，邵逸夫医院互联网医院实现了部分社保的在线支付，有力支持了线上慢性病复诊的开展，解决了疫情期间慢性病复诊和大量轻症患者的就医问题。截至3月31日，已服务20余万人次，其中“慢性病续方 + 药品配送”12 120人次。

（二）持续优化患者就诊流程

优化资源配置，持续优化患者就诊流程，线上结合线下赋能就医全流程，打造全生命全周期的医疗健康管理服务闭环，“做优存量”。

1. 新冠自测系统

2020年2月5日，新冠肺炎免费自测系统上线，患者可在10秒内完成新冠肺炎的自我筛查，得到患病风险评估，获得就医和防控指导意见，极大地缓解了患者的心理压力。截至2020年3月31日，系统已在全国近600家医疗卫生机构上线服务，在线注册用户超过1 700多万。

2. 智能分诊系统

2020年2月10日，智能分诊系统上线，基于医学知识图谱，在挂号前通过对患者主诉症状的分析，智能推荐匹配度由高到低的科室及病种列表，帮助患者在就医前准确选择相应挂号科室，提高患者就医体验，提升医师工作效率。目前已在邵逸夫医院健康云平台为2 700余家医疗机构提供智能分诊服务。

（三）提高医院运营管理效率

利用互联网及人工智能技术，可以减轻医务人员的工作强度，节约医院的人力资源，提高医院运营效率，规范成本行为，降低成本水平。

（四）提升医院智能服务水平

互联网及人工智能技术的应用，能够提升医院技术服务水平，避免人为错误的发生，保障医疗质量安全，提升医院的竞争力，促进医院整体效益的提高。

（五）提升医院社会影响力

依托全链式抗疫体系，总结经验，为2020年2月国家卫生健康委办公厅发布《国家卫生健康委办公厅在关于疫情防控中做好互联网诊疗咨询服务工作的通知》（国卫办医函〔2020〕112号）文件提供了相关经验和意见。

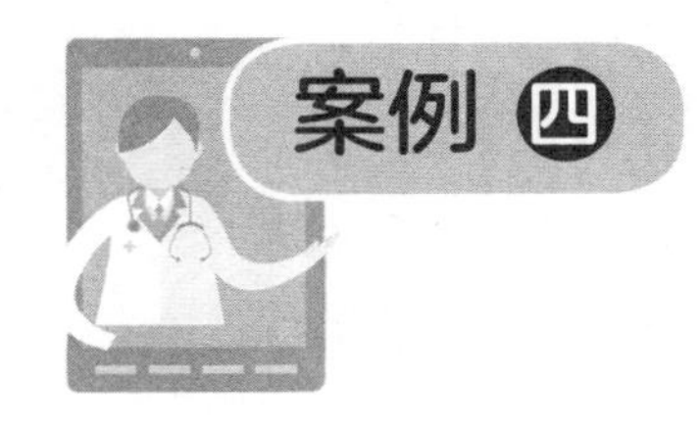

互联网技术赋能医院门诊流程再造

推荐单位：广州市妇女儿童医疗中心

从 2011 年开始，广州市妇女儿童医疗中心开始引入广东省省情调查研究中心开展第三方满意度调查，就医院的总体印象、服务态度、服务质量、医院环境、价格感知、医德医风等六个方面，对门诊和住院患者或患者家属进行随机抽样调查，针对相对突出的问题进行深入分析，并积极寻找对策。调查报告显示，医院应该缩短患者等待时间，是患者认为医院最需要解决的问题。

一、背景与目的

（一）背景

广州市妇女儿童医疗中心是华南地区最大的三级甲等妇女儿童医疗保健机构。多年来，医院一直秉承“仁心善术、惠泽妇儿”的使命，将“以患者为中心、持续质量改进”的精髓贯穿到医疗服务全过程，致力于提高医疗质量、改进就医流程、改善诊疗环境，着力建设服务好、质量好、医德好及群众满意的“三好一满意”医院。

（二）目的

针对患者认为医院最需要解决的是缩短等待时间这一问题，医院着力把“解决群众看病‘三长一短’问题”作为突破口，切实提高满意度。

二、主要做法

（一）通过移动互联网手段实现患者挂号与支付，提高患者就医体验

为推进项目建设，医院首先与信息系统服务提供商一起商讨院内医师、护士移动医疗系统的开发计划，着力打通院内院外的关联。同时与腾讯、阿里巴巴等全国知名互联网公司探讨“跨界合作”的可能性，即在其公众服务窗中建立患者服务客户端，实现移动智能医疗。在医院信息系统服务商的大力支持和配合下，仅用 19 天的时间完成与支付宝服务窗的对接，在 2014 年 5 月成功实现“广州妇儿中心”公众服务平台的上线服务。以前的就诊流程是：患者预约挂号、现场排队挂号（预约现场取号）、门诊护士站分诊报道、就诊、现场排队缴费、

检验检查、客服中心取报告、返诊、现场排队缴费、药房、离院,如图 1-4-1。基于移动支付方式的新就诊流程是:患者移动预约挂号(或当天挂号)、门诊护士站分诊报道、就诊、移动缴费、检验检查、返诊、移动缴费、药房、离院,如图 1-4-2。

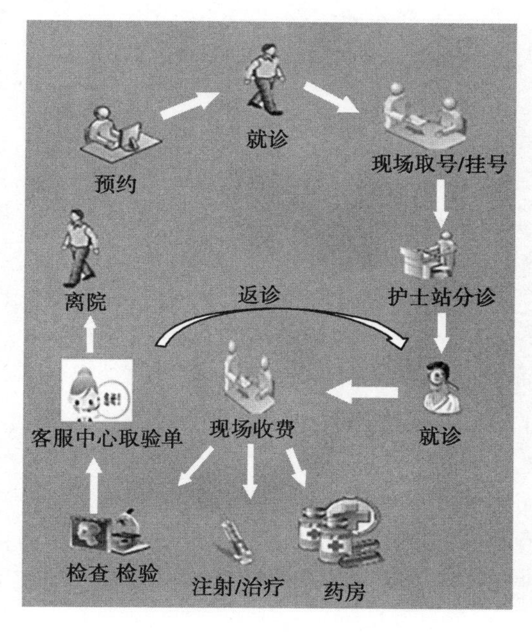

图 1-4-1 传统就诊流程图

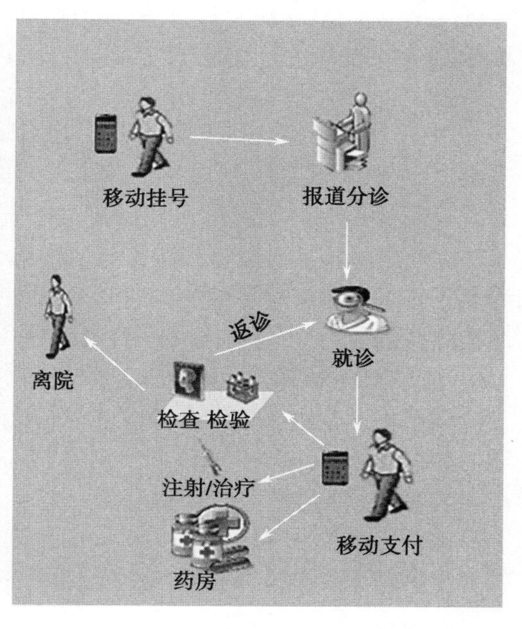

图 1-4-2 移动支付新就诊流程图

(二)实现非急诊全面预约,推进分级诊疗和引导患者合理有序就医

广州市妇女儿童医疗中心已从 2015 年 10 月 8 日起在珠江新城院区、儿童医院院区及妇婴医院院区同时推行“非急诊挂号全面预约”的挂号就诊模式,成为较早全面取消非急诊人工挂号窗口的医院。在近 5 个月的实践过程中,医院积累了丰富的经验,取得了可喜的效果。医院高度重视“非急诊挂号全面预约”模式运营与推广,并采取了多种措施以确保本项目的顺利实施。

1. 统一全院号源与放号规则

为保证“非急诊挂号全面预约”模式的顺利推广,方便患者预约号源,医院对所有预约挂号方式进行了统一整合,患者可以通过广州市集约式预约挂号平台、医院支付宝平台、微信平台、医程通平台、诊间预约、复诊预约、自助机及电话预约等 8 种方式进行预约。同时,医院所有号源均通过数据集成平台中的患者服务平台进行统一调配,实现门诊专科号可提前 3 个月预约,普通门诊号可提前 7 天预约,确保医院号源发放的连续性。

2. 成立项目工作小组

医院就“非急诊挂号全面预约”工作成立了专门的领导小组和工作小组,工作小组每天就该项工作中存在的问题与应对措施进行专题研究,就实施过程中工作人员发现的、媒体反馈的与患者反映和“抱怨”较多的问题和环节进行信息收集、查找根源、限期整改。

3. 现场协调、及时处置

医院由分管副院长指挥,三院区相关职能部门负责人参加。医院领导和职能部门到一线进行现场指引、协调和处理问题。医院每天派出行政人员到门诊现场指引、帮助患者预约挂号，确保突发、紧急的问题能够得到及时、妥善的处理，保障患者就诊权益。

4. 根据情况及时调整工作方式

每天早上7点，原财务部负责现场挂号的工作人员均参加现场预约和指引工作，不再进行现场挂号。每天下午5点开会总结项目当天运行情况，以决定第二天各组人员的工作安排与任务。

5. 按照就诊情况增加放号量，保证患者就医

根据以往的数据统计，医院在非高峰时间门诊量一般在1.2万人次左右。推行门诊非急诊全面预约后，将除急诊、隔离门诊外的其余所有可预约门诊号源全部放入号池进行预约。医院门诊部每天实时监控当天与未来几天的预约挂号量，若当天就诊患者较多时，医院门诊办还将适当增加放号数量。同时，患者也可到医师出诊间实名加号，并通过移动端或自助终端缴费，基本保证患者当天预约当天看。

6. 防“黄牛党”措施

广州市妇女儿童医疗中心支付宝、微信和医程通规定最多只能绑定3名患者的诊疗卡，且同一位患者同一天同一班别同一科室同一医生只允许挂一个号。患者退号后，经过一个随机间隔时间，系统才会把号返回到号源池内再次对外预约。另外，医院系统会对挂号频率过多且跨科室、有“黄牛党”嫌疑的手机号进行屏蔽。同时，根据国际标准医师接诊患者前必须双重核对患者身份，即患者姓名与诊疗卡号，一旦发现预约患者姓名或诊疗卡号与实际就诊患者不符，不允许医师接诊。

（三）开发新功能，提高患者使用便利性与易用性

1. 基于芝麻信用的先诊疗后付费方式

广州市妇女儿童医疗中心不断开发新功能，提高患者使用的便利性，联手独立第三方征信机构芝麻信用利用患者个人信用实现“先诊疗后付费”。广州市妇女儿童医疗中心与支付宝及芝麻信用共同创新推出一款便民就医产品。当患者芝麻信用分数达到650分，并且没有负面记录，则用户可以选择尊享信用VIP服务，可先就诊，等所有就诊项目完成后，才支付当日所有费用。患者个人信用分数≥650分时，服务窗会在患者进行挂号或缴费时提供患者“先诊疗后付费”服务。患者点击“先诊疗后付费”进入“开通信用代扣”页面，开通成功后，线下就医无需支付即可直接进行挂号、取药、检查等相关项目，如图1-4-3、图1-4-4。在签约代扣期间，患者点击芝麻信用“先诊疗后付费”，无需再次签约信用代扣即可使用该功能。

2. 患者医保个账移动支付

2016年5月，广州市妇女儿童医疗中心成为广州市医保局批准的三家患者医保个账移动支付的试点单位之一。医院于2016年10月成为全广州市首家实现患者医保个账移动支付的医院。

3. 患者移动端设备及体征参数采集

通过移动互联网技术，打通了患者院前、院中与院后的闭环监测与健康管理。例如孕妇通过便携式的胎监设备即可在家随时监测胎心、血压、体重等数据，并实时通过移动互联网把相关数值显示在患者移动手机终端以及医院医师工作站中，医师可随时了解患者的病情

确认支付
请在14:52内完成支付
7.00元
就诊医院 广州市妇女儿童医疗中心
业务类型 挂号费
就诊科室 麻醉与疼痛门诊(珠)
就诊医生 刘
就诊时间 2016-03-11 16:00-16:30
就诊人 蓝
4401000012129693
立即支付
先诊疗后付费(不支持医保)

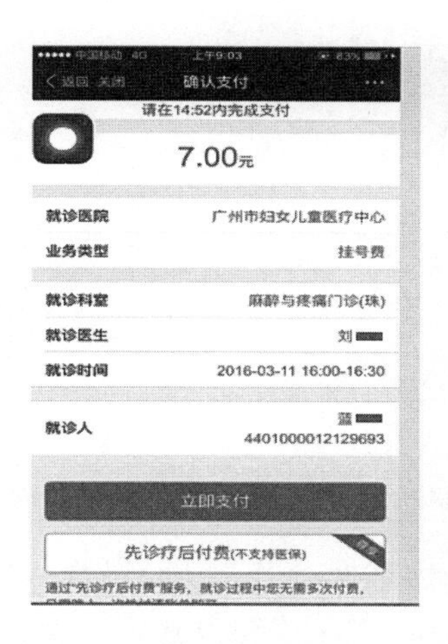

图 1-4-3 先诊疗后付费提示

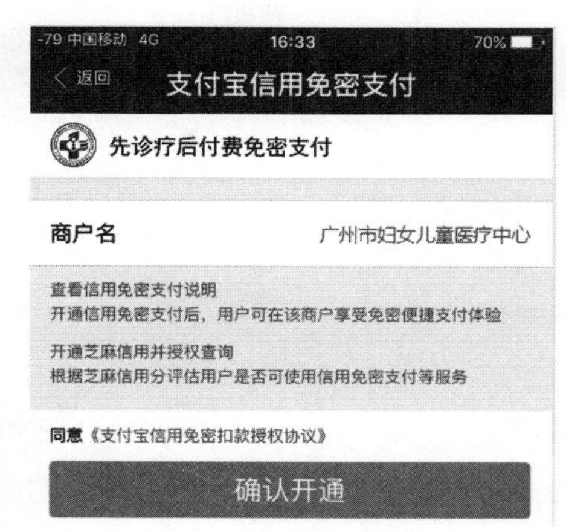

图 1-4-4 信用免密开通界面

发展，一旦出现异常指标，可及时采取干预措施与手段，确保患者的安全。

4. 患者移动端检查设备预约

患者通过智能手机即可预约检查设备项目号源，同时可通过手机端对已预约的检查设备项目进行改约与退签。

5. 抽血项目取号排队

患者通过智能手机即可对抽血项目进行取号，同时可通过手机端对已取号的抽血项目进行排队查询与检验结果查看。

6. 院前与院后的全流程随访管理

随访工作同时利用互联网技术，实现患者从离院至再入院的闭环管理。

7. 患者健康门户

打通院前、院中与院后以患者为中心的全息档案，患者通过手机即可实现自我健康状况查询与管理。

三、成效与亮点

（一）用户群持续增加，就诊者等候时间明显下降

自 2014 年 5 月 30 日至 2020 年 6 月 30 日，“广州妇儿中心”公众服务平台受关注数已达 70 多万，服务平台中绑定诊疗卡已达 65 余万张，绑定患者 60 余万人，服务人群已经覆盖了包括自费、医保、公费医疗等所有患者，累计完成在线交易 1 000 余万次。

患者采用现场与移动端方式在院逗留时间对比如表 1-4-1。在医院业务高峰期，使用移动智慧医疗系统平均在院逗留时间为 41.5 分钟，比使用现场方式减少 48.4 分钟，节省了一半时间。而患者使用芝麻信用先诊疗后付费后，又可以进一步节省移动缴费所需的 4.3 分钟，从而使患者在院逗留时间进一步缩减至传统方式的 41%，效率提高约 5%，即患者就医时间比原来节省了 60%。

表 1-4-1　患者在院逗留时间对比表

方式	现场(分)	移动(分)	节省时间(分)
等候挂号时间	12.6	0	12.6
挂号至就诊时长	43.3	26.4	16.9
就诊至缴费时长	22.6	0	18.3
缴费至发药时长	11.4	10.8	0.6

(二) 有效限制了炒号行为,促进医疗资源的公平使用

使用多开的诊疗卡霸占号源是“黄牛党”惯用的炒号方式,为限制“黄牛党”利用移动支付平台囤积号源并考虑到就诊者的实际需要,医院规定 1 个支付宝账户只允许绑定 3 张诊疗卡,且 1 张诊疗卡只能隶属 1 个支付宝账户。每账户每天最多挂 3 个号,每月最多挂 6 次。通过有效的诊疗卡、银行卡与支付宝的三向绑定,极大限度地提高了“黄牛党”开设账户的成本,从而限制了“黄牛党”的炒号空间,实现了医疗资源的公平使用,解决了群众“看病难”的问题。

(三) 改变了群众的就医习惯,促进医院管理水平的提升

移动智能医疗平台的建立,从根本上颠覆了传统的医疗服务方式。医院将会逐渐改变就诊者三更半夜去医院排队挂号,然后堆积在医院长时间等候就诊的传统模式,改变预约诊疗时间,极大减少就诊者在医院的等候时间,提高医院的服务效率和就诊者的满意度。这同时也对医院的管理提出了更高的要求和挑战,需要在服务流程、信息化建设、智能化改进等方面作出更多的尝试和改进,以使其满足群众的需求和时代发展的需要。

(四)“医药分开、处方外流”

取药新流程:

挂号→就诊→医师开处方→药师工作站→审核处方→患者手机收到处方信息→打印处方→缴费→院内 / 院外取药

体验:取药时间缩短 20 分钟。

患者拿到处方后,可以在人工柜台、自助缴费终端或手机上完成缴费的流程,有医保统筹也可以照常享受优惠,然后到院外药房,在取药机上刷条形码就能完成取药。

(五) 信息化建设得到国家及行业的一致认可

医院登顶“广州三甲医院移动医疗服务便利榜(2016)”榜首。2016 年在改善医疗服务行动全国医院擂台赛总决赛中,广州市妇女儿童医疗中心获年度十大人气医院奖。

依托互联网打造线上医疗服务新模式

推荐单位:北京大学第三医院

我国优质医疗资源短缺且分布不均,大多数患者就医只认可大医院、大专家,衍生出大医院知名专家一号难求的现象。很多大医院存在的空间有限,诊区人满为患、诊室供不应求、管理成本高等突出问题,不仅影响患者的就医体验,也为管理带来很多难题。北京大学第三医院(简称北医三院)是集医疗、教学、科研、预防、康复与保健为一体的大型综合医院。随着医院本身业务的快速发展,门诊量、手术量、住院量等指标快速增长。为此,北医三院制定了医院服务数字化、智慧化、互联网化发展方向以及"线上线下一体化、以时间换空间"的建设战略目标,并依托互联网技术贯通了线上、线下全流程,打造线上就医的新模式。

一、背景与目的

为贯彻《国务院办公厅关于促进"互联网 + 医疗健康"发展的意见》等文件精神,北医三院积极推进互联网医疗服务建设,2018 年全面启动构建覆盖诊前、诊中、诊后的线上线下一体化医疗服务模式,满足患者与医师在线沟通、获取诊疗信息等诉求,充分发挥互联网在医疗服务中方便、快捷、高效和普惠的优势,推动医疗健康与互联网的深度融合。

目前,大医院就医"拥挤"现象仍普遍存在。同时,医疗机构服务量高、空间有限,就诊体验差、管理难度大。异地看病往返苦、累、难,线下就医"痛点"突出。很多患者在就医过程中多次往返医院,需花费大量的时间及金钱成本。尤其是在新冠肺炎疫情期间,受到政策及交通防范限制,被动减少医院就诊,大量患者对医疗卫生服务的迫切需求亟待解决。另一方面,传统就医流程也存在患者对实体就医卡依赖程度高、易被他人盗用,纸质票据易损坏、丢失及无法随时随地查看等缺点。

为有效解决上述问题,北医三院积极运用互联网技术,采用主流技术架构,应用多种安全机制,对接集成平台及数据中心,搭建线上医疗服务平台,拓展医疗服务空间和内容。同时,依托 APP 为患者提供丰富的线上医疗服务,为医生提供在线复诊预约挂号、在线开具电子处方等功能。

二、筹划思路

(一) 筹划部署

1. 统一规划顶层设计，构建合理高效应用架构

面向医、患、管三方用户，分别提供系统入径，打造四大核心功能模块及运营支撑平台，充分利用北医三院已有信息化建设成果，对接集成平台和数据中心，实时获取院内业务数据，实现线上线下数据融合利用。采用非关系型数据库应对高并发处理，后台服务 Node.js 实现轻量高效编程，应用端开发采用 React 跨平台 UI 框架，为互联网海量用户提供了多并发、高性能、快速响应的数据计算及传输能力，如图 1-5-1。

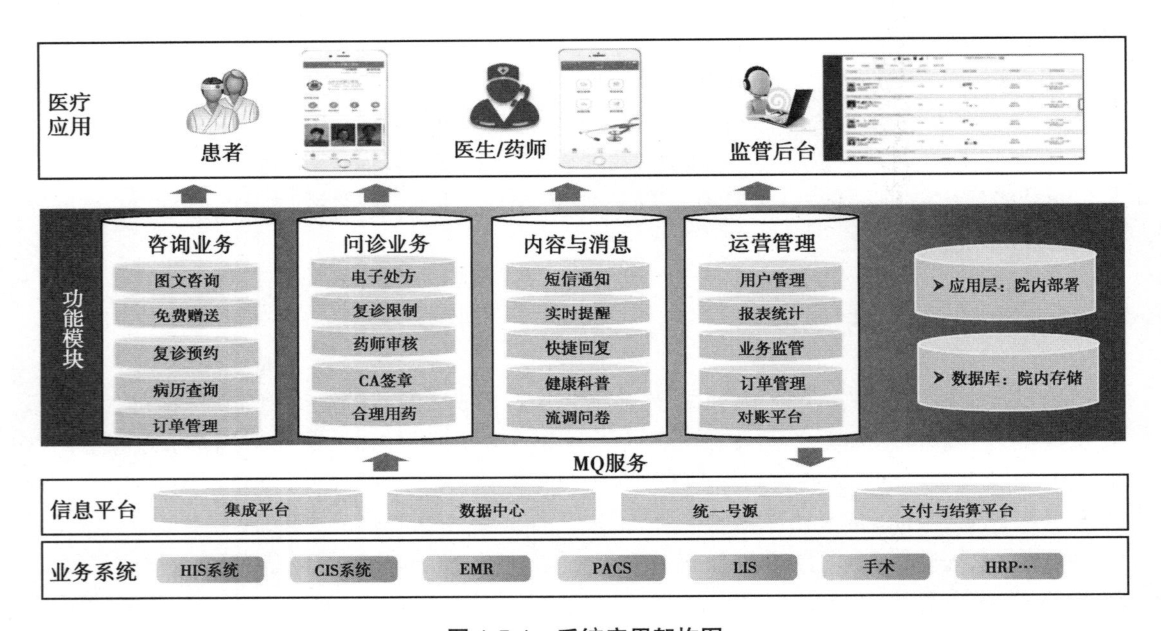

图 1-5-1　系统应用架构图

2. 全方位安全保障策略，多层次落实安全防护措施

为了保障互联网诊疗服务的患者数据与隐私安全，整个互联网医院系统从网络、技术、管理三个方面制定了具体的安全防护策略。

首先，整个互联网医院系统网络环境基于北医三院自有服务器虚拟化平台、院内网络存储基础设施、网络信息安全保障体系及应用软件构建而成，除了考虑到防火墙和网闸等常规网络安全设备之外，还引入了入侵防御系统（IPS）和入侵检测系统（IDS）等安全设备，做到层层防范、深度防护。

在技术方面，按照一定的应用目标和规则，采用较为先进的 Node.js 语言保障互联网环境高并发等特性，整合医院业务信息对接、采集、存储、传输等处理开发形成了支撑互联网医疗服务的人机系统，并部署于北医三院自建机房。

最后，基于国家政策要求，依据北医三院应用系统定级情况，患者端 APP、医师端 / 药师端 APP 按照三级等级保护要求进行保护，按照等级保护“深度防护”思想，在每个层面上都包含了身份鉴别、访问控制、安全审计等安全控制措施。互联网医院等级保护安全技术体系架构如图 1-5-2。另外为了保障互联网医院系统环境安全稳定运行，北医三院信息中心还制定了全面的规章制度，落实整个系统安全防护体系。

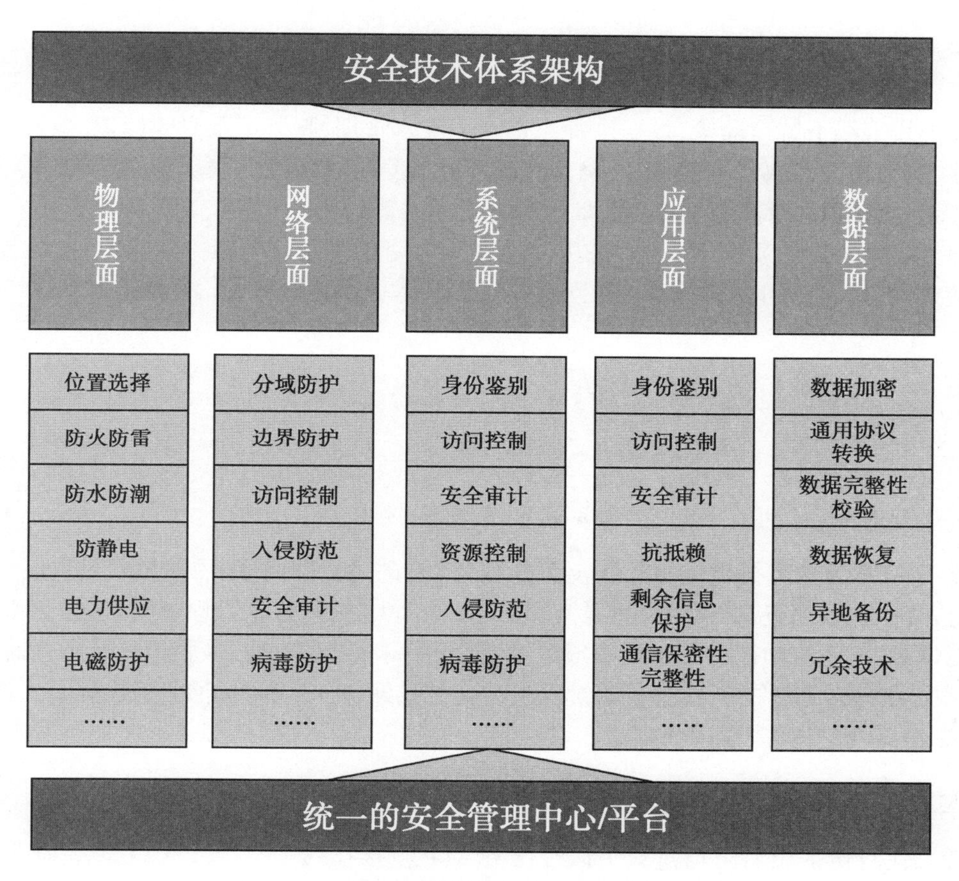

图 1-5-2 互联网医院等级保护安全技术体系架构

（二）工作思路

1. 信息惠民创新服务，引导全新就医体验

打造线上线下一体化的业务流程，实现患者居家咨询医院专家，医师在线可实时查阅患者就医的历史病历及检查、检验等报告结果。在患者有病历依据的基础上，进行报告解读、病情咨询及用药指导，有效突破时空限制，延伸服务半径，提高线上服务质量。咨询后需要进一步来院诊治的患者，医师还可在线为患者预约线下的就诊号源。对于病情稳定的复诊患者，医师可直接线上开方，药品配送到家。实现医疗资源上下贯通、线上线下系统联动、院内外信息互通共享、业务高效协同。

2. 打造互联网管理服务平台，整合多部门医疗资源管理

线上医疗服务作为新兴服务内容，需要医院管理和各部门协同，只有一体化的管理才能完成医疗资源整合，实现“互联网 +”对医院管理的赋能。

针对线上医疗服务管理需求，北医三院为信息、医务、门诊、财务、药剂等方向的管理人员设计了专门的管理平台，实现互联网服务日常运营管理线上电子流，包括医师业务权限管理、医师资质审核、问诊订单管理、处方数据管理、患者意见管理、财务对账管理等模块，降低了医院新增业务的管理难度，为后续更多的互联网诊疗服务板块提供了基础。

3. 多措并举筑牢安全网底，全程保护数据隐私安全

加强线上线下统一监管，设立医师账户安全准入管理、聊天记录水印标识、患者身份实名认证、病历限时授权访问等机制，确保医患双方的身份真实性与病历访问的合法性，应用全程实现动态留痕，可查询、可追溯，满足医务管理监管需求。

为保障内外网数据交互安全，采用内外网防火墙隔离区（DMZ）方式，通过虚拟地址映射转换技术、端口访问控制及安全访问策略等多种措施，打破了内外网壁垒，确保患者隐私安全。

三、主要做法

（一）互联网引领提升就医获得感，多种特色服务辅助医患沟通

基于 APP 为患者提供丰富的线上医疗服务，包含图文咨询、预约挂号、当日挂号、线上复诊、检查检验结果查询、医院科室及专家介绍、就诊人管理、订单管理、健康科普、医院导航等功能，同时还为医师提供在线复诊预约挂号、患者病历共享查阅、检验检查结果查询、在线开方等功能。除支持图片、文字等传统医患沟通方式外，还提供语音回复、赠送回复、快捷回复、意见建议、服务反馈等特色功能。

（二）贯通线上线下全流程，打造电子就医新模式

持二代身份证患者可通过线上医疗服务 APP 直接在线上完成实名认证添加就诊人。结合身份证信息拍照识别、人脸图像信息活体检测技术、公安系统数据库多重校验，快捷办理电子就医卡。少数特殊证件患者仅需来院一次性办理证件核对关联，也可同样享受线上平台提供的各项便捷服务。通过对业务系统进行接口改造及硬件集成，贯通挂号、分诊、就诊、缴费、检查检验、取药、报告打印等就医环节，打造电子就医新模式。通过线上快捷办理电子就医卡，在家即可完成挂号。支持电子就医卡就医，替代北医三院原有实体就医卡。

（三）诊后联动票据管理平台，多渠道共享便捷查看

实现电子票据线上全流程无纸化应用，患者在任意渠道挂号成功后，无需返回窗口打印纸质票据，节约排队等候时间。通过建立院内电子票据管理平台，统一管理各渠道开票信息，共享查看电子票据。同一患者在微信服务号、自助机和 APP 中任一渠道缴费产生的电子票据均可在线上医疗服务 APP 内查看及获取，避免了单一来源的票据信息孤立的弊端。

（四）复诊患者在线开方，开通药品配送到家

为切实有效解决互联网医院复诊患者药品配送“最后一公里”问题，北医三院充分发挥医院信息化优势，实现了“线上开具处方+线上审方+线上缴费+即时调剂+第三方物流集中配送”的互联网复诊全流程模式。为保障患者的用药安全，由药剂科指派药师在线审核已开具的电子处方，门诊药房药师按照审核过的处方调配药品，快递公司在规定的时间接收并及时派送，如图1-5-3。

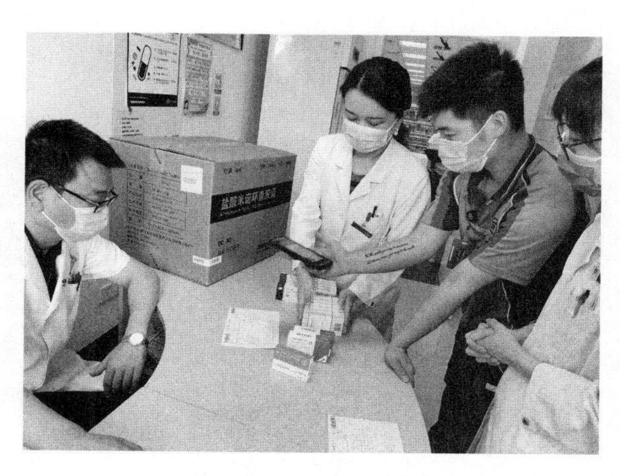

图 1-5-3　快递员核对配送药品

（五）助力医院疫情防控，开展线上电子流调服务

疫情期间为保障患者就医安全，加强患者就医秩序管控，线上医疗服务APP新增“新冠肺炎流行病学调查承诺书”功能，并根据疫情的发展实时同步更新电子流调表采集信息。根据规定，发热与疑似新冠肺炎患者需尽快前往发热门诊就医。因此患者在线挂号前必须填写该调查承诺书，包括：对于体温≥37.2℃患者提示前往发热门诊就诊；对于居家隔离未满14天患者建议暂时不要前往医院就诊，继续在家隔离。在告知的同时，对上述情况患者采取禁用在线挂号渠道，规范门急诊就诊流程。

同时还增设流调承诺书展示模块，患者可通过手机向医院工作人员展示已填写问卷内容。预约挂号患者采取预流调形式，即就诊当天需再次对预先填写流调承诺书内容进行更新确认后正式提交，确保流调内容准确有效。

四、成效与亮点

（一）依托实体医院，开展线上服务

贯彻落实党中央、国务院关于“互联网+医疗”的最新决策部署，积极运用互联网技术，依托实体医院搭建线上医疗服务平台，开展在线图文咨询服务，拓展医疗服务空间和内容，使公众居家即可连线医院专家，足不出户完成疾病健康等问询服务。通过多科室的联动推广，截至2020年8月1日，累计患者端注册用户39万余人，在线服务医师超过700名，有效订单近10万单，订单回复率近90%，患者满分好评达96%，充分降低了“小病跑大医院”的概率，解决外地患者就医难题，有效达到以时间换空间的目的。

基于互联网架起医患沟通新桥梁，拓展医疗服务空间，获得多方好评，荣获中国医院协会信息网络大会“互联网应用典型案例‘专家推荐’奖”及北京地区优秀案例奖；获得首届北京地区医院信息化惠民服务评比“十佳医院”奖等多个奖项。

（二）联动线下号源，解决挂号难题

实现医疗资源上下贯通、线上线下系统联动、院内外信息互通共享、业务高效协同，不仅支持患者端自主选择预约挂号，还支持医生在线咨询时如需来院诊治，可以直接为患者预约线下号源，按病情、专业分配号源，匹配度高，有效解决挂号难题，如图 1-5-4。

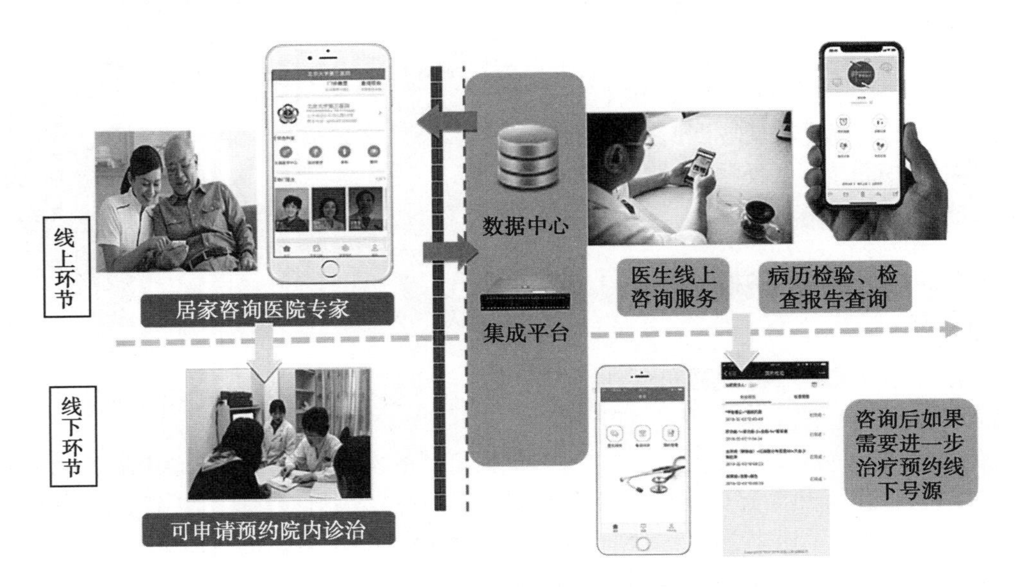

图 1-5-4 线上线下一体化业务流程图

（三）突破时空限制，延伸服务半径

借助互联网平台建立全新的医患沟通渠道，专家在线为患者提供一对一式的诊前咨询、诊后答疑等便捷高效、体贴主动的就医服务，有效突破时空限制，延伸服务半径，实现整体流程及资源配置优化，创新医疗服务模式，促进优质医疗资源下沉，增强群众的获得感，提升医院整体服务水平。

（四）对接平台数据中心，实现业务高效协同

基于已经投入使用的集成平台及数据中心进行构建。该集成平台基于企业服务总线及消息队列机制、采用面向服务的体系架构，并在平台之上构建了全量实时数据中心，采用 Hadoop、Hive、Spark Streaming 等大数据技术，对数据进行集中存储、统一管理和高效计算。线上医疗服务平台以此为基础实现线上线下数据融合利用，为互联网海量用户提供了多并发、高性能、快速响应的数据计算及传输能力。

（五）应用多种安全机制，确保医患隐私安全

1. 系统级　采用内外网防火墙 DMZ 方式，通过虚拟地址映射转换技术、端口访问控制及安全访问策略等多种措施，确保内外网数据安全交互，打破了内外网壁垒。针对移动安全防护，建立移动安全平台，在移动端通过安全沙盒技术，配合平台安全策略，实现移动端数据

防泄露服务。

2. 应用级　设立医师账户安全准入管理、聊天记录水印标识、患者身份实名认证、病历限时授权访问等机制,确保医患双方的身份真实性、隐私安全及病历访问的合法性。所有医师个人信息登记、服务开通及关闭均由管理部门统一授权,仅支持系统内已登记的手机号的短信验证码或密码验证登录。医患沟通界面增设水印标识,防止医患沟通内容被恶意截屏涂改传播。患者线下病历信息仅限咨询时能够允许当前医师访问,咨询结束自动关闭。

(六) 助力疫情防控,积极拓宽互联网业务

疫情暴发以来,为了最大限度减少疫情扩散,大力提倡线上医疗模式,北医三院在互联网诊疗服务内容上紧急上线了三项疫情防控功能模块,包括:周边防疫地图、发热智能自测、疫情实时动态等。同时,为减少疫情期间的人群聚集现象,通过在线上实现电子流调问卷,向患者告知院前预先填写《流行病学调查表》,确认无异常患者可正常前往门诊就医。截至2020年8月5日,已累计填写问卷186 402份。

为了解决患者无法到院就诊的问题,北医三院还进一步扩大开通线上服务医师范围,方便更多患者开展线上咨询。目前共计有715位医师在线提供专家咨询、互联网复诊服务,其中主任医师220人,副主任医师242人,主治医师253人。通过专家线上问诊,疫情期间可以减少不必要的来院出行,得到了患者的积极响应。

在原有图文咨询的基础功能之上,北医三院新开通互联网复诊业务,面向曾在本院住院或门诊就诊的复诊患者。对于病情稳定且需要定期开药的常见病、慢性病患者,医师可根据患者病情及历史用药情况直接在线开具电子处方。另外,北医三院已与第三方物流公司合作实现电子处方药品快递配送上门服务,实现全国范围48小时快递配送到家(少数偏远地区除外)。

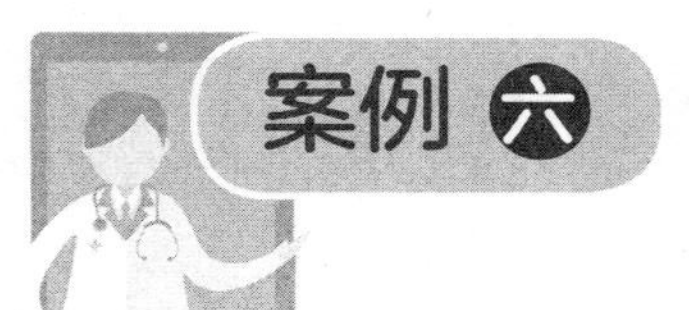

智慧赋能医疗　互联惠及百姓

推荐单位：复旦大学附属华山医院

在互联网经济蓬勃发展的时代，国务院相关文件为互联网医疗行业的建设与发展打响了发令枪，也催化了公立医院机构不断改变传统业务运营模式，向新业态下的互联网运营模式进行转变与探索。相关政策文件的陆续出台给互联网医院的建设层层助力。复旦大学附属华山医院（简称华山医院）经过多年探索，通过多渠道、多样化技术手段，打造了以互联网为载体、基于医院自有系统的、服务内容丰富的大型综合医疗服务在线平台；秉承公益性，为全国尤其是经济落后地区的群众提供华山医院优质的学科资源和医疗服务。

一、背景与目的

华山医院自 2002 年起建立"远程医学中心"。该中心主营"B2B"业务，也是互联网医院 1.0 版，提供包括面向医疗机构的远程查房、远程教学、检验互通等服务，面向医师的视频会诊、病例讨论等服务。远程医学服务覆盖全国 28 个省（自治区、直辖市），200 多家医疗机构，其中 72.3% 为中西部偏远地区的医疗机构。

2018 年 4 月 11 日，国务院总理李克强来到华山医院远程医学中心考察，通过互联网远程会诊系统与青海果洛、云南腾冲、新疆喀什的医务人员进行对话。2018 年 4 月 28 日，国务院颁布了《促进"互联网 + 医疗健康"发展的意见》。文件对"互联网 +"医疗寄予厚望，鼓励大力发展互联网医疗服务，并对"互联网 +"家庭医师、"互联网 +"药品供应、"互联网 +"医学教育、"互联网 +"人工智能等领域提出了具体目标与要求。

2020 年初，在全国防控新冠肺炎疫情背景下，各大医院的传统线下医疗业务都受到了强烈冲击。与此同时，互联网医疗成为了老百姓在线求医问药的"刚需"，互联网医疗的医保支付更是打通了就医流程的"最后一公里"。

2020 年 2 月 27 日，华山医院成为上海市第一批获得"互联网医院"牌照的大型综合性医院。为此医院抓紧互联网医院建设与服务升级，打造互联网医院 2.0 版。通过创新服务模式、丰富服务供给、提高服务效率，完善了包括线上咨询、线上复诊、线上付费、远程会诊、在线电子处方、健康教育、新冠咨询等多项个性化服务，并开通了部分常见病、慢性病复诊及药品配送到家服务，让百姓足不出户就能切实感受到全程优质、高效、便捷、安全的互联网医疗服务，同时减少患者疫情期间来院复诊配药的感染风险，降低时间和交通成本。互联网医院成为了抗击新冠肺炎疫情的"第二战场"，也真正让百姓感受到"互联网 +"医疗带来的科技改革创新红利。

二、主要做法

华山医院全面推进互联网与医疗服务、药品供应、医保结算、人工智能、科普教育等功能相结合,开展线上咨询、线上复诊配药、线上付费、远程会诊、电子处方、药品配送、健康教育等规范化、标准化的“互联网 +”医疗服务。

(一)以体制机制建设为基础,完善功能小组

医院领导班子把互联网医院建设作为疫情防控常态化下医院业态发展和转型的方向和目标,成立互联网医院领导小组,下辖互联网医院项目工作组及医疗管理、技术保障、运营支持、药事服务四大功能组,负责互联网医院管理制度制定及互联网诊疗服务质量管理、互联网医院服务平台建设与功能维护,推进互联网医院运营发展相关配套政策制定、互联网医院药品目录制定、在线处方审核、药品配送等相关工作。

(二)以患者需求为导向,创新医疗服务模式

建立互联网医院业务应用平台,为患者提供在线就医、健康管理、在线诊疗、远程医疗等服务。

1. 互联网就医服务

华山医院互联网医院为患者提供微信公众号、网页端等就医服务入口,构建线上线下融合的全流程患者就医服务平台,实现智能导诊、在线挂号、预约诊疗、院内导航、排队就诊、移动支付、报告查询、入院办理、费用结算查询、出入院通知、病案复印等就医服务。

2. 互联网健康服务

华山医院基于互联网医院平台为患者提供诊前健康咨询、健康教育等连续医疗服务。患者可通过互联网医院平台向医师发起诊前健康咨询服务,医务人员通过文字、语音等手段进行回复。系统可根据居民个人健康信息,分类进行健康教育信息推送、健康提醒等。居民也可主动获取相应的健康知识、预约健康教育讲座等。

3. 互联网诊疗服务

面向常见病或慢性病患者提供在线的互联网诊疗服务,包括在线复诊、在线续方、药师审方、处方流转等。

(1) 在线复诊:常见病或慢性病患者可以随时通过互联网进行在线复诊。医师线上接诊后,可在线调阅患者的历史就诊信息,确定患者在实体医疗机构明确诊断为某种或某几种常见病、慢性病后,可以针对相同诊断进行复诊诊疗。

(2) 在线续方:医师收到患者在线复诊申请后,根据患者病情书写电子病历,可以为患者开具电子处方或检验检查。添加相应药品,医师确认无误后即可完成开方操作。

(3) 药师审方:医师在互联网诊疗服务中开具的线上电子处方必须经过临床药师审核通过后方可生效,若审核不通过,处方将被退回给医师。

(4) 处方流转:互联网医院的处方流转应当以医疗机构为核心,联合药房、医保等机构共同建设。医师在互联网诊疗服务中开具并经药师审核后的药品处方,应当支持“配送到家”“来院自取”等多种取药方式。处方流转需要建立完整的资质管理、流转监管等安全维

护体系，并与市互联网医疗服务监管平台对接。

4. 互联网协作服务

通过远程视频开展面向医疗机构之间的远程联合门诊、远程联合查房、远程会诊、在线教学等多种互联网协作服务，加强医联体及合作单位间的紧密联系，提高基层医师的诊疗能力。

（1）远程联合门诊／查房：以华山医院专家和基层医疗机构医师利用互联网远程视频的方式，联合对基层医疗机构患者进行诊疗，患者的诊疗信息应当在联合门诊／查房的双方实现共享。

（2）远程会诊：当基层医师遇到疑难病例时，可以发起多方会诊申请，上传病例的诊疗信息与检验检查资料后，在线邀请或预约华山医院专家会诊。

（三）构建互联网基础管理平台，完善内部管理

建立互联网医院基础管理平台，实现互联网医院的基础数据管理、资源管理、服务监督管理、组织机构管理及监管平台对接等。

1. 基础数据管理

实现对诊疗科目、医师／药师名录、药品目录、患者信息、就诊记录、电子发票、电子处方单等基础运营数据的管理维护，并提供基本的统计功能。

2. 医疗资源管理

对互联网医院所提供的在线医疗服务进行管理，主要包括预约号源管理和医师排班设置。

3. 服务监督管理

所有在互联网医院平台上开展的服务内容做到可查询、可追溯，接受互联网医院质量管理部门的实时监控与追溯监管。

4. 组织机构管理

互联网医院平台为华山医院临床科室、专科联盟单位、医联体单位、协约合作单位和一般医疗机构等建立组织机构专用账号，并按权责划分提供相应的运营管理权限。

5. 与上海市互联网医疗服务监管平台对接

根据《上海“互联网＋医疗健康”监管平台接口方案（征求意见稿）》要求，完成与上海市互联网医疗服务监管平台对接，实现“互联网＋医疗健康”服务资源的“全业务、全流程、全渠道、全时段”的信息接入与智能监管。

（四）以制度建设为保障，夯实医疗质量与安全

建立健全各项互联网医院规章制度，包括人员岗位职责、服务流程，人员培训考核制度，互联网医疗绩效鼓励与工作量考核，医院信息系统使用管理制度，网络信息安全等突发事件的应急预案等内部管理制度；以及患者知情同意与登记制度、在线处方管理制度、在线医疗文书管理制度、在线复诊患者风险评估与突发状况预防处置制度、互联网医疗质量控制和评价制度等医疗安全相关制度，确保互联网医院安全、平稳、有效运行。

三、成效与亮点

华山医院依托互联网、大数据、5G 网络、人工智能等先进技术，推进医疗服务与互联网深度融合；利用规范化、标准化“互联网 +”医疗服务，充分发挥互联网的技术创新优势和资源整合能力，快速实现医院线上互联网医疗与线下实体服务的共振，创新服务模式、丰富服务供给、提高服务效率、降低服务成本，满足人民群众日益增长，特别是疫情防控背景下的医疗服务需求，为上海市民提供便捷、高效、安全的医疗服务。

（一）互联网医疗助力精准疫情防控，确保院内零感染

在新冠肺炎疫情期间，华山医院借助互联网、大数据等技术方法，结合随申码、体温检测、身份登记、流调询问等方式，对院区、楼宇、诊室实行多道关口拦截，对患者、访客、陪同家属的移动轨迹、症状体温、流行病学史进行筛查，确保不遗漏一名疑似患者；切实做好“外防输入、内防反弹”，复工复产的同时做到疫情防控不松懈，形成疫情常态化防控机制。期间，确保了院内医务人员零感染、疑似患者零遗漏。

（二）开通线上咨询服务，减少患者感染风险

为积极防控新冠肺炎疫情、增强群众自我防范意识、正确引导患者就医、减少交叉感染的风险，华山医院以“复旦大学附属华山医院门诊服务号”为基础（辐射范围 130 万人），免费向全社会提供线上新冠肺炎相关咨询服务，由华山医院感染科、呼吸科、急诊科等医师在线回答市民咨询，为市民居家防疫、就医咨询提供帮助，正确引导患者就医，减少交叉感染风险。截至 2020 年 8 月 2 日，累计完成新冠肺炎相关在线咨询 9 556 人次。

（三）打通线上复诊配药流程，实现送药到家

医院是人群聚集的高风险场所，对一些需长期配药的慢性病患者来讲，通过互联网在线复诊并配送药品上门是一项迫切的医疗服务需求。对此，华山医院对医疗服务的供给侧进行改革，在保证医疗质量与安全的前提下给予患者足够的便捷。2020 年 3 月 16 日，华山医院成为上海市首家开通医保、自费在线复诊配药的三甲医疗机构。为满足全国范围患者在疫情期间的就诊、配药需求，助力疫情防控，减少交叉感染，在原有技术储备之上，华山医院开通互联网医院线上复诊配药功能，患者足不出户即可享受线上复诊配药、药品免费送货上门的服务。给予慢性病患者便利快捷的同时，减少其疫情期间的无效外出及交叉感染风险，对全社会的疫情防控工作具有重大意义。

截至 2020 年 8 月 6 日，华山医院线上复诊配药服务共计接诊患者 4 532 人次，开具互联网处方 4 637 张，线上复诊业务量位列上海市三甲综合性医院第一。

（四）全面打造智慧医院，患者就医新体验

1. 精准预约、无感就医、全方位提升就医体验

诊前，华山医院通过人工智能技术，深入学习专科分诊规则，建立专科分诊模型，匹配影院式分时段预约，实现精确导诊、精准预约，确保患者分时段预约、分时段精确就诊。诊中，

全楼层分布自助机，实现就诊签到、门诊缴费等一站式自助服务。借力信息化持续改进华山医院挂号缴费流程，先后实现刷脸支付、无感支付、全流程线上支付等功能，进而真正实现患者托卡支付，进一步减少患者排队等候时间。

2. 5G 连接、上下联动、突破时空的医疗服务

自 2002 年起，华山医院远程医学中心经过不断发展，逐步成为拥有远程查房、远程教学、远程读片、视频会诊等多功能的远程医学中心。成为连接多个院区、多个医疗机构的中心枢纽，长期通过远程医学中心与对口支援地区进行义诊、会诊等活动，2017 年至 2019 年共计完成各类远程会诊 2 000 余例。同时实现医联体内医院间的远程查房、远程交班、远程操作等功能，消除物理隔阂，为来自不同地区、不同级别医疗机构的患者提供同质化的医疗服务。

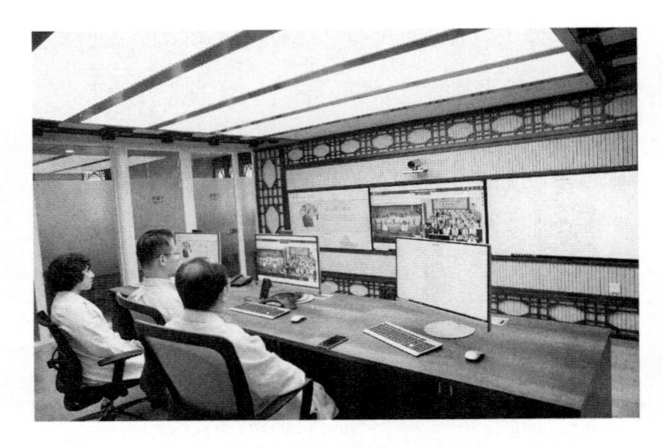

图 1-6-1 复旦大学附属华山医院远程医学中心

本次新冠肺炎疫情期间，华山医院远程医学中心更加承担起了“战时指挥中心”的作用，如图 1-6-1。通过远程医学中心的连接，前后方疫情防控进展、病例诊疗情况互通、人力资源利用最大化，实现后方专家为武汉的新冠肺炎患者进行专科会诊，最大程度上发挥华山医院全体医务人员的协同作用，从而圆满完成本次疫情防控任务。

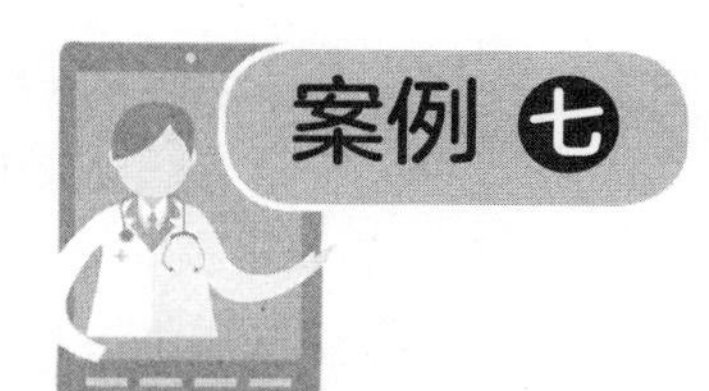

北京天坛医院智慧医院建设

推荐单位:首都医科大学附属北京天坛医院

首都医科大学附属北京天坛医院(简称北京天坛医院)在新院建设中,立足以患者为中心,提升就医体验,充分展现温馨宜人的科技、绿色、人文医院理念,对于医院信息化建设从智慧服务、智慧医疗和智慧管理三个方面稳步推进。自 2018 年 10 月 6 日试开诊后,北京天坛医院智慧医院建设让医院的管理更加精细化,在给患者提供更加精准的服务的同时,使医院的运行成本得到了很好的控制,帮助北京天坛医院成为了“绿色医院”“人文医院”“智慧医院”“创新医院”。

一、背景与目的

北京天坛医院新院迁建工程是北京市委、市政府落实首都核心区医疗功能疏解、促进卫生资源合理布局和加快南城发展战略的重大民生工程。新院建设中,根据“智慧北京”整体目标,引入人工智能、大数据、云计算、物联网等先进信息技术,将新天坛打造成一所现代化智慧医院。秉承“统一规划、整合资源、互联互通、分步实施”的顶层设计原则,北京天坛医院信息化建设遵循《电子病历系统应用水平分级评价标准》《医疗健康信息互联互通标准化成熟度测评标准》《信息安全等级保护》等信息化国家标准,从智慧服务、智慧医疗和智慧管理三个方面稳步推进。北京天坛医院已经通过了医院信息化互联互通四级甲等、电子病历应用水平五级、信息安全等级保护三级等重要测评,智慧医院建设初见成效。

北京天坛医院临床诊疗、综合运营管理、后勤管理、患者服务等各个业务环节都离不开信息化的支撑。同时,随着互联网、物联网、大数据等信息技术与医疗的相互融合,医院信息化建设进入新阶段。北京天坛医院在明确医院自身建设需求的基础上,响应十九大健康政策、“健康中国 2030”“互联网 + 健康医疗”等国家政策要求,结合北京天坛医院信息化建设“十三五”发展计划的要求,运用信息化手段解决人民群众看病就医过程当中的“难点”“痛点”问题,从而更好地服务保障于临床医疗,服务于医疗质量、医疗管理,提升患者满意度,保证医疗服务的优质和高效。

二、主要做法

(一) 落实信息化顶层设计，夯实基础设施建设

信息化基础设施建设是实现智慧医院的基础，随着新院搬迁的推进，北京天坛医院信息化基础设施得到了进一步的完善。医院网络采用万兆骨干，千兆到桌面。无线网全院覆盖，实现无线网络融合物联网功能。建设有三个信息机房，总面积约600平方米。两个主机房实现网络及业务双活，确保医院业务7×24小时正常稳定开展，另外设置容灾备份机房，确保数据安全可靠。根据业务需求和安全防护要求划分医疗网、办公网与设备网，三张网既相互独立，又实现运维管理的统一性。采用负载均衡和虚拟化等技术，最大程度上保证系统的高可用性。通过智能监控系统对医院机房环境、网络服务器数据库运行状态、网络安全风险、信息运维服务、弱电间不间断电源状态等进行实时监测和预警。

新院三座数据中心机房互为备份，保证信息化基础设施安全平稳运行，机柜均采用模块化建设，包括机柜、冷风通道、列间空调、不间断电源等，实现良好散热的效果与平稳的电力供应，对各种运行参数进行动态监测。

运用负载均衡和虚拟化等技术，当业务需要时，可灵活拓展信息资源。采用存储虚拟化技术，实现存储系统的双活。任何一个存储系统故障，均对整个系统无影响，最大程度上保证系统的高可用性。到2020年8月，北京天坛医院已经部署各类虚拟服务器400余台，极大节省了设备购置成本，减少机房空间占用，提高系统可靠性。

(二) 智慧医疗为提升医疗质量和医疗效率提供助力

1. 人工智能辅助诊断

2018年，由国家神经系统疾病临床医学研究中心、首都医科大学人脑保护高精尖创新中心与北京安德医智科技有限公司共同研发了全球首款神经影像人工智能辅助诊断产品BioMind，可以实时获取影像数据，3~5秒自动书写结构化诊断报告。其他产品如血管内介入手术机器人、晕厥智能预测系统、人工智能麻醉机、脑机接口康复仪器、骨骼穿戴机器人及医用人工智能机器人等也正在研发与转化中。

2. 大数据应用

通过全国具有代表性的协作网络，收集高质量临床研究数据，覆盖流行病学调查、队列研究、临床试验等。

建成高性能数据分析和大容量数据存储平台：建成200个节点，3 000核心的高性能计算集群，峰值运算速度达到每秒375万亿次浮点运算，为生物信息分析和人工智能提供有力支撑；搭建桌面云数据分析平台，确保数据安全；建成容量为7.5PB的存储平台，提供充足的空间。

以大数据为基础，使用自然语言处理基础及机器学习，形成临床决策支持知识库。360视图全方位展示患者医疗信息全貌。在数据服务的基础上，建设海量病历的搜索引擎，支持通过关键字的模糊检索及基于语义的高级检索等多种检索模式，同时基于后台数据处理技术，可以得到搜索结果的诊断、症状及药品等的相关分析。

完善数据管理系统：制定临床研究大数据标准和交换标准，夯实基础；建立数据管理及共享系统，推动数据共享。

开展需求导向的大数据应用研究：聚焦流行病学监测、医疗质量改进和临床决策支持等方向，应用大数据技术，助力疑难病症诊疗能力和水平的提升。

3. 物联网应用

无线网在全院的覆盖实现了无线网络融合物联网功能，可以根据医院选择的物联网应用灵活扩展物联网互联技术。基于物联网技术与医疗流程的紧密结合，建设体温动态检测系统、人员资产定位系统、婴儿防盗系统、智能输液系统、智能床位检测系统、冷链管理系统、内镜消毒质量追溯系统、智能被服管理系统、医疗废物管理系统。提高医务人员工作效率，增强医疗质量监管智能化水平。

其中智能输液系统借助输液监控终端设备，实现自动监测输液速度、预置输液量、累计输液量计算、输液过程安全提示报警、输液完成提前预警等实时监控输液过程功能。系统以智能化、动态无线监控代替人工监护，从而达到减少医护人员工作强度、提升医院护理效率、提高患者满意度的效果。智能床位监测系统采用新型非接触体征监测技术，通过床垫上的智能传感器，在不接触人体的情况下，实现对心率、呼吸率、心率变异性、翻身、在离床、温湿度、压疮分析等信息的连续监测，通过系统平台提供实时监测及数据分析，同时对可能的突发风险进行及时预警，并为医护人员提供准确的患者体征历史数据。

4. 云计算应用

基于云计算建设医联体信息平台，实现医联体内各医疗机构间信息系统互联互通，患者信息共享，实现便捷的双向转诊。针对慢性病患者提供预防、急救、治疗一体化的新型医疗服务模式。大量多中心科研项目也依托云平台实现了数据共享和信息交互。

（三）智慧服务提升人民群众就医获得感

1. 智慧病房

智慧病房床旁交互系统配置在患者床旁，如图 1-7-1，采用触摸显示大屏并配以支持多角度悬停的支架，方便患者各种姿势使用交互终端。与医院信息系统实现对接，将通信、网络、存储、娱乐、智慧护理等多功能融合。智慧病房系统实现患者在床边观看数字电视及健康教育视频、查看账单及本人病历、医护患视频沟通、医院自办频道、家属探视、辅助治疗及预约检查查询、营养膳食订餐充值、满意度评价等服务。在满足患者自助服务的基础上，同时实现了医师、护士、患者间的视频沟通与互动功能，形成病房一体化互动平台。

智能病房呼叫系统取代传统的纸质床头卡片，通过液晶屏幕显示出患者姓名、护理级别、药物过敏史、医疗诊断等信息。除了基础的呼叫对讲功能外，还可实现宣教广播、护士增援、护士定位、皮试计时、药费信息查询、服药缴费提醒等功能，可同步显示患者临床信息，内容更加清晰、准确和完整。

2. 信息化便民自助服务

利用多种自助设备提供一站式自助服务，避免窗口排队，如图 1-7-2，患者可以在自助机上建卡、预约、挂号、缴费、查询、打印报告、胶片、发票、购买病历本等，实现多种检查检验报告单一站式打印。

通过手机和大屏问路机为患者和工作人员提供医院三维室内导航，将语音引导、室内定

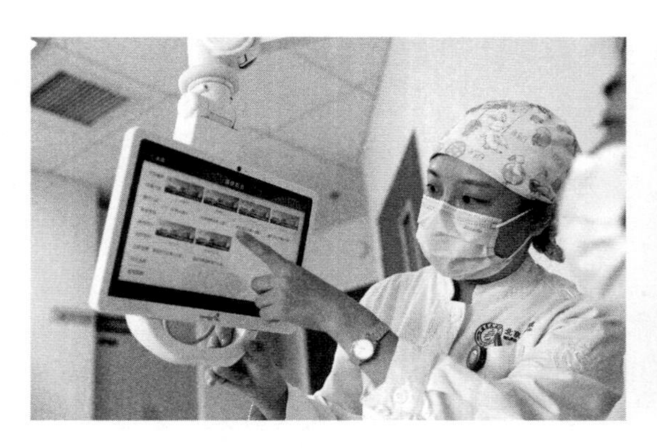

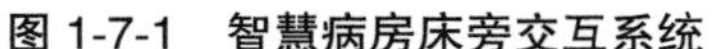

图 1-7-1　智慧病房床旁交互系统

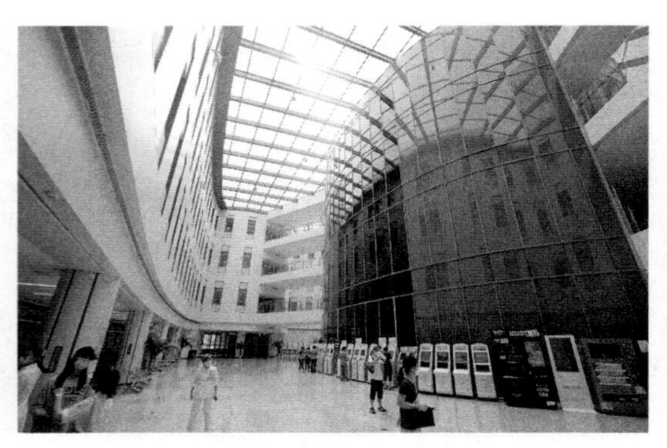

图 1-7-2　多种自助设备提供一站式自助服务

位、实景照片应用于室内三维地图上，只需跟随智能手机的语音提示、箭头引导和路口放大图提醒即可前往目的地，三维地图随导航朝向自动旋转，沿线导航精度不低于 2 米。

通过 APP 和微信服务等多种途径为广大群众提供便捷的手机线上服务。包括预约挂号、线上交费、信息公告、检查检验结果查询、报道叫号、自助导航、智能问诊分诊等一系列智能的个性化服务，获得了患者的普遍好评。

（四）智慧管理为医院管理提质增效及基础设施运行保驾护航

1. 智能集成平台系统建设

集成楼宇自控、安防视频监控、消防、能源计量、电梯运行状态、医疗工作量、手术室使用状态、医疗设备工作量、药房库存等各系统信息，在动态三维模型上进行综合展现，系统间联动。提供全院级信息展现及指挥平台。实现了全院数千台监控设备、后勤运行保障设备、一百余部电梯、全部手术室和大型医疗设备的运行状态监控及统一管理。

2. 后勤管理平台系统建设

后勤管理平台以提升医院后勤管理服务为目标，以高效管理、安全服务、节约能源为核心功能导向，运用物联网技术，建设了智能电梯监控系统、智能照明系统、管道泄漏监测系统、智能园林灌溉系统、智能环境监测系统等，全面提升后勤管理信息化水平。为医院节电、节水、改进后勤管理智能化、自动化水平提供了保障。

3. 运营分析平台建设

建立医院经济运营分析平台，并为预算、财务、成本核算等系统提供接口数据服务。经营运营分析平台在是在数据仓库的基础上，通过数据的整合、挖掘、提炼，建立起为医院经营决策服务的综合经营分析平台，向全院提供查询和分析服务。基于国家公立医院绩效考核指标及北京市医管中心绩效考核指标，结合北京天坛医院实际情况，构建了比较完善的绩效管理综合分析及监测平台，以数据为主要抓手，为医院绩效管理提供助力。

三、成效与亮点

自 2018 年 10 月 6 日试开诊后，北京天坛医院智慧医院建设让医院的管理更加精细化，在给患者提供更加精准的服务的同时，医院的运行成本得到很好的控制，帮助北京天坛医院成为“绿色医院”“人文医院”“智慧医院”“创新医院”。

搬迁后对比老院，北京天坛医院各项绩效指标普遍提升，门急诊量增长约40%，住院量增长约50%，手术量增长约60%，平均住院日减少3%，疾病诊断相关分组（DRG）覆盖组数增长7%。医院运行质量整体大幅提高。近年来北京天坛医院各项绩效指标均逐步向好，在各级绩效考核中均取得了较好的成绩。其中在全国三级公立医院绩效考核中取得第八名的好成绩。其信息化智能化应用受到社会公众、就诊患者及医院工作人员高度评价。智慧病房已经累计服务住院患者超过10万人次，患者满意度大幅度提高，达到90%以上。

北京天坛医院也积极分享建设经验，新院接待国家及市级领导考察调研20余次，全国各地医院参观考察200余次，主办大规模信息化专题会议3次。北京天坛医院已经通过了医院信息化互联互通四级甲等、电子病历应用水平五级、信息安全等级保护三级等重要医疗信息化测评，智慧医院建设初见成效。

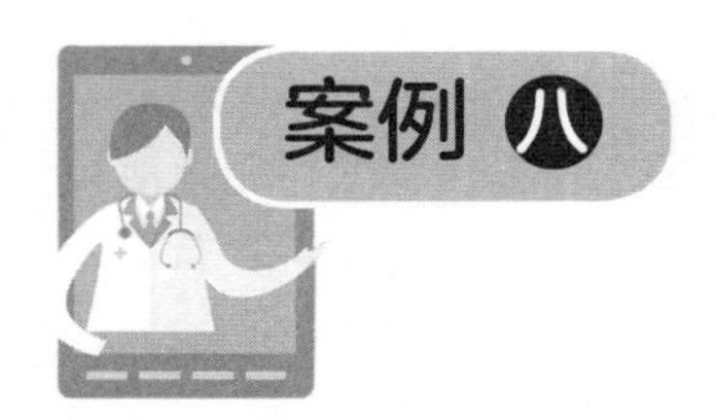

构建“互联网 + 医疗健康”体系

推荐单位:银川市第一人民医院

健康涉及每个人的切身利益,我国医疗资源分配不均衡,优质医疗资源总量相对不足,进而直接导致医疗服务体系格局和人民群众看病就医需求不适应、不匹配。如何解决老百姓“看病难”仍是我国面临的重要民生问题。

为促进优质医疗资源下沉、重心下移,我国先后出台《关于进一步做好分级诊疗制度建设有关重点工作的通知》《关于促进“互联网 + 医疗健康”发展的意见》《关于深入开展“互联网 + 医疗健康”便民惠民活动的通知》《进一步改善医疗服务行动计划(2018—2020 年)》等相关政策,“看病难”的困境有所缓解。银川市第一人民医院积极探索“互联网 + 医疗健康”模式,打破本地医疗资源短缺的困局,积极探索利用信息化手段提升医疗服务质量、管理效率等的模式,为百姓提供更可及的医疗服务。

一、背景与目的

(一) 背景

银川市地处我国西部偏远地区,优质医疗资源更为匮乏。不仅很难吸引高水平医师,已有的人才流失也比较严重。在这种背景下,银川市积极探索“互联网 + 医疗健康”模式,依据本地医疗现状,以问题为导向、以创新医疗服务模式为重点,加强制度设计,推动产业融合,拟实现区外优质医疗资源的引进和市内优质医疗资源的下沉,基本建成“互联网 + 医疗健康”体系框架,进而打破本地资源短缺的瓶颈,增加医疗服务供给。

银川市第一人民医院作为市内唯一一家三甲医院,在各级政府与领导的支持下,借助互联网技术的发展,着力进行信息化建设。医院明确了信息服务于医疗质量、管理与效率的建设核心,确立了深化医改的建设原则,围绕以“患者为中心”的服务理念、“自顶向下”的设计理念、“整体规划、急用先行、分步实施”的设计原则,建设“互联网 + 医疗健康”。以严谨科学的态度追求卓越,积极探索全面深化医改政策,在信息化道路上积极探索,大胆创新。

(二) 目的

1. 实现区外优质医疗资源的引进和本地医疗资源的下沉,基本建成“互联网 + 医疗健康”体系框架,打破医院资源短缺的瓶颈,增加医疗服务供给。

2. 搭建服务平台，推进区域医疗标准化、同质化。

3. 优化营商环境，建设健康医疗大数据中心及产业园。

4. 实现信息互通，提高基层医疗机构服务能力。

二、主要做法

银川市第一人民医院认真贯彻落实李克强总理、孙春兰副总理来银考察“互联网 + 医疗健康”指示精神，按照宁夏回族自治区建设“互联网 + 医疗健康”示范区的统一安排部署，坚持“政府主导、社会主体、多方共赢”的原则，建成了符合中央要求、契合基层实际、顺应群众需求的“互联网 + 医疗健康”银川模式。

（一）搭建服务平台，推进区域医疗标准化、同质化

1. 建设便民惠民服务平台

聚焦群众看病就医难题，研发了基于微信小程序的便民服务平台“银川健康广场”，统筹市属医院号源、床位等资源信息，建立互联网医疗资源共享库，推行门诊、床位和大型设备检查的精准预约，实现智能分诊、院内导航、诊间结算、报告查询、处方流转、出院随诊等全流程服务。

2. 建设远程诊疗平台

建立了覆盖全市三个层级的“互联网 + 远程门诊”服务体系。组建“全国专家远程门诊”，将北上广优质医疗资源下沉到银川，实现疑难病不出市；建立“银川市专家远程门诊”，将银川本地三甲医院的优质资源下沉到县区，实现大病不出县（区）；通过组建“银川在线互联网门诊”，将银川各医院的诊疗能力下沉到基层，实现常见病、多发病不出乡镇（社区）。

3. 建设远程诊断平台

按照“人员云化、平台虚拟化和机制市场化”的原则，引进第三方平台建设了宁夏电生理诊断中心和银川市影像、超声、胎心监测、呼吸睡眠监测、病理等远程诊断中心，逐步实现了诊疗时间、诊疗地域和诊疗内容全覆盖，有效提升了区域医疗标准化、同质化服务水平。银川市远程服务平台最远同非洲的贝宁共和国实现了远程手术指导、远程会诊和远程诊断。

4. 建设互联网医药平台

“银川市处方审核流转平台”共享全市药剂师资源，对全市公立医院、民营医院、互联网医院、基层医疗卫生服务机构和药店门诊处方实时在线审核，在缓解专家资源不足、提高效率的同时，斩断医药购销领域不当利益，实现电子处方外流，切实提升了群众看病、就医、买药的体验。开发了适合区域医疗体系现状的医药流通云平台，实现药品从供应端到医院端，再到患者端的全过程智能化、精细化管理和服务。

5. 建设互联网慢性病管理平台

将“互联网 +”融入慢性病管理领域，将家庭医师与慢性病管理、康复医养结合起来，开展了高血压 O2O 管理模式、糖尿病 MDM 管理模式和慢性阻塞性肺疾病的“网格化”管理。

6. 建设“互联网 +”健康科普平台

与有关企业联合建设了银川市在线科普教育与科普平台。

(二) 发挥线上优势，助力打赢疫情防控阻击战

1. 组建互联网医院联盟，搭建网上远程诊疗平台

面向全国、全区患者提供线上义诊、慢性病复诊、健康咨询、科普宣传、心理疏导、送药上门等服务。有效缓解实体医院救治压力，减少人员集聚，降低交叉感染风险。

2. 成立了银川市新冠肺炎远程会诊中心

实现疫情防控期间全市各定点救治医疗机构、发热门诊、基层预检分诊机构远程会诊、教学培训、方案共享、救治指导、专家研判等工作快速联动响应。

3. 开通湖北线上医疗服务快速通道

动员各互联网医院联盟成员单位和全市二级以上医疗机构，组建了银川市“互联网+医疗健康”线上支援团，开通面向湖北群众的7×24小时线上医疗服务快速通道。线上出征，云端支援，开展在线问诊、远程诊断、心理疏导、健康科普等医疗服务。

4. 搭建区域智慧医疗灭菌监测平台

通过实时监测各医疗机构供应室、检验科、口腔科等关键科室的医疗消毒灭菌安全风险，对异常情况第一时间发出报警，并向质控人员推送信息提示进行干预，以保证患者安全，助力疫情防控工作。

三、成效与亮点

(一) 搭建服务平台，推进区域医疗标准化、同质化方面成效

1. “银川健康广场”已对接银川市市属六家医院全部功能，包括门诊、床位和大型设备检查的精准预约，实现智能分诊、院内导航、诊间结算、报告查询、处方流转、出院随诊等全流程服务，并实现诊前、诊中、诊后的全流程人工智能服务。

2. 截至2020年6月30日，全国专家远程门诊共接诊2.23万例，其中本地邀请北上广等地专家接诊4 134例。银川在线互联网门诊接诊1 047例。线上诊后管理和复诊平台为宁夏患者开展线上随访管理14.9万人次，如图1-8-1。

3. 截至2020年6月30日，宁夏电生理诊断中心已连接医疗机构305家，完成104万例心电诊断。

4. 截至2020年6月30日，银川市远程影像诊断中心已连接医疗机构220家，完成50万例影像诊断。

5. 截至2020年6月30日，银川麦克奥迪远程病理诊断中心已连接医疗机构56家，完成病理诊断共计67 265例。

6. 截至2020年6月30日，银川市远程胎心监测中心已连接医疗机构7家，用户数385人次，监护次数达8 169次。

7. 截至2020年6月30日，共管理高血压患者29 479人，糖尿病患者10 952人。

8. 截至2020年6月30日，全市共有370名医师参与视频录制，已完成视频创作8 963集，通过审核校验并发布在互联网的视频共7 493集。

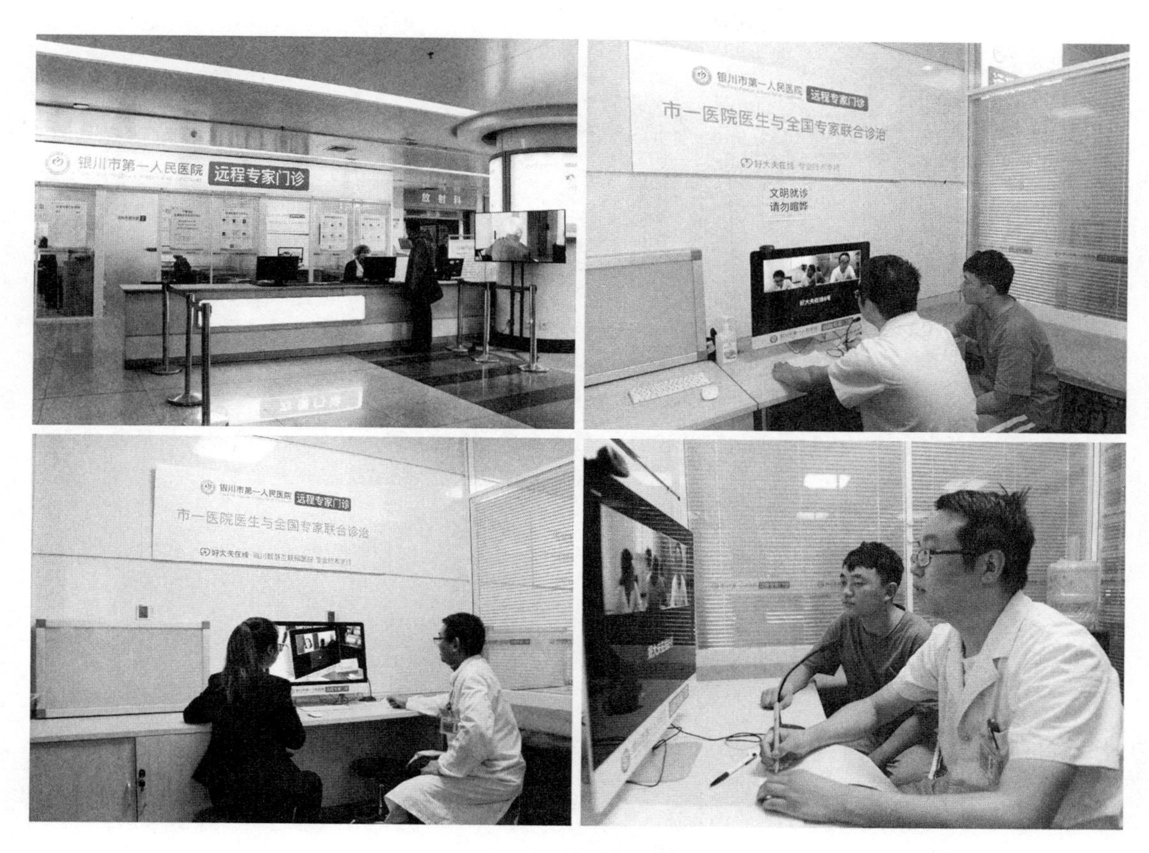

图 1-8-1 银川远程专家门诊

（二）发挥线上优势，助力打赢疫情防控阻击战方面成效

1. 疫情期间，截至 2020 年 6 月 30 日，银川市各互联网医院线上共计 21.48 万名医生，为全国患者提供健康咨询 3 986.22 万人次（其中宁夏 17.63 万人次），义诊患者 2 039.90 万人次（其中宁夏 5.38 万人次），提供心理咨询 171.42 万人次，送药上门 216.24 万人次。

2. 截至 2020 年 6 月 30 日，共链接定点医疗机构 25 家，会诊病例数 594 例。

3. 截至 2020 年 6 月 30 日，银川市远程影像诊断中心共诊断襄阳市、枣阳市、老河口市、襄州区等地 DR、CT 病例共计 1 693 例。新冠远程会诊中心对援助贝宁共和国队员防疫工作进行询问，如图 1-8-2。银川市新冠肺炎远程会诊中心，通过互联网为武汉当地的一位危重型新冠肺炎患者进行远程会诊，如图 1-8-3。

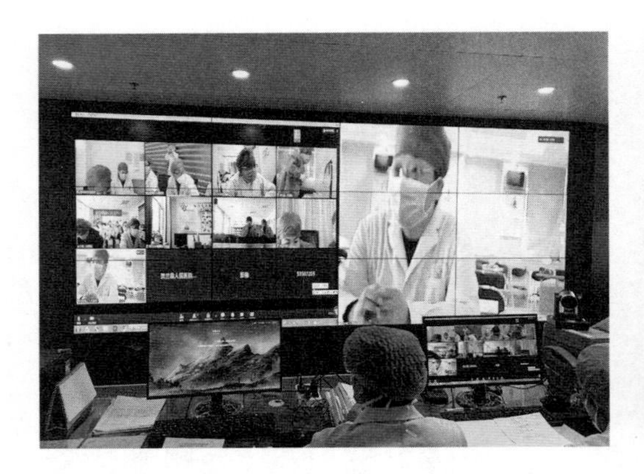

图 1-8-2 新冠远程会诊中心对援助贝宁共和国队员防疫工作进行询问

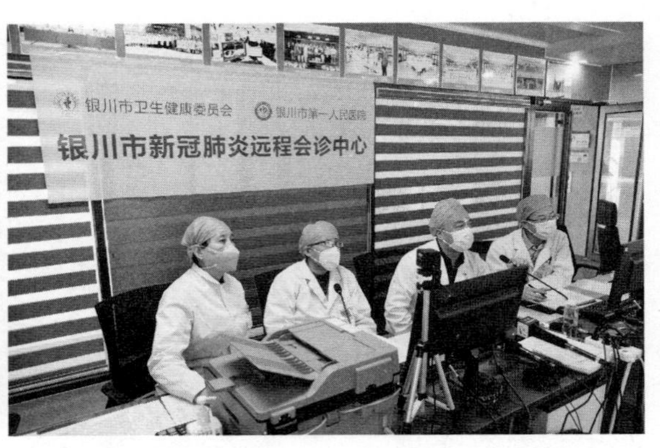

图 1-8-3 通过互联网为武汉当地的一位危重型新冠肺炎患者进行远程会诊

疫情之下，互联网医院助力战“疫”第一线

推荐单位：青岛大学附属医院

《国务院办公厅关于促进“互联网＋医疗健康”发展的意见》提出，进一步深化“无障碍就医工程”，为患者提供便捷、高效、安全的医疗服务。青岛大学附属医院在“互联网＋医疗健康”便民惠民方面进行深入探索，成为省内首批具备互联网诊疗资质的三家医院之一，形成了集中式视频问诊、分散式视频问诊、手机图文问诊相结合的互联网诊疗模式。并在新冠肺炎疫情期间，推出互联网新冠肺炎免费咨询门诊、网络便民门诊、线上药品配送服务等全方位智慧医疗服务，让患者足不出户就能得到专业化的诊疗服务，保证了市民的就医需求，并有效助力疫情防控。

一、背景与目的

青岛大学附属医院于2018年12月依据山东省卫生健康委的指示，启动了“互联网＋医疗健康”便民惠民百日行动。

医院成立了以院长为组长的工作领导小组，制定了详细的工作推进方案，明确了各部门、各科室的职责分工，秉承“患者少跑腿，信息多跑路”的服务理念，以医疗服务的便捷化、高效化、智能化、精准化为目标，在全院范围内进行了广泛动员和全面推进。

2018年12月，获山东省卫生健康委批准，青岛大学附属医院成为省内首批具备互联网诊疗资质的三家医院之一，形成了集中式视频问诊、分散式视频问诊、手机图文问诊相结合的互联网诊疗模式。三种模式互为补充，为复诊患者提供视频问诊、图文问诊、检查预约、结果查询、在线处方、药品配送等一系列服务。医院制定互联网诊疗服务规范，优化互联网诊疗流程，加强医务人员培训考核，建立了互联网诊疗监管平台，完善服务监管机制，并逐步扩展网络诊疗科目和专家队伍，旨在为更多患者提供便捷高效的医疗服务。

面对新冠肺炎疫情，青岛大学附属医院始终冲在抗疫第一线。为了满足疫情防控期间市民的就医需求，青岛大学附属医院互联网医院在原有“互联网＋医疗服务”基础上更新升级，推出互联网新冠肺炎免费咨询门诊、网络便民门诊、线上药品配送服务等全方位智慧医疗服务，让患者足不出户就能得到专业化的诊疗服务，保证了市民的就医需求，真正让老百姓看病不扎堆、不排队，有效助力疫情防控。

二、主要做法

（一）63 个科室，1 080 名临床骨干坐镇互联网门诊

青岛大学附属医院互联网医院在更新升级后，全医院共 63 个科室、1 080 名临床骨干医师在线坐诊，极大满足了患者线上问诊需求，分散线下人群，患者看病不再扎堆，有效避免了交叉感染。

每日 8:00~17:00，患者可通过青岛大学附属医院互联网医院进入图文诊室，根据自己的病情需要，选择合适的专业门诊、专业医师，提交病情概述、检查检验报告等内容，可在线进行寻医问诊，如图 1-9-1、图 1-9-2。

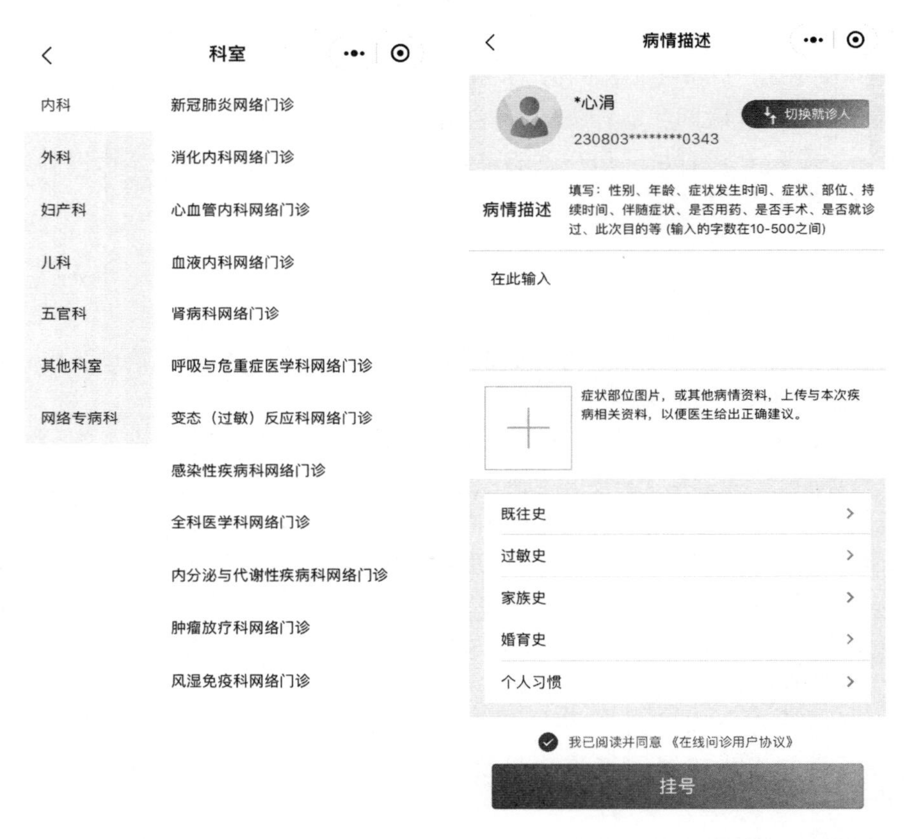

图 1-9-1　青岛大学附属医院互联网门诊

图 1-9-2　青岛大学附属医院互联网医院图文诊室

（二）开通新冠肺炎免费咨询门诊

2020 年 1 月 27 日，青岛大学附属医院互联网医院新冠肺炎免费咨询门诊正式开诊，如图 1-9-3。医院从急诊内科、呼吸与危重症医学科、重症医学科、全科医学科等科室挑选出 110 名骨干医师组成专业咨询团队，免费提供发热、新冠肺炎防控知识等专业咨询服务。截

至 2020 年 5 月 31 日，新冠肺炎网络门诊共接诊患者 4 215 人次。

（三）网上开药直接配送到家

2020 年 2 月，青岛大学附属医院互联网医院开通互联网便民门诊，主要为大病患者提供网上开药配送服务，患者可以体验“足不出户、药品到家”的贴心服务。另外，为普通发热患者网上问诊、开药配送的一体化服务，极大降低了人群感染疫情的可能性，助力抗击疫情。同时，患者也可以实现网上预约检查等诊疗服务。

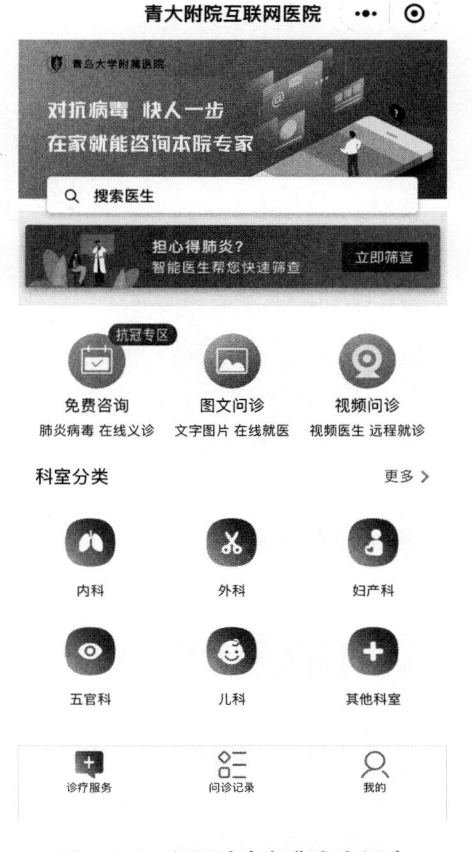

图 1-9-3 新冠肺炎免费咨询门诊

三、成效与亮点

自 2020 年 1 月至 2020 年 6 月底，青岛大学附属医院互联网门诊共服务患者达 22 050 人次。疫情期间，医院开通了新冠肺炎网络门诊，为发热及有呼吸道症状的患者提供免费咨询服务，指导患者就医，有效缓解了群众恐慌。新冠肺炎网络门诊共服务患者达 4 015 人次。

另外，2020 年 2 月 17 日，青岛大学附属医院开通网络便民门诊，提供线上药品配送功能，截至 2020 年 6 月底，共服务患者 2 206 人次，有效满足疫情期间市民的用药需求。

青岛大学附属医院将进一步探索互联网医院工作，完善健康宣教功能，如患者健康教育、智能健康自测、健康档案管理等；完善分级诊疗功能，如院区间、医联体内、协作医院间的远程医疗、远程教学等；开发多学科诊疗服务、家庭医生签约服务等其他功能。

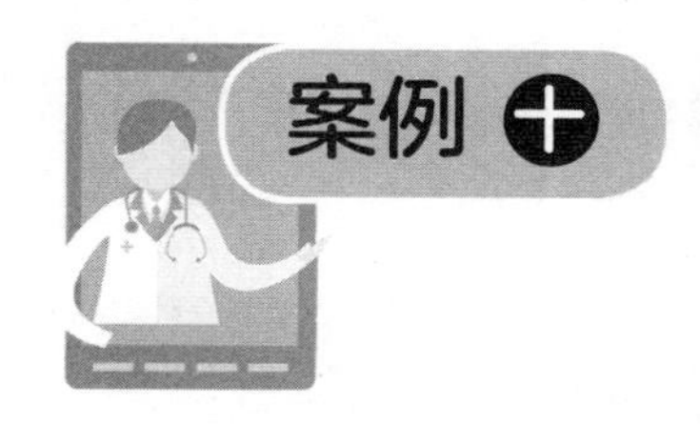

安徽省立医院互联网医院打造线上线下闭环服务

推荐单位：中国科学技术大学附属第一医院（安徽省立医院）

互联网医疗作为医疗行业新的发展方向，是一种值得探索与支持的新的医疗发展模式，有利于推进我国实施健康中国战略，提升医疗卫生现代化管理水平，优化资源配置，创新服务模式，提高服务效率，降低服务成本，满足人民群众日益增长的医疗卫生健康需求。

一、背景与目的

（一）政策背景

近年来，医疗服务领域新形态不断涌现。“互联网＋医疗”作为其中突出的一种，在挂号结算、远程诊疗、咨询服务等方面进行了许多探索。2018年，国务院办公厅印发《关于促进“互联网＋医疗健康”发展的意见》，提出允许医疗机构开展部分常见病、慢性病复诊等互联网医疗服务，为“互联网＋医疗健康”明确了发展方向，规范了互联网诊疗活动。

2018年9月14日，国家卫生健康委联合国家中医药管理局发布了《关于印发互联网诊疗管理办法（试行）等3个文件的通知》（国卫医发〔2018〕25号）（简称《通知》）。《通知》对互联网医疗服务提出了明确的定义、分类、准入条件和监管要求，省级互联网医疗服务监管平台与互联网医院信息平台对接，互联网医院的人员、处方、诊疗行为、患者隐私保护和信息安全等内容实现实时监管。

（二）建设目的

安徽省立医院互联网医院是以医院为主体的互联网医院，将线上与线下进行结合，形成互补优势的闭环服务，延伸医院的服务半径，以移动互联网技术进一步降低线下问诊的流量压力，将线下医疗资源进行释放，服务更有需要的患者。

医院以模式创新、服务创新，通过为数量更多的患者提供互联网医疗服务，可有效提升服务满意度。医生则以其技能、知识产权和良好的口碑信誉度受益。在医院就诊高峰期，患者使用移动服务系统，可大幅减少就诊时间，节省医院的人力物力。

二、主要做法

安徽省立医院互联网医院以全面实施健康中国“互联网＋医疗健康”为要点，构建互联网医疗健康服务共享平台，从而加强医疗机构智慧化信息基础平台建设，以安徽省立医院为中心，与医院信息化系统对接（含医联体、联盟医院），实现医院系统和资源的接入。

互联网医院集患者端、医生端、药师端为一体，为广大常见病、慢性病的复诊患者提供全流程闭环式互联网诊疗服务，含图文问诊、视频问诊、智能导诊、智能预问诊、线上处方、药品配送、线上住院通知单、预约挂号、服务点评、药师审方、合理用药系统等一系列功能，实现完整的线上就诊服务，让患者少跑路，足不出户完成就医取药的全过程。互联网医院患者端如图 1-10-1。

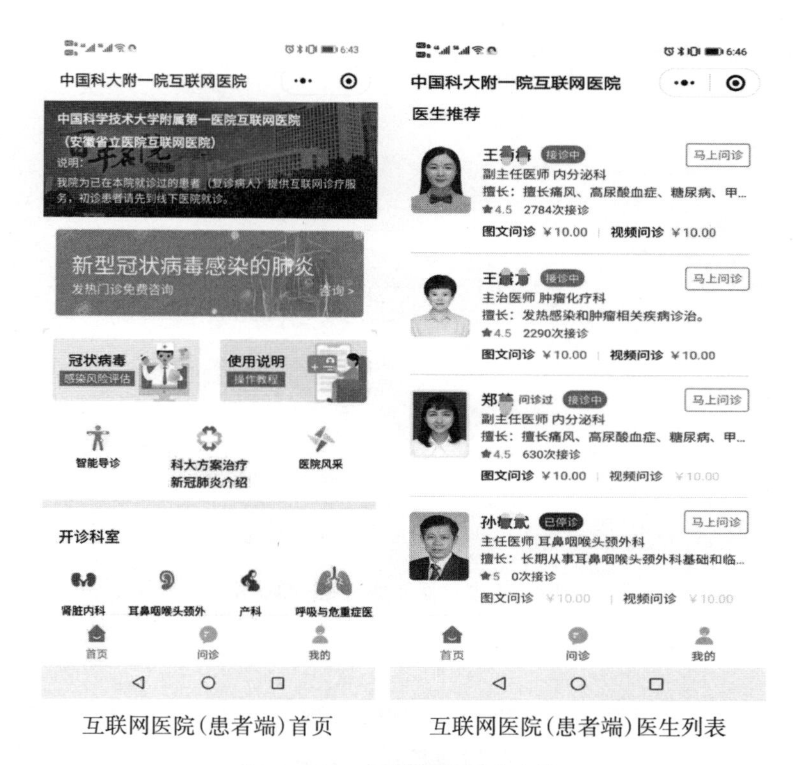

互联网医院（患者端）首页　　互联网医院（患者端）医生列表

图 1-10-1　互联网医院患者端

医生和药师通过各自的微信端随时可以接收到待处理的信息。医生可以对患者开展诊疗工作；药师可以处理处方审核申请。互联网医院医生端、药师端如图 1-10-2。

同时，利用区块链技术，将互联网医院、信息互联互通平台、处方流转平台相结合，将患者的就诊信息、电子病历、检查检验报告实现各医院之间的信息互通，打破信息孤岛。同时，互联网医院和处方流转平台无缝衔接，实现处方流转，为广大互联网医院患者提供更多的选择与便利。

三、成效与亮点

（一）创新性

业务创新，打造安徽省互联网医院标杆。

接诊
图文接诊
视频接诊
2019-12-14 19:30:12
23岁 / 女/ 问诊目的：健康咨询
甲亢，四年，停药将近一年
2019-12-14 20:18:19
20岁 / 女/ 问诊目的：健康咨询
好好的就心慌，呕吐，呼吸急促，头晕，想拉肚子…
2019-12-15 08:10:29
39岁 / 男/ 问诊目的：健康咨询
王主任，我吃非布司他已经16天了，需要去查血么…
2019-12-15 08:47:41
38岁 / 女/ 问诊目的：健康咨询
我甲状腺结节两侧都有，一个3级，一个4a级，这个…
2019-12-15 11:00:13
65岁 / 女/ 问诊目的：健康咨询
王医生你好，我是前两天咨询过你的，像我妈妈这…
2019-12-15 11:07:00
药品处方
待审核
已审核
女 / 21岁
登记号：12774484
已审方
主诉：复诊取药
处方日期：2019-12-14 14:54:46
男 / 30岁
登记号：30161438
已审方
主诉：亚急性甲状腺炎，需要取药
处方日期：2019-12-13 14:21:24
女 / 30岁
登记号：06464789
主诉：八月十日开始周一至周五每日口服四分之一优甲乐，周六周日不服用，十二月份复查指标如图二，请问医生是继续按四分之一的量服用么，如果是，能否开一盒优甲乐药品和下次抽血单？
已审方
处方日期：2019-12-12 21:22:28
互联网医院（医生端）
互联网医院（药师端）

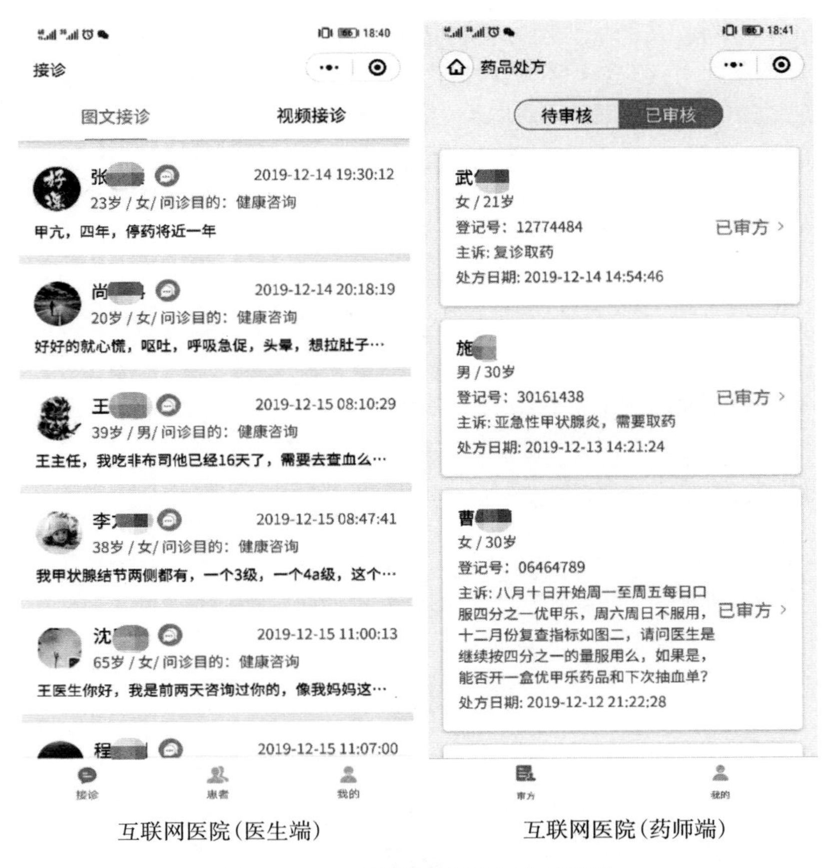

图 1-10-2 互联网医院医生端、药师端

1. 实名制就诊与电子健康卡无缝对接，与医院微信公众号共享用户，实现患者快速触达。对每一个注册用户进行人脸识别，生成该用户的电子健康卡，用户在互联网医院诊疗平台中调用电子健康卡完成授权及身份认证，授权后跳转进入互联网医院的小程序入口，进行快速的智能导诊和预问诊。用户可管理多个就诊人的电子健康卡或者医院就诊卡，方便使用。就诊人卡管理，如图 1-10-3。

2. 线上问诊、开具处方、药品配送、开具住院通知单，充分为患者提供便民服务。

3. 常见病、慢性病的复诊患者，线上开具处方后，可选择快递配送，直接送药上门，包含配送冷链药品。

4. 利用区块链技术，试点对接医联体医院，完成医院系统的实时对接，实现患者诊疗信息和检验检查信息的共享。

5. 打造“小牛医生”卡通人物，实现了一系列智能化 AI 功能，轻松 AI 导诊。“小牛 AI 导诊”如图 1-10-4。

6. 患者个人中心，统一管理多个就诊人，查看检验检查报告、电子病历与就诊记录等，方便患者管理家人的健康与就诊。

7. 医生个人中心，除了核心的排班等功能设置外，医生还可以在此查看自己的收益、处

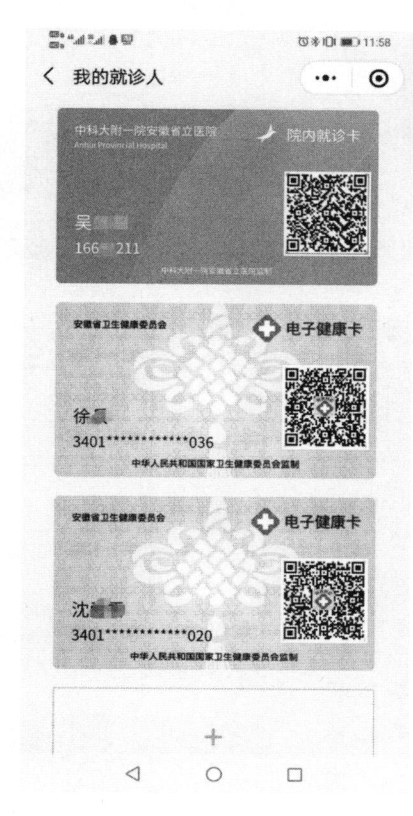

图 1-10-3 就诊人卡管理

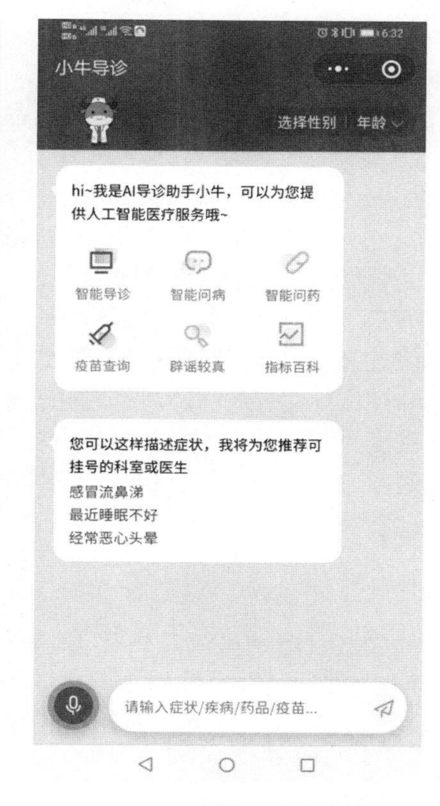

图 1-10-4 “小牛 AI 导诊”

方记录及患者对自己的评价信息。

（二）先进性

实现系统间数据的互联互通，并利用人工智能辅助，方便患者的同时提高医务工作人员工作效率。

1. 互联网医院与智慧医院数据互联互通，医护人员、移动电子认证（CA）及患者就诊体系全打通，所有图文视频问诊、检验检查报告查询、电子处方、电子住院证等服务均可快速进行使用。

2. 智能导诊、智能预问诊、合理用药系统、智能审方、自主排班等一系列智能化、人性化功能，为患者、医生、药师提供极大的便利，方便患者就医的同时，也极大提高了医生、药师的工作效率。

3. 疫情伊始，就接入安徽省立医院研发的新型冠状病毒感染风险评估系统，通过初步自我评估筛查，实现网上预约及线上线下的患者分流。新型冠状病毒感染风险评估系统，如图 1-10-5。

（三）示范性

安徽省立医院互联网医院是安徽省内第一批拿到牌照的合法合规的互联网医院，为安徽省的互联网医院建设树立了标准，给其他医疗机构互联网医院的建设提供了很好的参考模板。

1. 安徽省立医院互联网医院是全省首家可在互联网医院开具住院通知单、首家可配送冷链药品的互联网医院。

2. 目前安徽省立医院互联网医院功能的完整度领先，线上问诊、开具处方、药品配送、开具住院通知单，充分为患者提供便民服务，使用方便快捷。

3. 管理规范，严格互联网医院质量管理，完善管理互联网医疗服务管理制度、信息系统使用管理制度、医疗质量控制和评价制度、在线处方管理制度、患者知情同意与登记制度、在线医疗文书管理制度、在线复诊患者风险评估制度、突发事件应急预案、突发状况预防处置制度、人员培训考核制度等。

（四）应用及影响

安徽省立医院互联网医院建成后，不仅为安徽省内，甚至为全国的常见病、慢性病复诊患者均提供了便捷的在线诊疗服务，真正做到“患者少跑路，数据多跑腿”。

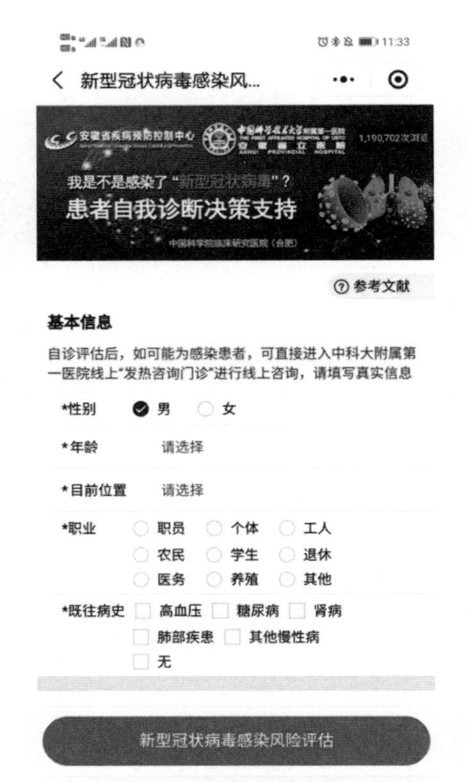

图 1-10-5 新型冠状病毒感染自我风险评估系统

安徽省立医院互联网医院平台完成既定功能，开展多次系统培训推广工作，基本完成对系统使用人员和业务相关人员的使用方法和安全意识的推广，满足了患者足不出户实现就医的需要，用户体验良好。目前上线科室 37 个，上线医务工作者 423 位，累计访问总人数 50 余万，累计问诊量 5 万余次，累计处方量 1 200 余笔。

疫情期间，安徽省立医院互联网医院针对新冠肺炎疫情，率先开展线上发热咨询服务，累计为全国各地的患者提供了近 2 万次的线上咨询服务，让患者足不出户就能进行咨询，极大降低了患者在线下就诊而带来的交叉感染风险。

第二章

区域健康篇

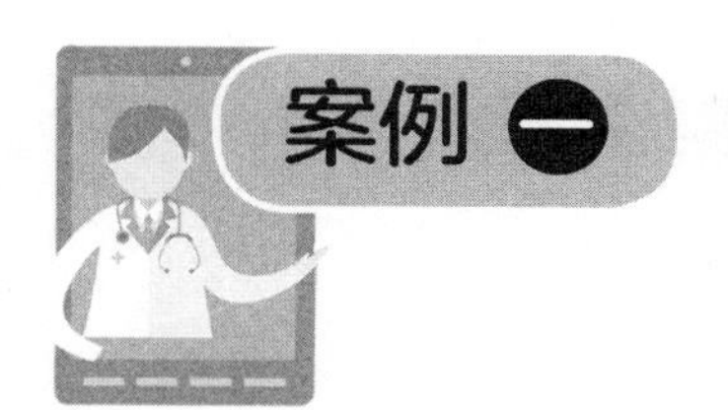

浙江省互联网医院平台

推荐单位:浙江省卫生健康委

浙江省互联网医院平台,既是“服务 + 监管”为一体的互联网医院平台,也是全面应用医疗机构、医师、护士电子证照的平台,为浙江省持续深化卫生健康领域“最多跑一次”的改革奠定了基础。

一、背景与目的

为贯彻落实《国务院办公厅关于促进“互联网 + 医疗健康”发展的意见》有关要求,国家卫生健康委和国家中医药管理局于 2018 年 7 月下发了《关于印发互联网诊疗管理办法(试行)等 3 个文件的通知》(国卫医发〔2018〕25 号)。按照通知要求,根据《医疗机构管理条例》《医疗机构管理条例实施细则》对互联网医院和互联网诊疗活动实行准入管理。基于国家标准监管规范,省级卫生健康行政部门应当建立省级互联网医疗服务监管平台,与互联网医院信息平台对接,实现实时监管。

浙江省互联网医院平台作为全省互联网医院、互联网诊疗服务的总入口,旨在为患者提供线上医疗服务,为医疗机构提供互联网医院、互联网诊疗建设的基础设施,同时将对医疗机构开展的互联网诊疗活动进行事前、事中、事后监管,形成机构协作、资源共享、数据互通的机制。此外,新冠肺炎疫情给我国医疗卫生事业带来了巨大挑战,互联网医院能够减少人群聚集和交叉感染风险,在疫情防控中发挥着重要的作用。互联网医院可以针对不同地域居民的需要提供定制化的线上咨询服务,减少居民外出就医,为常见病、慢性病患者提供在线复诊。

互联网医院的日常业务开展主要由各级卫生行政管理部门和医院进行监管,监管平台承载了主要功能,目前已打造为支持多模态互联网医院接入、协同的统一服务平台,形成了接入和构建多模式快速发展的格局。通过互联网技术搭建城市医疗服务体系,构建老百姓线上医疗服务的统一平台,制定医疗监管服务标准评价体系,打造“互联网 +”医疗城市级样板。平台的主要目标为:建立全省统一的互联网医院服务入口,如图 2-1-1;融合已建设的互联网医院;成为全省互联网医院之间的协作平台;为未建设互联网医院的医院提供统一的应用服务;为全省互联网医院提供统一的服务标准和规范;需具备伸缩性,支持多种情况不同深度应用的发展;全省互联网医院业务监管,如图 2-1-2。

二、主要做法

浙江省互联网医院平台是集监管与服务为一体的互联网诊疗服务的总入口，由服务子平台和监管子平台构成。目前，平台患者端入口设在“浙里办”APP 国民医疗健康专区和支付宝。用户在 APP 内搜索“浙江省互联网医院平台”进入即可使用在线咨询、预约挂号、在线复诊等服务。常见病、慢性病患者可在家进行在线复诊，获取处方，足不出户接收配送到家的药品，或可到医院提取药品。医师可下载登录“浙里医生”APP，即可提供在线回复患者咨询、慢性病复诊、开具处方等服务。目前该平台已接入“药品供应”“检查中心”等多方资源，并持续提升开放能力，打造更广阔的平台生态。

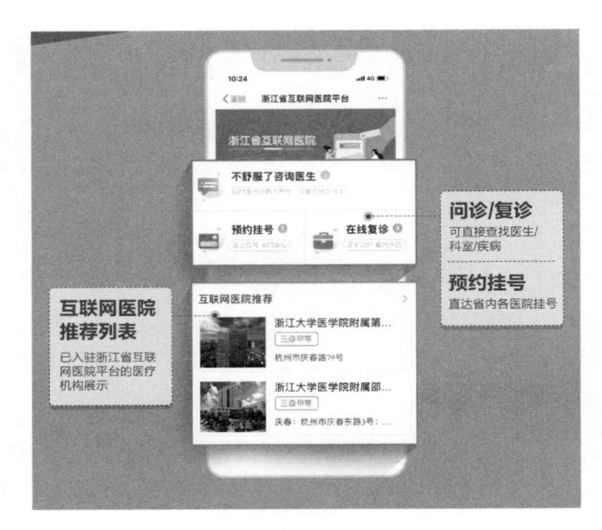

图 2-1-1 浙江省互联网医院平台

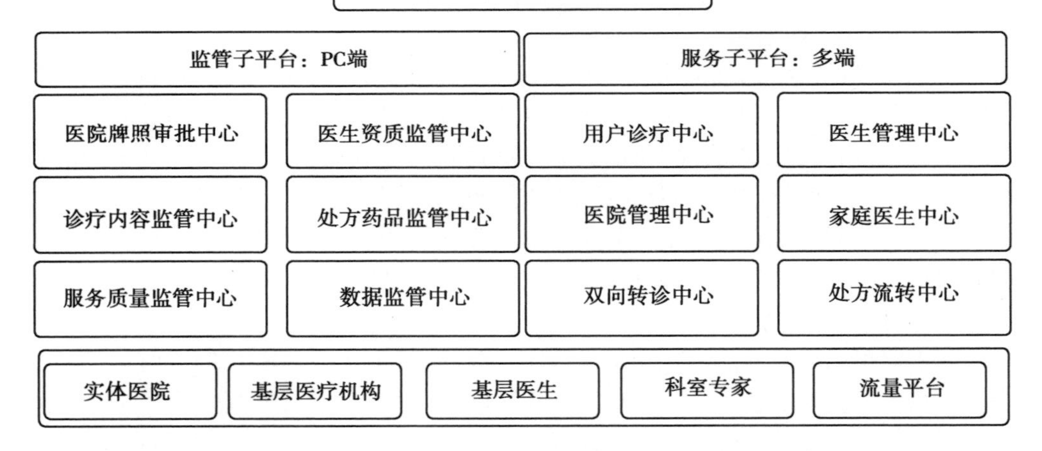

图 2-1-2 浙江省互联网医院平台结构图

（一）监管平台

监管平台主要对医疗机构开展的互联网诊疗活动进行全流程监管，形成机构协作、资源共享、数据互通的机制。针对医师、护士、药师三类人群，根据互联网诊疗服务的资质差异化要求开展分角色监管；针对事前、事中、事后，设置监管规则，对全流程展开动态监管，监管指标体系完善；针对用户，设置意见反馈渠道，监管平台获取用户反馈的问题后通知医院处理并纳入监管。

省级卫生行政管理部门进入监管平台，可宏观调控全省互联网医院业务开展及整体监管，各级卫生行政管理部门可以看到本级的互联网医院开展情况。监管平台的医疗机构信息数据来源于医疗机构注册登记系统，与医院信息保持实时更新，医院可在平台编辑医院信息，开通互联网诊疗业务，可在服务平台的首页展示。

1. 互联网医院入驻审批一体化　通过与医疗机构行政审批系统的对接，实现了从医院开办互联网医院的申请到卫生健康行政管理部门受理，再到医院接入准备及行政审批的全流程线上化，实时并准确掌握当前医院所处状态及进度。

2. 监管维度多样化　通过完善监管指标，细化业务监管，如对处方的合理合规性、药品目录范围、医师合格性、智能审方、历史操作记录等明细内容进行监管；还针对不同管理角色，开发互联网医院展示大屏，多维度集中展示全省互联网医院业务开展情况，便于决策分析。

（二）服务平台

互联网医院平台主要的服务对象包括三类，分别为医院、医师及患者，通过信息化的连接，串联出从用户到互联网医院平台再到互联网医师的全链路服务。从线下至线上，互联网医院平台将为医院、医师、患者提供个性化的服务，弥补传统医疗的不足，让互联网医疗触手可及。

医师可通过独立 APP，在线为患者提供问诊、复诊、电子处方、医技检查、患者管理等服务，依托互联网技术与医院信息系统的对接，可随时随地在手机上为患者提供医院的各项服务，包括图文咨询、电话问诊、在线处方、视频问诊等；患者进入“浙江省互联网医院平台”服务页面，可自行选择医师进行在线咨询、复诊、预约检查检验等，医师为复诊患者开具的线上处方，可实现送药上门的服务；浙江省互联网医院平台也部分融入医院生活号，让患者有更多入口进入服务平台，通过医院的各种宣传活动，让线下患者了解互联网医院平台，推动患者走向线上。

1. 线下线上核心业务链路打通　线下可通过扫码关注浙江省互联网医院生活号，并进行消息推送，直接跳转到指定业务模块，打通线下用户上行业务链路；线上进行核心页面模块化，实现将页面配置到各流量入口（“浙里办”、健康导航、医疗健康频道、省人民生活号等），支持线上运营。

2. 处方流转　与 B2C 对接，跑通全流程线上化的处方流转模式，进一步实现互联网医院标准功能的“拎包入住”；与处方流转平台对接，跑通基于 O2O（本地药店）的自费配送到家及自费药店购药两种模式。

3. 检验检查预约　浙江省互联网医院平台上线检验检查预约服务，目前已完成与浙江大学医学院附属第一医院检验检查数据的对接，可实现检验检查线上预约。

4. “互联网 +”护理　浙江省互联网医院平台提供护理服务入口，医院开展“互联网 +”护理服务前必须具备“互联网医院”或“互联网诊疗”的资质，所开展的护理业务必须接受监管，且业务数据必须上传至监管平台。目前“互联网 +”护理服务主要分为两大类：一是线上护理专科门诊（在线上提供护理指导和健康咨询等服务）；二是居家护理服务，即上门服务。

5. 电子票据　通过对接浙江省财政有关电子票据第三方平台，落地医疗机构的电子票据服务，实现在线开具电子发票服务。

三、成效与亮点

（一）互联网医院业务量

截至2020年8月25日，浙江省互联网医院平台已完成582家医院接入，其中入驻328家、自建254家（宁波云医院155家）；省级医院17家，市级医院72家，区县级医院及其他医院493家。共有57 940名人员在省平台备案互联网诊疗，其中医师49 461名、护士6 394名、药师2 085名。2020年1月1日至8月25日，已开展在线服务共688万余人次，包括3 537 642次在线问诊、2 201 516次在线复诊和1 143 843次在线处方。其中，入驻型医院共开展在线服务59 071人次，包括46 972次在线问诊、9 351次在线复诊和2 748次在线处方。

（二）“互联网+”护理服务业务量

截至2020年8月25日，浙江省互联网医院平台已有441家医院接入“互联网+”护理服务。其中入驻模式218家，自建模式223家；省级医院14家，市级医院71家，区县级医院及其他医院356家。共计备案5 923位护理人员，已开展在线服务共11 889人次，包括9 780次线上护理专科门诊、2 109次居家护理服务。

（三）开辟新冠肺炎义诊通道

疫情期间，浙江省互联网医院平台在提供原有在线诊疗服务的基础上，于2020年1月26日快速开辟新冠肺炎义诊通道，由省内医疗机构的呼吸科医师进行线上接诊。该通道作为浙江省疫情防控管理服务平台的重要组成部分，在“浙里办”、支付宝均有展示。医院可通过管理后台快速启用，灵活调配医师资源，全程操作可在1小时内完成。2020年2月下旬，在浙江省内新增确诊逐步减少并趋于零增加的情况下，省互联网医院平台还同步开通了援鄂通道，并在支付宝医疗健康频道定向投放给湖北全省。2020年3月初，国内疫情逐渐得到控制，境外部分国家疫情面临上升期，省内出现了境外输入病例和输入病例密切接触者，省平台又基于建设基础和地方经验，开辟海外侨胞健康关爱咨询平台，通过服务时间的定向匹配和省内专业医师的服务支持，为海外侨胞提供线上健康医疗咨询服务。除此之外，平台针对疫情的特殊情况，开通了心理咨询通道，为用户提供心理干预等服务。而互联网医院原有的在线诊疗服务，如图文咨询、电话咨询、在线复诊、在线处方等，依然持续为老百姓提供着足不出户、看病买药的便捷服务。

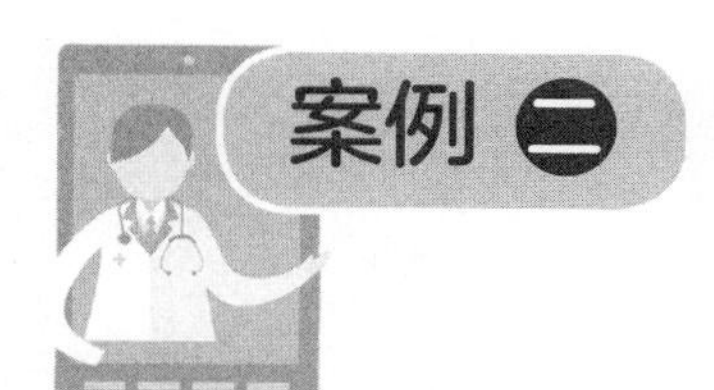

厦门市全民健康信息平台

推荐单位：厦门市卫生健康委

厦门市全民健康信息平台建设是在国家卫生健康委的指导下，在厦门市委、市政府的高度重视和全力推动下，先行先试，以公立医院信息化建设为重点，加强基层医疗卫生机构和公共卫生机构的信息化协同建设发展，全面提升和完善厦门市卫生信息化整体水平，实现了医疗卫生资源的互联互通和患者就诊信息的区域共享，为厦门市民建立了统一的、可管理的终身电子健康档案，以电子方式管理的有关个人终生健康状态和医疗保健行为的信息，实现了"居民健康档案跟人走"的目标，并在平台基础上，持续拓展线上线下便民惠民应用。

一、背景与目的

（一）背景

在就医场景下，市民就诊往往会在多家医院进行，而就诊的资料容易遗失，就诊过程中医师对患者的既往信息也不能及时掌握，各医院之间的信息无法共享，也使重复检查和重复开药不可避免，延长了诊治时间，市民也无法得到一个完整的自身健康状况资料。这不仅加重了患者的负担，也不利于医师对患者病史的掌握，还加大了政府的负担，降低了社会医疗资源的使用效率，同时影响了政府对卫生资源配置的决策，也缺少对医疗机构医疗行为的监控。同时，医疗卫生资源配置的不均衡，使居民不论大病还是小病都要到大型医疗机构就诊，直接导致了基层医疗机构病源不足而大型医疗机构人满为患的局面。这也是导致大型医疗机构挂号时间长、缴费时间长、取药时间长而实际就诊时间短的"三长一短"现象的主要原因。

（二）目的

为此厦门市决定建设全民健康信息平台，致力于改变这一现状，一方面通过区域卫生信息化建设带动医疗机构的信息化建设，提升医疗机构的信息化水平和医疗水平，优化医疗机构的就医流程，方便人民群众的就医；另一方面通过区域卫生信息化建设实现区域内的信息共享，使得中小医疗机构能够共享大型医疗机构的医疗资源，在带动中小医疗机构的信息化建设的同时，提高其医疗水平，让老百姓在基层医疗机构就能够享受到大型医疗机构的部分服务。通过在大型医疗机构和中小医疗机构间建立的双向转诊机制，为解决"看病贵、看病难"的问题提供有效帮助。

二、主要做法

在厦门市委、市政府的领导下，厦门市在卫生信息化惠民服务方面先行先试，以居民电子健康档案为基础，以慢性病分级诊疗为切入点，以家庭医生签约服务为抓手，积极探索发展“互联网 + 健康医疗”服务的新模式，在信息惠民便民方面取得了可喜的成绩。

（一）创新组织模式

充分利用现有资源为建设、推进区域卫生信息化营造良好环境。厦门市坚持区域卫生信息化项目“一把手的一把手”工程原则，采取“2+X”的组织模式（政府牵头、医疗卫生机构参与、多家公司承担建设）建设厦门市卫生信息化，并成立由各主要医院信息科科长和高校教授组成的技术研究小组。政府负责整体规划与设计、需求、管理、协调工作等工作，同时在必要的时候协调医务、财务等相关部门配合，并积极促成与省外兄弟单位的合作，如与解放军总医院联合攻克区域卫生信息化相关难题。

（二）转变传统观念

充分利用信息技术为卫生工作提供技术支撑，从“以人为本”的理念出发，优化流程就诊，结合身份唯一标识、区域就诊一卡通与纸质病历一本通技术，对医疗卫生单位业务流程进行优化改造，利用信息技术变革落后或不合理的流程，提高医疗卫生工作效率，提升服务质量。如通过门诊全预约模式，实现预约到分钟，使患者就诊排队时间由原来的 10 分钟以上缩短至不到 5 分钟，消除了以往医院拥挤不堪的现象。

（三）锐意创新

结合基层医疗卫生机构实际，积极探索区域卫生信息化高度集成新模式，建立基于云模式的基层医疗卫生机构管理信息系统，快速覆盖所有乡镇卫生院及部分村卫生所；通过区域卫生信息平台信息资源共享机制，利用患者各种医疗保健活动记录数据自动生成社区居民健康档案；在已有的国际、国家、行业等标准之外，根据厦门市实际需要，制定《厦门市居民电子健康档案数据规范》，建立标准数据库，有效实现了健康信息的采集、传输、存储与共享；通过区域一卡通技术，采集了一个人全生命过程所有相关健康信息，实现了居民电子健康档案连续、规范、终身、可动态管理。

（四）重视理论基础

通过组织专家专题学习，积累实践经验，积极撰写论文，并出版专著，如专著《区域卫生信息化建设与实践》，论文《厦门市市民健康信息系统的建设》《区域卫生信息化建设的总体思路》《市民健康信息系统 - 建立居民健康档案的有效途径》《国家卫生信息化发展战略在一个城市的实施策略》《基于健康档案的区域卫生信息系统应用研究》《基于云计算的区域医疗信息化建设模式思考》等。

(五) 开拓创新,继续完善项目

利用平台技术,联通纵向业务应用,实现横向部门协作。

1. 以有效使用为导向　建立便民惠民的信息服务平台,推进全预约与预缴金区域共享平台;建立糖尿病、高血压填报登记制度;部署智慧健康亭,自动采集各种健康指标信息(如血压、血糖、心电等),免费为市民提供常见的健康服务;进一步完善健康档案、检查检验结果、体检报告、专家信息、医疗服务信息等查询与推送功能。

2. 以监管为手段　结合厦门市民健康信息系统,搭建医院数据中心,实现区域内重复检查、异常检查、异常入出院、合理用药提醒功能。逐步实现对医院医疗行为的全过程、动态监管,提高公立医院医疗服务质量和效率。

3. 以信息技术为支撑　进一步创新与集成技术,满足医疗卫生业务的实际需要,健全各类业务系统与管理系统。

4. 重点方面寻求突破　如在云技术、物联网、数据挖掘与有效利用等方面积极探索研究,寻求突破。

三、成效与亮点

(一) 重视标准建设,构筑便民服务基础

厦门市区域卫生信息化建设历经 10 多年,应用日趋成熟,功能从健康档案存储和互联共享向智能化应用升级,强力支撑各种健康医疗便民服务。实现互联互通的前提是具备统一的标准,因而提升区域标准化水平对促进互联互通融合应用至关重要,为便民惠民奠定了基础。2018 年,厦门市全民健康信息平台成为国家医疗健康信息互联互通标准化成熟度五级乙等的地市级平台,如图 2-2-1。

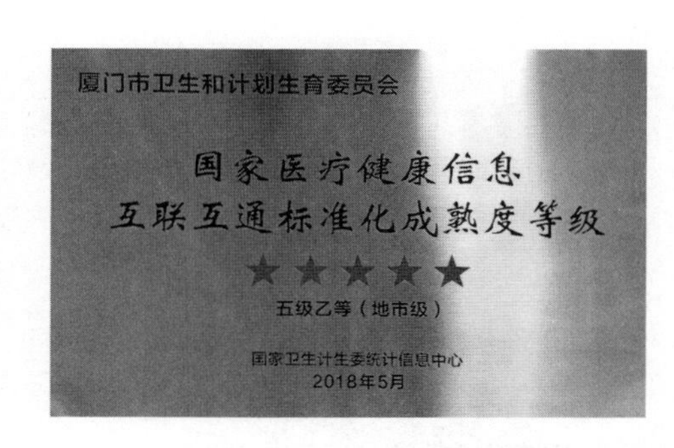

图 2-2-1　互联互通标准化成熟度等级五乙牌匾

(二)“互联网 + 健康”信息便民惠民,创新服务模式

1. 建成厦门市统一挂号预约平台　为群众提供精确到分钟的门诊预约服务,“全预约、全自助、全天候”的门诊就诊新模式,大幅度缩减了患者就诊等候时间,平均等候时间约 15 分钟,显著改善患者就医体验。

2. 实现了医疗卫生资源的互联互通、患者就诊信息区域共享　为厦门市居民建立了全方位、全周期的终身电子健康档案,已经覆盖 95% 的常住人口(约 769 万份)。通过利用电子健康档案进行治疗用药提醒、检验检查结果共享,让不同医院的医师方便地从信息系统调阅患者在其他医院的历史报告,实现报告互认,减少了重复检查,为市民节省医疗费用支出。目前,每月居民电子健康档案共享 40 万人次以上。

3. 建立医疗统一支付平台　实现全市医疗机构就诊一卡通、门诊病历一本通。方便患

者随时随地通过手机、自助机等多渠道使用微信、支付宝、银联、现金等方式进行费用自助结算。

4. 建成智能产科、儿科服务平台　孕妇在社区建卡，通过智能孕产妇管理系统，优先预约分娩医疗机构和产床，有效保障产妇分娩床位，有效保障全面两孩政策的实施。建成全国首创的儿科智能导诊平台。整合全市儿科资源，通过平台实时公布各医疗机构儿科就诊人数、等候时间及空余床位等信息，引导患者均衡有效利用儿科资源，改善儿科诊疗服务。

5. 建立了家庭医师签约服务智能管理系统——厦门“i 健康”平台　以信息化支撑具有厦门特色的“三师共管”慢性病管理、分级诊疗和家庭医师签约服务模式。为患者提供在线实时咨询、预约、查询、移动支付和慢性病签约患者线上续方等，并对接物流配送，提供送药到家服务。

6. 推行电子健康卡“二维码”共促多卡融合　作为国家电子健康卡创新应用试点单位，患者凭借电子健康卡“二维码”，如图 2-2-2，就可实现全流程就医看诊、家庭医师签约等服务。解决了不同医院不同就诊卡问题，同时实现和市民卡、社保卡的融合，百姓通过手机终端在城市生活应用、社保费用结算、医疗卫生服务方面得到便捷、全方位的使用体验。

基于电子健康卡，打造线上线下全流程医疗服务新模式

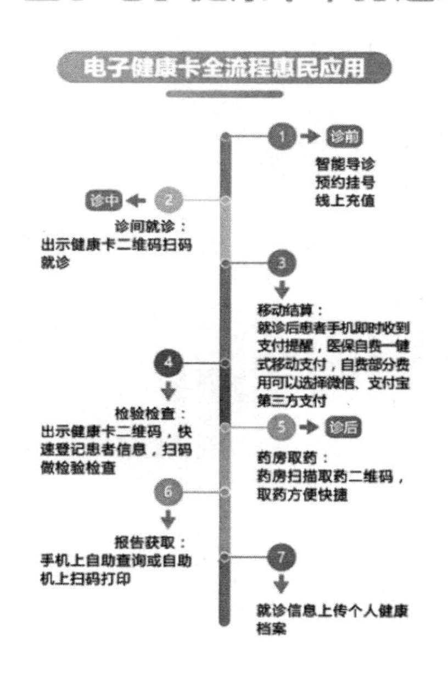

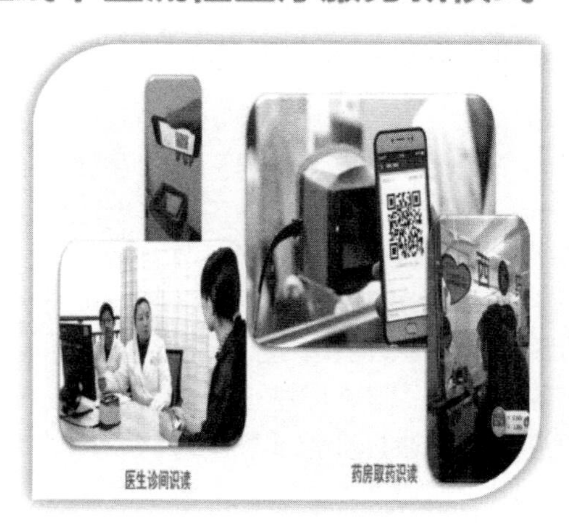

凭借一个　“二维码”
实现挂号预约、就诊、医保结算、取药、检查预约、体检预约、报告查看、报告打印等全流程移动手机就诊！

图 2-2-2　电子健康卡

7. 建设厦门市新冠监测溯源系统　为市民提供线上发热门诊咨询，购买发热、咳嗽药品登记，线上预约导诊、心理咨询、人工智能新冠肺炎自查等便民服务。为了让患者准确及时地掌握疫情情况，上线了厦门确诊病例逗留小区、厦门疫情分析等功能。不仅让市民能够做好相应防护，也能及时获取准确透明的疫情信息。为最大限度减少交叉感染，厦门市卫生

健康委建设了千名医师“在线问诊系统”，居民在家即可实现在线咨询、线上续方快递到家的“零接触”就诊。

8. 积极推广信用就医在医疗机构的应用　以信用担保、先诊疗后付费的方式，为医疗机构减轻了收费工作量、减少患者排队及滞留现象、提升了窗口的服务效率，并尽可能减少患者与医院医护人员直接接触，降低细菌病毒传播途径，有效保护患者及医护人员生命健康，提升了医疗机构的服务质量和水平。

9. 搭建便民商保服务平台，线上传输医疗数据　提升医院“互联网 +”服务能力，改善患者就医结算体验，减轻患者经济负担，患者无需反复到医院获取纸质理赔资料，降低医院窗口、病案室运营压力，减轻工作人员负担。

（三）智能医疗，前沿技术引领

探索物联网健康医疗大数据，建立统一的体征信息传输标准及体征信息共享平台，规范信息共享标准、权限和共享口径，应用于慢性病管理领域，提供远程健康监测、预警，提高慢性病管理效率，通过采集居民的体征信息，为健康档案大数据补充健康体征档案。基于乳腺癌筛查深度学习模型，利用人工智能辅助对抗乳腺癌。为医师、患者提供专业的辅诊工具，实现包括在智能问诊、高危因素筛查、乳腺钼靶辅助判读、病理辅助分析、乳腺健康管理等方面的人工智能应用。

（四）数据驱动革新，服务更加智能

应用大数据技术，实现对个人健康档案数据和健康监测数据的管理，通过智能计算和推送服务，实时提供诊前、诊中、诊后全方位的包括健康评估、诊断和用药智能提醒、康复管理等各项服务，提供基于孕产妇、儿科、慢性病以及家庭的智能服务，为特定人群提供智能健康推送，帮助医师更进一步地制订精准的治疗方案，提高医疗诊断效率，搭建互联网医院平台。

（五）科研驱动，理论联系实践

以科研成果带动便民惠民服务，积极承担国家各项课题，例如国家卫生健康委个人健康档案全过程记录研究技术课题，通过大数据和区块链技术实现医疗机构、公共卫生机构、个人监测等多源异构健康医疗数据的互通共享，实现个人电子健康档案的全过程记录，为了以后的便民应用总结技术路径，奠定扎实基础。

河南省平舆县创新“互联网 + 分级诊疗”模式

推荐单位：河南省驻马店市平舆县卫生健康体育委

河南省驻马店市平舆县自2016年开始进行健康扶贫的探索工作，从建立平台、制定政策、完善机制等多方面入手，逐步形成了现在较为完善的“互联网 + 分级诊疗”健康扶贫模式。在方便就医上做文章，在完善政策上下功夫，在疾病预防上重源头，实现互联网与医疗服务深度融合，真正实现了让贫困群众“看得起病、看得上病、看得好病、少生病”的目标，解决了因病致贫、返贫人口的后顾之忧，为助力当地贫困群众脱贫、完成全县脱贫目标做出了巨大贡献。

一、背景与目的

平舆县由于因病致贫、因病返贫在致贫原因中所占比例较高，加上农村医疗基础设施薄弱、村医素质技能较低、医疗经费保障不足等实际情况，虽然各级各部门都高度重视健康扶贫工作，并为此做了大量的工作，但扶贫效果一直不太明显。基于以下情况，平舆县作为国家级贫困县从2016年开始进行健康扶贫的探索实践，创新实施“互联网 + 分级诊疗”健康扶贫模式。

（一）攻坚拔寨有需要

通过精准识别和认真分析，关注到贫困群众中因病致贫、因病返贫的比重很高，因病致贫户数占贫困户的比例为55.27%。脱贫摘帽绕不开健康扶贫，作为国家级贫困县，如果不能彻底解决这个“拦路虎”，就不能顺利实现脱贫目标。这既是总书记的要求，也是攻坚拔寨的需要。

（二）贫困群众有期盼

河南省驻马店市平舆县卫生健康体育委在工作中发现，很多贫困患者看病就诊极不方便，非常渴望在家门口少花钱就能看上病、治好病。但受交通、家庭困难等限制，大部分人得了病不愿去看，小病拖成大病，大病拖成重病，错过最佳治疗时机。利用互联网开放、共享、远程功能，让贫困患者方便就医，是平舆县回应群众期盼的重要举措，也是推动“互联网 + 分级诊疗”的动力所在。

（三）实施推进有条件

当2016年平舆县所有行政村实现光纤全覆盖，网络宽带、手机上网非常方便，“互联网 +

医疗健康”也深度融合。

二、主要做法

（一）运用互联网让基层医疗服务更智慧

构建起“一纵二横四个数据库”健康扶贫体系，打通医疗资源壁垒，探索健康数据深度运用，让基层医疗服务更加智慧、便捷与精准。

1. “一纵”即构建三级诊疗平台　通过政府购买服务，开发“互联网＋健康扶贫”信息系统，建立县级医院、乡镇卫生院和村卫生室三级互联网诊疗平台，实现医疗机构分诊畅通、数据联通、资源融通。建立县级“互联网＋健康扶贫”服务中心，如图2-3-1。中心通过互联网向下联通至19个乡镇卫生院、224个村卫生室，向上联通至北京、郑州多家医院，主要开展远程会诊、远程检验、远程教学、康复指导等医疗服务。在乡镇卫生院建立服务站，站内设协同会诊室，科室设服务平台，乡镇就诊患者可直接与县级专家面对面进行视频会诊。患者影像、心电、生化检查情况可通过平台直接上传，共享检查结果，避免重复检查。在村卫生室建立服务点，村医都能熟练使用协同会诊平台，随时呼叫县级在线专家协同会诊，共同制定治疗方案。县人民医院等4家县级医院每天安排专家在线值班服务，乡镇卫生院或村卫生室向县服务中心提出会诊申请后，值班医师在10分钟内作出回应，延迟回应或无效回应情况与医师绩效考核挂钩。三级诊疗平台累计开展远程会诊7.18万人次，使贫困群众足不出村就可享受更优质的诊疗服务。

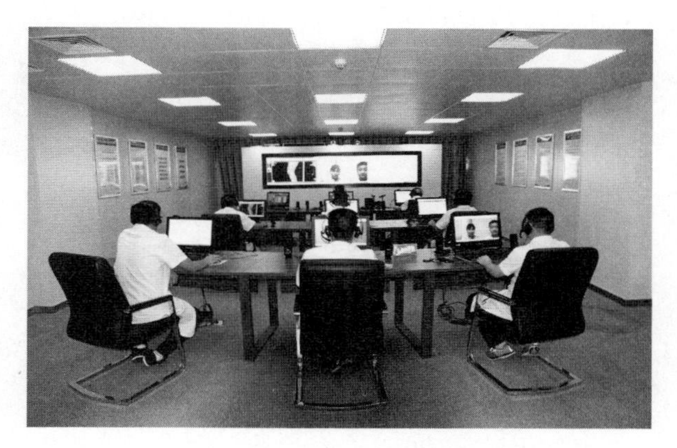

图2-3-1　平舆县“互联网＋健康扶贫”服务中心

2. “二横”即建立指挥中心、推进县内就诊“一卡通”　建立“互联网＋医疗健康”指挥中心。开发集群众用户端、医师端、政府管理端于一体的共享信息系统，充分利用云计算、大数据和人工智能等现代化信息技术，将县域内健康扶贫、医疗健康数据、公共卫生信息统一整合到指挥中心，通过指挥中心对县域内健康扶贫（巡诊会诊）、医疗服务、公共卫生等工作开展情况进行实时监控，统计分析、指挥调度、科学决策、精准指导县域内卫生健康工作。推进县域就诊“一卡通”软件开发，配备自助查询一体机等硬件设备，实现全县范围内跨职能部门、跨区域、跨医疗卫生机构的健康信息、就诊信息共享和一卡通用。群众在县内任何一家医疗机构使用身份证就可以进行挂号就诊、检查检验、信息查询等，极大地改善了群众就医体验。

3. “四个数据库”即建立完善健康扶贫动态管理数据库、居民电子健康档案数据库、医师信息数据库、慢性病人群数据库　建立健康扶贫动态管理数据库，包含全县建档立卡因病致贫、返贫人员基本信息、病种信息、治疗方案等，确保精准到人、精确到病。建立全县居民电子健康档案，记录全生命周期健康信息；截至2020年8月，已建立95.7万份电子健康档案，建档率达93.5%。建立全县医师信息数据库，包括基本信息、专科擅长、签约服务情况等，乡村医师网络会诊可随时查阅医师信息。建立慢性病人群数据库，利用手机APP“协同大夫”慢性病筛查功能，对贫困户的22项身体指标进行比对，筛查出低危、中危和高危人群，做到分类施策、早诊早治。截至2020年8月，已筛查13.3万例，6 000余例高危人群及时得到预防和治疗。

（二）创新签约巡诊，推动优质医疗资源下沉

平舆县卫生健康体育委员会成立了由298名县医、128名乡医、528名村医组成的224个家庭医生签约巡诊团队，主动下沉农村访贫治病，在基层温暖人心。

1. 实行贫困户与医生“1+3”分级签约服务

对全县贫困户逐人体检建档，每名贫困户按病种、区域等，分别结对签约一名县级专家、一名乡镇全科医生、一名村医，如图2-3-2；签约医师提供康复咨询、体检、访视等服务。

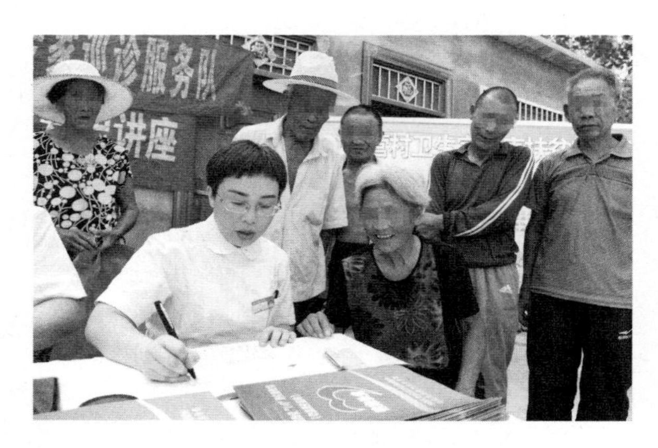

图2-3-2 平舆县医生服务团队与贫困户签订“1+3”签约协议

2. 开展定期巡诊服务

签约医师定期到签约对象家中或村里巡诊，如图2-3-3。村级医师每月上门巡诊一次，乡级医师每两月巡诊一次，县级医师组成团队分病种每半年深入农村巡诊一次；为巡诊医师配备巡诊车、便携式彩超、心电图机、血糖仪等，巡诊医师利用“协同大夫”手机APP记录、更新患者康复情况，调整治疗方案，对疑难问题及时上传，由县级专家进行在线指导或预约转诊。

3. 建立巡诊奖补制度

县乡两级医师每下乡有效巡诊1人次奖补5元，发放交通补贴5元；每会诊一例分别奖补10元、5元；村医每有效巡诊1人次奖补5元。在平舆县广大乡村，巡诊医师穿着白大褂、背着巡诊箱走村串户成为一道靓丽风景。截至2020年8月县乡村三级签约医生累计开展健康巡诊146万人次。

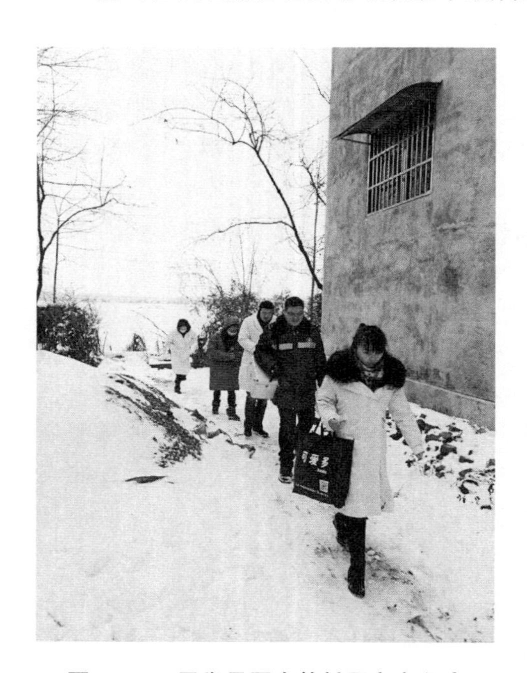

图2-3-3 平舆县医生赴村民家中巡诊

（三）关口前移，筑牢群众健康防护墙

1. 强化健康教育

平舆县建立了县乡村三级新时代脱贫攻坚讲

习所，把健康教育纳入讲习内容，配备健康讲习师和讲习员 280 人。已开展健康讲习活动 3 000 多场次，受众 40 多万人次。

2. 推行“双处方”制

医师在坐诊和巡诊时，开具药方的同时开出“健康处方”。

3. 开展慢性病筛查

利用手机 APP “协同大夫”对广大群众进行慢性病筛查，通过数据分析，确定低危、中危及高危人群，做到早诊断、早预防、早治疗。

4. 提高健康素养

开展全国文明城市、国家卫生城市和健康促进县创建活动，建设卫生体育设施、乡村文化广场、健康主题公园，推进农村居住环境整治，引导广大群众养成良好生活方式和卫生习惯。

三、成效与亮点

（一）群众得实惠

“互联网 + 健康扶贫”促进优质医疗资源下沉，贫困群众足不出村就可得到更好诊治，就医问诊更加方便，医保报销水平持续提升，看病负担不断下降，既减少了奔波之苦，又降低了外诊支出，实现了经济和精神双减负。全县因病致贫返贫的 10 626 户 26 861 人实现脱贫，贫困发生率由 2016 年的 10.01% 下降到 2019 年的 0.82%。

（二）医师得提升

广大医师通过巡诊、会诊和远程教学，可以相互学习、交流、讨论，骨干医师发挥了传、帮、带作用，极大地提升了其他医师的技术水平，一批“80 后”“90 后”年轻医师迅速成长为县级医院科室和乡镇卫生院的业务骨干。另一方面，通过巡诊走访，提升了医师的群众工作能力，加深了与群众的相互信任。平舆县万金店镇卫生院医师李珍巡诊时在朋友圈里发了这样一段话，感动了很多医师和贫困群众。李珍说：“今天巡诊到一家两口，一个大伯瘫痪，大娘高血压。体检结束时，大娘感动哭了，非要留医生团队吃饭；大伯已经瘫痪 10 余年，平时很少说话，我们走的时候，他也哭了，当时我也哭了。大娘一直说：‘谢谢你们来看我，你们要是不来，我准备断药了。’感觉大家这些天不畏严寒，奔波在巡诊的道路上，我们也值了。其实我感觉到，在基层真的有人需要我们去看他们，我呼吁同仁们，闲暇时间多去看看需要我们的人，他们真的很需要我们。”

（三）医院得发展

构建互联共享、畅通有序的三级医疗服务体系，推动了全县医疗机构特别是乡村软硬件和服务水平质的飞跃，实现了小病不出村、常见病不出乡、大病不出县的有序就医格局。基层首诊率达到 65%，乡镇卫生院门诊量较去年增长 79.9%，县内贫困人口就诊率达到 98.51%，与上年相比上升了 4 个百分点。其中县人民医院的转诊率为 3.75%，比 2015 年下降了 5 个百分点。

（四）政府得民心

在健康扶贫一线，广大医生和干部弘扬焦裕禄同志“三股劲”，把党的形象树立在贫困群众心中，也让贫困群众享受到真真切切的发展成果，很多贫困户都很感动，纷纷夸党的政策好，群众满意度大幅提升，2020 年上半年较 2015 年底上升了 110 个位次。

福建省基于电子健康卡的多码融合应用项目

推荐单位：福建省卫生健康委

为创新推动医疗、医保、医药"三医联动"建设，不断提高医疗卫生服务水平，基于福建省医疗、医保、医药信息化发展现状，福建省卫生健康委开展了基于电子健康卡的多码融合应用项目建设，促进了医疗服务流程优化，促进了与医保、金融等部门信息共享和互连互通，也打破了行业壁垒，推动了"多医联动"、分级诊疗及健康医疗大数据的发展，为实施健康福建战略及"互联网 + 医疗"示范省做出积极贡献。

一、背景与目的

为深入贯彻落实习近平总书记关于推进"互联网 + 医疗健康"，不断提升公共服务均等化、普惠化、便捷化水平的指示要求，着力解决好群众操心事、烦心事，让人民群众切实享受到"互联网 + 医疗健康"创新成果带来的实惠，国家卫生健康委、国家中医药管理局发出《关于深入开展"互联网 + 医疗健康"便民惠民活动的通知》，决定在全行业开展"互联网 + 医疗健康"便民惠民活动。通知中要求逐步推动实现居民电子健康卡、社保卡、医保卡等多卡通用、脱卡就医，扩大联网定点医疗卫生机构范围，鼓励推进医保异地就医直接结算。推动共享患者就诊信息、医保基金等结算通道，促进实现患者自费和医保基金报销便捷支付。

为创新推动医疗、医保、医药"三医联动"建设，不断提高医疗卫生服务水平，满足人民群众日益增长的健康需求，2018 年 6 月，原国家卫生计生委统计信息中心联合福建省医保办、福建省卫生健康委在福州市召开了福建省电子健康卡(码)、医保结算码、金融支付码"多码融合"创新方案研讨会。2018 年 8 月，国家卫生健康委在福建省召开《多码融合创新应用试点项目工作会议》，福建省卫生健康委、福建省医保办、银联公司等项目小组成员，就"多码融合"创新应用项目建设方案达成一致意见，合力有序推进安全、可信的"多码融合"创新应用项目建设。

基于福建省医疗、医保、医药信息化发展现状，开展基于电子健康卡的多码融合应用项目建设，突出以"人"为中心，打破部门间信息化壁垒，实现跨行业、跨领域、跨机构互联互通为目标，先行先试，探索"多码融合"的全国模式与路径。通过基于电子建康卡的"多码融合"创新应用推广，实现居民健康档案和电子病历信息跨医疗机构的诊疗服务互认共享、统一支付、即时结算，为患者提供全过程、全周期的医疗服务，对于促进医疗服务流程优化，解决"就诊卡多、排队长、移动支付不畅"等难点、"痛点""堵点"，降低发卡用卡成本，方便群众看病就医、购药等具有十分重要的意义。同时，促进与医保、金融等部门信息共享和互连互通；打破行业壁垒与业务分割，完善医疗救助、精准扶贫；推动“多医联动”、分级诊疗及健康医疗大数据发展，为实施健康福建战略及“互联网＋医疗健康”示范省做出积极贡献。

二、主要做法

（一）筹划部署

电子健康卡“多码融合”创新应用，是福建省全民健康信息化“五大平台”建设的重要内容之一，也是福建省“互联网＋医疗健康”便民惠民的重大举措。电子健康卡“多码融合”创新应用是在全省就诊一卡通的基础上，融合电子健康卡（码）、医保电子凭证、金融支付码等应用，对推进线上医疗支付、优化就医流程、提高医疗机构便民惠民服务水平、提升患者满意度具有重要作用。

福建省卫生健康委开展了电子健康卡“多码融合”创新应用建设，按照统筹规划、分级管理、上下协调的原则组织实施。组织制定《福建省电子健康卡“多码融合”创新应用技术指南》，建设省级电子健康卡管理和密钥管理系统，并实现与国家平台的互联互通，同时统筹落实应用实施工作，协调医保局、各医院、各地市医疗机构积极参与建设。

（二）工作思路

通过福建省省级基于电子健康卡的多码融合应用的建设，利用患者主索引系统，统一身份认证，实现电子健康码（卡）、医保结算码、金融支付码的多码融合；同时对各医疗机构院内HIS、LIS、PACS、自助机等业务系统进行改造对接，实现“多码融合”码在院内全流程使用，全流程的无卡就诊，涵盖在线实名认证、领卡建档、在线预约、扫码就诊、医保＋自费“一键”在线结算、用卡轨迹追踪、就医指引、实时消息推送等，实现就医、购药一码通行优化医疗服务流程，降低发卡用卡成本。同时，通过“多码融合”项目的推行，实现医疗、医保信息互通与共享，对医保、商保、自费等就医全员人群的诊疗信息进行监管，减少骗保等违法犯罪行为发生；充分体现了通过信息技术促进流程的优化与资源的整合，为患者提供“指尖上的医疗服务”。

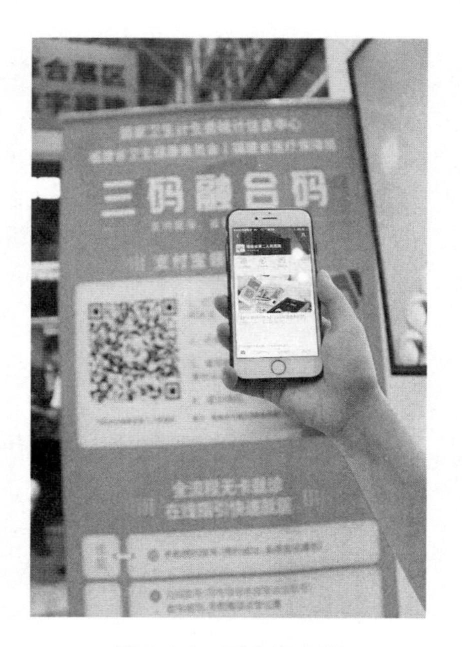

图 2-4-1　融合码申领

（三）具体举措

1. 共同推行“多码融合”实名制就医，逐步取代实体就诊卡

整合电子健康卡（码）、医保结算码、金融支付码等在各自领域内的专属功能与强项，共同推行“多码融合”应用，如图 2-4-1，逐步使用“多码融合”取代实体就诊卡，推广实名制就医，减少实体卡发卡，加强全省医疗

质量监管。

2. 医疗、医保信息互通共享，解决发票造假、骗保报销问题

通过“多码融合”项目的推行，实现医疗、医保信息互通与共享，医保部门可以通过“多码融合”系统实现对医保、商保、自费等就医全员人群的诊疗信息、费用清单、结算发票的监管，减少骗保报销等违法犯罪行为发生。

3. 开展就医全流程追溯监管，解决社保卡冒名顶替使用问题

通过“多码融合”项目的推行，实现对实名就诊人群的就医全流程追溯监管，解决社保卡冒名顶替使用、临时就诊卡做假数据换卡报销等问题，如图 2-4-2。

4. 实现就医、购药一码通行，解决居民使用不方便问题

“多码融合”以方便市民群众看病就医、购药为出发点，实现市民群众在医院就诊和药店购药过程中的“一站式”付费结算支付，如图 2-4-3，提高服务效率，提升市民群众就医获得感与满意度。

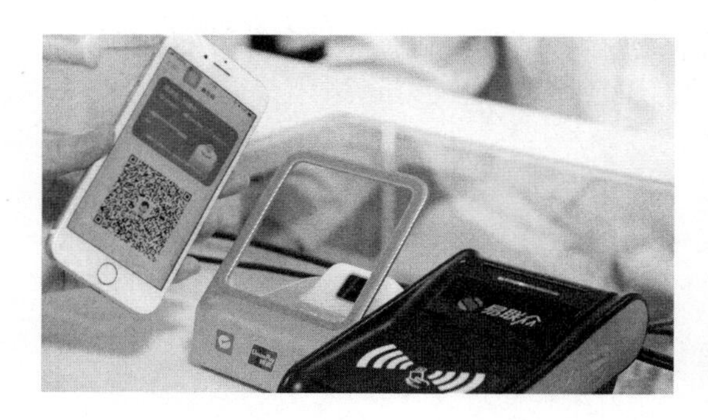

图 2-4-2 患者通过展示二维码进行就诊

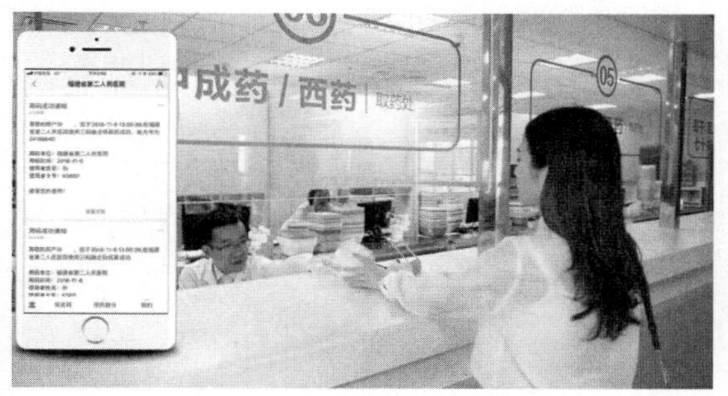

图 2-4-3 就诊者完成结算后，根据推送消息指引完成取药

5. 推行看病就医先诊疗后付费，推动健康信用体系建设

根据居民的医疗就诊记录以及医保信息记录为居民提供健康信用积分与就医信用额度，结合线上预约挂号与医保在线结算实现居民看病就医先诊疗后付费，方便群众就医。

6. 探索电子处方流转，强化信息安全保障

基于安全可信的签名、认证技术，确保电子处方在流转过程中的安全性、完整性和防篡改，保障信息隐私与安全。结合电子处方的安全保障与医保互信、结算能力，探索医院电子处方向指定药店流转。

7. 加强部门协作，实现医疗、医保业务协同监管

通过“多码融合”的追溯管理，实现在“医疗、医保、医药”三医联动中的医疗就诊记录、费用清单、电子处方、电子病历、医保结算记录、购药记录等的统一监管。

8. 实现更广范围的“一码通行”

通过“多码融合”在医疗健康领域的试点，打造就医、购药的一码通行。试点成功后，将通过“多码融合”，进一步实现与公安、交通、教育、体育、民政等部门的互联互通，实现更广范围的“一码通行”。

三、成效与亮点

福建省基于电子健康卡的多码融合应用项目从业务及信息系统上重新梳理，按照新型模式，在流程设计过程变传统的被动服务为主动服务，建立全方位满足服务就医群众用卡服务需求的服务理念，结合移动应用等多个渠道，在人性化服务中体现精细化、专业化和标准化，同时有助于提高政府管理部门服务水平。

（一）统一身份索引，实现跨域通行通用

将电子健康卡作为公共卫生身份主索引，实现全国范围居民跨区域、跨平台医疗卫生服务统一的身份识别，作为健康医疗信息共享的索引载体。

（二）一站便捷结算，提升患者就医效率

围绕便民惠民服务开发一系列“多码融合”医疗服务应用，包括“一站式”医疗便捷支付、个人健康档案查询、家庭医生签约服务、自助健康管理等，提高群众医疗获得感。

（三）用卡轨迹追踪，解决报销骗保问题

结合“多码融合”后在就医诊疗过程中实名制的特性以及对居民用卡行为轨迹的监控管理，解决医保部门在工作中的纸质报销单繁多、顶替换卡报销结算骗保等存在的突出问题。

（四）打破数据壁垒，实现三医协同监管

通过“多码融合”的追溯管理，实现在“医疗、医保、医药”三医联动中的医疗就诊记录、费用清单、电子处方、电子病历、医保结算记录、购药记录等的统一监管，有助于打破数据壁垒，实现“医疗、医保、医药”三医联动，协调监管。

（五）实现数据汇聚，打造健康数据中心

基于多码融合建立个人健康服务体系，汇集个人健康数据，打造健康信用、健康积分、健康金融等应用，最终建立全健康产业的健康生态链。同时，通过多码融合应用的个人精准信息，支撑健康医疗大数据采集、汇聚和分析利用。

（六）“非接触式”服务，方便群众就医

开展“非接触式”就诊服务，以“多码融合码”作为身份认证介质，实现患者就医全流程“一码通行”，患者可以用“多码融合码”进行扫码就诊、扫码取药、扫码检查、扫码取报告等，实现全流程无卡就诊。疫情期间，患者通过手机领码，避免线下人群接触，可有效降低人群接触的感染风险。扫码就医，避免实体卡间接接触。患者无需插卡就医，减少与各种医疗设备的接触，全部操作都无需接触设备表面，“非接触式”的就诊方式有助于减少交叉感染风险。

贵州省远程医疗服务体系建设

推荐单位：贵州省卫生健康委，贵州省卫生信息中心

贵州省委、省政府高度重视，将远程医疗作为落实分级诊疗制度、助力健康扶贫的重要抓手，全省上下全力推动优质医疗资源下沉，全面提升基层医疗机构服务能力。

一、背景与目的

贵州省坚持以习近平新时代中国特色社会主义思想为指导，在国家卫生健康委的指导下，持续推进全省远程医疗服务常态化高效运行，为破解群众“看病贵、看病难、看病远”难题，助力脱贫攻坚、决胜同步小康作出新的更大贡献。坚持“问题导向、患者取向、公益方向和融合志向”原则，围绕“完善功能、上量提质、强化保障、优化机制”目标，在政府主导下走充分体现公益性的远程医疗“贵州路径”，推动优质医疗资源下沉、缓解群众“看病远、看病难、看病贵”问题。

立足基层能力薄弱的实际，贵州省针对基层医疗队伍建设周期长、服务能力提升慢、医技人才引进难的“痛点”、难点，坚持高位推动，依托大数据战略行动的先行优势，以远程医疗服务体系全覆盖为抓手，助力全省基层医疗卫生服务能力快速提升。

二、主要做法

（一）坚持高位推动

贵州省委、省政府高度重视，把医疗卫生作为全省经济社会发展必须补齐的三块“短板”之一，做出了“像抓教育一样下更大决心抓好医疗卫生事业”的重大战略决策，先后出台了《关于大力推进医疗卫生事业改革发展的意见》和《关于加快推进卫生与健康事业改革发展的意见》，明确“要实现三甲医院对县级医院远程医疗服务全覆盖，县级医院对乡镇卫生院全覆盖”。2016 年省政府办公厅印发了《贵州省基层医疗卫生服务能力三年提升计划（2016—2018）》，提出要完善“全天候全覆盖”远程医疗运行保障机制，发挥远程医疗服务对提升县级医院疑难重症诊断能力的作用，全面提高疾病诊断效率和质量。2016年以来，省委、省政府连续三年将“县级以上公立医院远程医疗全覆盖、乡镇卫生院远程医疗全覆盖、县级以上妇幼保健机构远程医疗全覆盖”列入政府民生实事，纳入了重大事项督查范围，全力推动落实。从 2018 年开始，省级财政每年预算安排专项经费用于省级远程医疗服务工作的常态化运行和系统运维。

（二）完善政策机制

贵州省创新性地出台了《贵州省远程医疗服务管理办法》及实施细则，制定责任认定办法、绩效分配比例和对口帮扶驻点时间计算办法，确保远程医疗服务的公益性；将远程医疗服务按照常规诊疗费用纳入基本医疗保险报销范围；出台充分体现公益性的远程医疗服务项目价格，而且在全国处于较低水平；会同贵州省科技厅、省人社厅、省财政厅、省大数据局、省医保局印发了《关于推进全省远程医疗服务常态化高效运行的通知》，各部门形成合力，共同推进远程医疗常态化高效运行。

（三）强化技术保障

持续完善远程医疗平台功能，加强远程医疗服务的数据交互、调度管理、统计分析和质量控制。依托移动、联通、电信、广电等电信运营商建成国内较大的医疗卫生专网，具备万兆级的总汇聚、千兆级骨干、百兆级接入的网络能力，全省四级公立医疗机构统一接入远程医疗服务体系。指导医疗机构按照"双网互备"要求加强专网和局域网建设，1 604 家医疗机构已实现专网与院内局域网的互联互通，并协调电信运营商加强运维保障，1 296 家实现"双网互备"。

（四）优化协同机制

贵州省省、市、县、乡四级公立医疗机构均新增设置远程医疗管理部门，组建 2 万余人的远程医疗专业技术队伍，建立值班值守制度。严格按照分级诊疗制度，落实三甲医院对对口帮扶和医联体县级医院的帮扶和包干责任，为县级医院提供远程医疗服务；按照分级管理原则，由市州级医院对辖区县级医院实行"兜底"，在上级对口帮扶或医联体医院未响应时予以及时保障；按照自由选择、协议管理等模式，引入国家级医院和省外医院等优质医疗资源为省内医院提供远程医疗服务，充分发挥医共体县级牵头医院的辐射带动作用，为乡镇卫生院提供远程会诊、影像诊断、心电诊断和检验质控等县乡一体的同质化服务。以省、市三甲医院为主，面向全省各级医疗卫生机构开展远程医疗培训。依托省级龙头医院和专业机构，建立远程医疗质控中心，健全远程医疗服务运行监管机制，加强质量控制和监督管理，如图 2-5-1。

（五）积极推动远程医疗协同

贵州省以东西部协作健康扶贫工作为契机，积极推动省内受援医院与省外支援医院建立远程医疗协作关系，统一通过贵州省远程医疗平台开展远程疑难病例会诊、远程培训等远程医疗服务，并根据实际需求逐步丰富远程医疗服务内容，打造"不走"的医疗队。已有 209 家省外支援医院与贵州省县级公立医疗机构通过贵州省远程医疗平台开展远程医疗服务，其中广州市有 70 余家市、县级医疗机构与贵州省毕节市、黔南州 86 家县级医疗机构开展远程医疗服务。

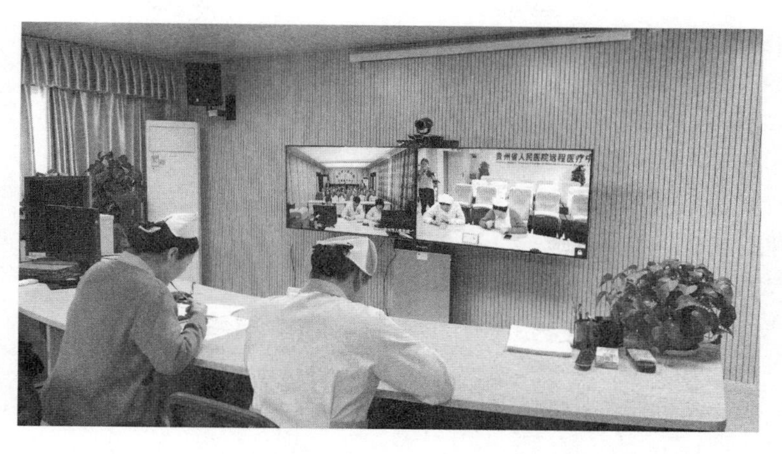

图 2-5-1　贵州省人民医院与赤水市人民医院开展远程褥疮护理会诊

三、成效与亮点

2016 年,贵州省以开展国家远程医疗政策试点工作为契机,采取有效措施,全力推进全省远程医疗服务体系建设,建成了全省统一的远程医疗专网和远程医疗服务管理平台,率先在全国构建了“一网络、一平台、一枢纽”远程医疗架构。全省实现所有政府办的 1 836 家医疗机构全覆盖,实现远程医疗县县通、乡乡通,如图 2-5-2。

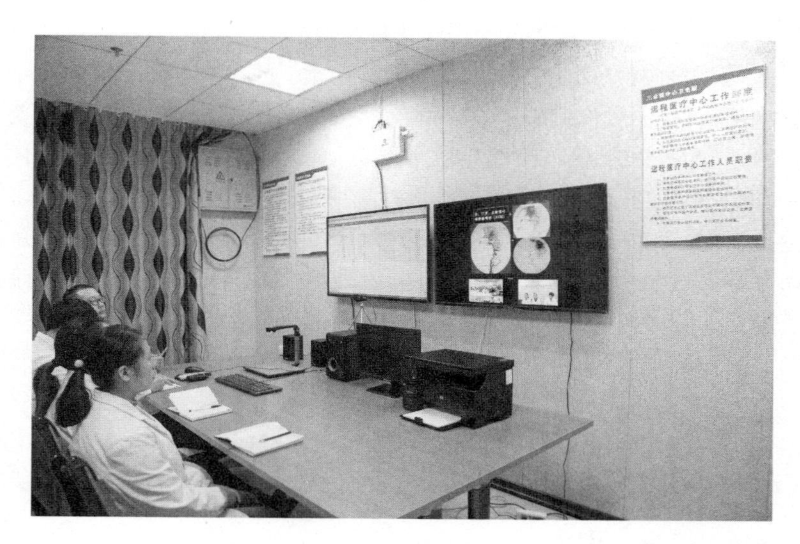

图 2-5-2　遵义市播州区三合镇卫生院与播州区人民医院疑难病例会诊

2016 年 6 月实现公立医院全覆盖以来,全省远程医疗服务总量达 107.5 万例次(截至 2019 年 12 月 30 日)。其中,2016 年全省远程医疗服务总量 0.7 万例次,2017 年 17.5 万例次,2018 年 23.6 万例次。2019 年达到了 65.7 万例次,是 2016 年的 93.86 倍,较 2017 年、2018 年分别增长了 275.43% 和 178.39%。2020 年贵州省远程医疗服务体系应用进一步深化,1~8

月全省远程医疗服务总量 49.5 万例次，其中远程会诊 1 万例次（其中新冠肺炎远程会诊或指导 2400 余次），远程影像诊断 37 万例次，心电诊断 11.5 万例次。2016 年以来，通过远程医疗累计节约医保与群众自付医疗费用及群众外出就医产生的交通、食宿、误工等生活费用约 4.1 亿元。

2020 年，贵州省远程医疗体系在新冠肺炎疫情防控中成效显著。疫情发生以来，贵州省充分利用省、市、县、乡四级远程医疗体系，发挥远程医疗跨学科、跨医院、跨区域的优势，全面开展新冠肺炎患者救治指导和疫情防控培训。全省累计开展 2 400 余次远程会诊、120 余次现场指导，30 余次邀请国家专家开展远程会诊，每名新冠肺炎患者都有省级专家连线指导，危重症患者能连线国家级专家指导；先后开展 40 余轮防控诊疗方案、院内感染和个人防护等培训，直接培训至乡村一级，实现精准到人，各级医疗机构医护人员和防控工作者 150 余万人次参训（不含市 / 州、县 / 市 / 区及医联体等自行组织的培训）。2020 年 3 月 27 日下午，通过贵州省远程医疗平台举行贵州—摩洛哥疫情防治经验交流视频会议，贵州省专家组与摩洛哥卫生部、卡萨布兰卡医科教学和诊疗中心专家就新冠肺炎疫情监测防治相关问题进行深入交流，向摩洛哥详细介绍了贵州省疫情防控总体工作，新冠肺炎防治经验和有关新冠肺炎不同流行病学预测模型等。在对口帮扶鄂州抗疫中，开通贵州、湖北两省八院远程连线会诊，邀请国家级专家进行远程视频指导，与浙江省知名大医院开展疑难病例会诊。贵州省将军山医院实现与全省远程医疗体系互通、与鄂州医疗支援点互通、与医护工作站互通，与贵州省人民医院、贵州医科大学附属医院、遵义医学院附属医院、贵州省职工医院开展新冠肺炎疑难病例多方会诊，开展院内“红区”的视频查房和院内会诊，累计开展远程会诊 100 余场次。

贵州远程医疗成为全国区域整体推动服务体系建设的国家级样板，是西部省区推动优质医疗资源下沉、缓解群众“看病远、看病难、看病贵”问题的重要抓手。

贵州省将坚持以习近平新时代中国特色社会主义思想为指导，落实省委、省政府决策部署，把远程医疗作为提升基层医疗卫生服务能力、实现医疗服务同质化和落实分级诊疗制度的重要抓手，进一步建好、用好、管好远程医疗服务体系，解决好群众看病就医问题。

1. 完善远程医疗服务政策　落实政府责任，进一步明确远程医疗服务定位，切实落实有利于调动医务人员积极性和体现医务人员劳动价值的激励和考核评估机制。

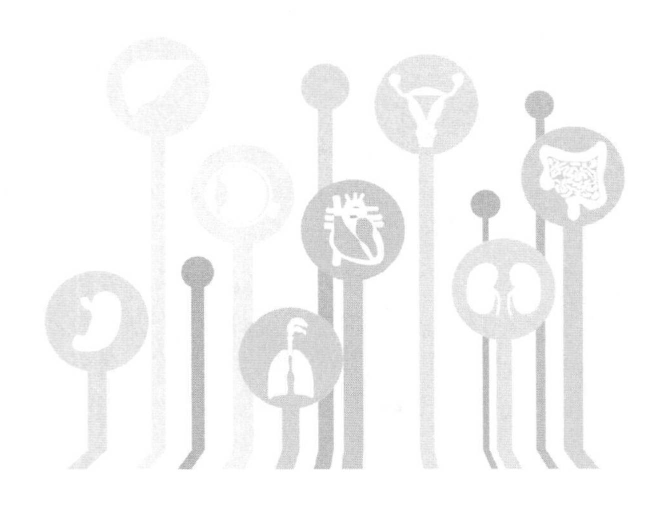

2. 完善提升远程医疗平台功能　丰富远程医疗服务项目，加强远程医疗服务调度监管，提升远程医疗服务体系效能，实现远程医疗“可监管、可质控、可调度、可追溯”。

3. 加强医院信息标准化建设和数据互联互通　推动医院信息系统数据标准化、规范化建设，完善信息安全保护规章制度，实现与全省健康医疗数据共享互通。

4. 以远程医疗支撑大数据中心建设　按照贵州省委、省政府“一云一网一平台”的统一规划，进一步深化医疗健康数据“聚通用”。以现有远程医疗平台为基础，云计算和医疗业务数据实时共享为支撑，统一数据规范和采集渠道，实现医院信息系统与远程医疗平台的数据互通共享和深度融合，支撑国家健康医疗西部大数据中心建设，以解决“痛点”“堵点”问题为主线加强“互联网＋医疗健康”便民惠民创新应用，打造贵州省远程医疗“升级版”。

5. 加强宣传引导　充分利用网络、广播、电视、报刊等多种途径面向社会开展宣传工作。让广大群众了解远程医疗是和患者切身利益息息相关的，能够为患者提供优质医疗资源的服务，降低就诊费用等，进一步推广远程医疗服务应用。

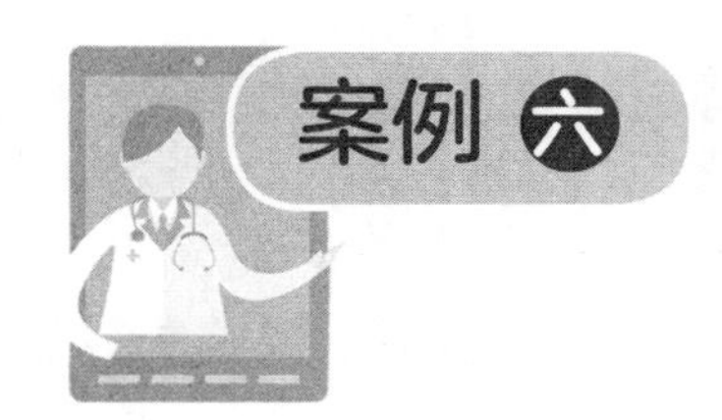

聚焦基层，打造国家层面继续医学教育培训云平台

推荐单位：国家卫生健康委能力建设和继续教育中心

国家卫生健康委党组赋予国家卫生健康委能力建设和继续教育中心（简称中心）两项主要职能，一是具体实施公立医院院长职业化和现代医院管理能力建设，为深化医改、建立现代医院管理制度提供支持与保障；二是落实继续医学教育组织、管理与实施，承担医学教育信息化建设及远程教育组织、管理，为深化医改、建立分级诊疗制度、提高医疗卫生服务质量提供坚实的能力保障。近年来，中心立足“三定”职能，以远程医学教育为突破口，构建了国家层面的远程教育培训平台和线上线下相结合的新型培训模式，开展了一系列卓有成效的能力建设活动。

一、背景与目的

（一）背景

1. 继续医学教育供给侧结构性改革的需要　我国继续医学教育存在针对性、系统性、实效性不强，优质教学资源覆盖不广、分布不均、供给不足，教学行为分散等系列弊端，严重影响了我国继续医学教育的质量与效率。因此，必须加快推进继续医学教育供给侧结构性改革，不断加强继续医学教育领域的信息化建设和应用，充分运用互联网、人工智能、大数据等现代信息技术，进一步丰富教学内容，创新教学手段方式，优化教学质量评估，在提升继续医学教育覆盖面的同时，进一步强化继续医学教育供给的有效性，不断提升人民群众健康获得感。

2. 卫生健康领域科技创新的需要　新一轮科技革命和产业变革正在全球范围兴起，以大数据、云计算、物联网、机器人、人工智能、虚拟现实、新材料、生物科技等为代表的新技术加速成熟，新兴产业正在形成。卫生健康领域原来粗放且单一的服务模式难以为继，卫生健康领域供给侧新旧动能的转换亟待实现。

3. 继续医学教育内容供给参差不齐　继续医学教育内容缺乏质量标准，培训活动良莠不齐，卫生专业技术人员工学矛盾严重，当前的继续教育供给无法满足其提升岗位能力的实际需求，亟待国家层面建立统一、规范、权威、公益的继续教育平台，从内容供给侧进行改革创新。

4. 继续医学教育管理信息化程度较低　各省使用的是由不同商业机构开发的信息平台，导致各省之间、甚至是同一个省的各地市之间，继续教育数据无法实现互联互通，学分无法互认，极大地限制了继续医学教育的发展和医学人才培养的体系化建设，且存在较高的信息安全风险。因此亟须建立国家层面统一的继续教育平台，实现数据统一管理。

（二）目的

探索建立更加精准、务实的继续医学教育与能力建设新模式，以基层为重点，聚焦信息化建设和大数据建设，更好地推进继续医学教育供给侧改革，为落实标准化、规范化、精准化、实效化的卫生健康能力建设和继续医学教育工作奠定坚实的基础。

二、主要做法

（一）建设健康医疗教育培训云平台

中心结合继续医学教育工作实际，建立了中国继续医学教育网。该平台作为国家层面健康医疗教育培训云平台，是国家健康医疗开放大学的继续教育学院，也是国家层面首个权威、规范、公益的继续医学教育远程网络平台，于 2017 年 12 月正式发布上线。平台始终坚持开放融合、共建共享的原则，着眼于推进社会各机构、各组织的优质教学资源整合与共享，为全系统搭建起一个优质教学资源的展示与汇聚平台，致力于为全国 1 200 多万卫生专业技术人员提供标准化、体系化、精准化、公益化的终身继续医学教育服务。

中心还建立了全国继续医学教育管理系统，为各级卫生行政管理部门、各医疗卫生机构以及卫生专业技术人员个人提供信息化的继续医学教育管理工具，内容涵盖继续医学教育项目、继续医学教育学分、继续医学教育基地、远程机构、数据总览等全方位管理功能，形成国家、省、市、县的四级联动。

（二）建立以慕课为核心的远程教学资源库

协同国家卫生健康委科技教育司，中心利用两年时间研究制订了《国家继续医学教育培训指南》，构建了标准化、体系化、连续性、递进性相结合的远程培训内容体系。

本着开放融合、共建共享的原则，中心着力于推进社会各机构、组织优质教学资源的整合与共享，为大家搭建起一个优质教学资源的展示与汇聚平台，为基层提供精准化、个性化、公益性的均等教育服务。截至 2020 年 8 月底，平台线上学习课程已经达到了 3 700 多节，覆盖了 60 个继续医学教育三级学科，占继续教育三级学科的 77%。内容合作方包括复旦大学附属中山医院、第四军医大学、首都儿科研究所、中国人民解放军总医院、北京大学人民医院等 30 多家医疗机构、医学院校、学协会、社会企业，已有近 390 万学员在平台注册学习。

（三）以基层为重点，探索“互联网 + 医学教育”新模式

自 2018 年起，中心实施了全国卫生专业技术人员胜任力模型构建与应用研究项目，目前已依次构建临床医师、护理人员、医疗卫生技术人员、公共卫生与健康医师、药学技术人员、家庭医生六类不同类别人员的胜任力通用模型及各专业序列胜任力模型，逐步成为继续医学教育评价和考核的重要依据，为创新继续医学教育培训体系和人才培养模式奠定基础。

1. 依托中国继续医学教育网，搭建基层卫生人才能力建设平台

基层卫生人才能力建设平台专门用于基层卫生能力建设项目、县级医院骨干专科医师培训项目、紧缺人才培训项目等卫生健康人才培养培训项目的实施，如图 2-6-1。该平台针对全国所有基层卫生人员免费开放，使用者自行注册后，均可到平台进行自主线上学习，学习结束后可获得相应的继续医学教育学分。

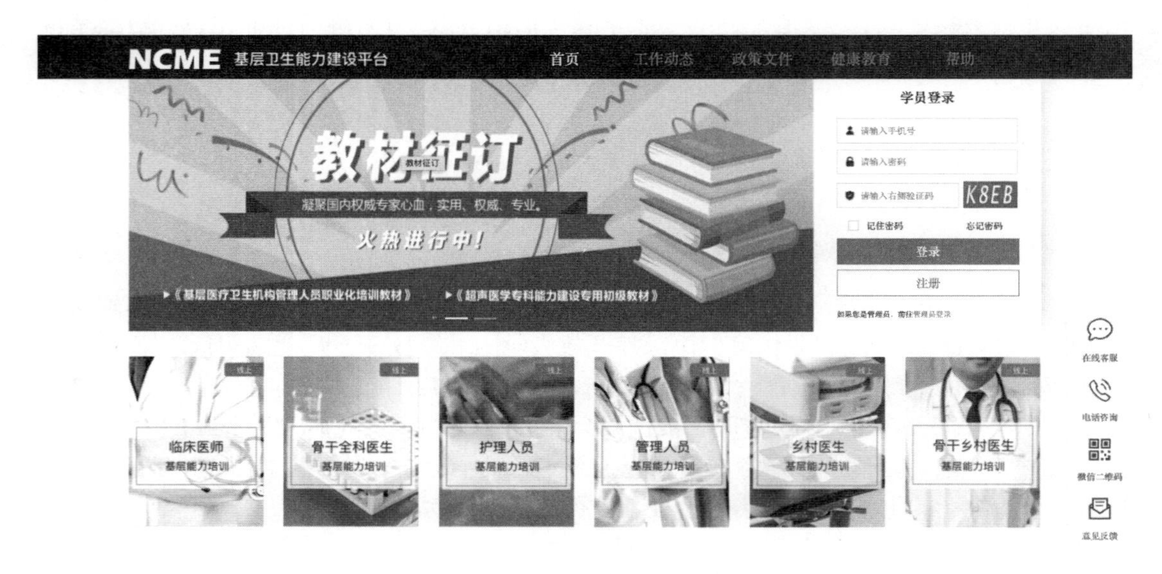

图 2-6-1　基层卫生能力建设平台页面展示

为更好地满足中西部贫困地区基层卫生人才能力提升的需要，中心重点针对基层卫生人员全科思维的培养，组织相关专家进行深入研讨，探索建立线上学习培训新模式。中心正组织以基本公共卫生服务和基层医疗服务工作流程、诊疗流程为指引的教学模式设计，并进行平台技术开发，按系统（疾病）知识图谱设定分类，不断完善课程资源库，丰富课程呈现形式。截至 8 月底，在基层卫生能力建设平台学习的学员人数达 45 万人，线上学习课程达 1 707 余节，覆盖 18 个三级学科。

2. 实施线上线下相结合的“三段式”能力建设专项培训

为加强优质医疗资源和医疗技术向基层、偏远和贫困地区推广应用，中心于 2016 年起开始组织实施专科能力建设专项培训，目的是为提高卫生专业技术人员处理特定疾病或特定情况的能力，针对单项技能或技术开展培训。中心依托项目专家组、师资团队、多个教学示范培训机构及远程继续教育平台，面向基层开展同质化、规范化的“三段式”培训，通过线上理论学习、线下集中面授培训、基地实操培训等方式，充分运用在线互动、远程培训、远程手术示教、学习成效评估等教学手段，将优质教育送到基层，同时学员在学习结束后通过中国继续医学教育网上传出诊病例，形成终身学习档案，实现对学员学习全过程的管理与服务。

中心已在骨科、介入、血透、超声、基层慢性病管理等专科方向拥有良好的专家与学员基础。以骨科专项为例，2019 年共计培训学员 3 000 余人，100 多名来自全国各知名骨科医院及综合医院骨科骨干力量担任项目师资，深度参与培训教材的编写及授课。

3. 启动实施“县域医疗卫生人员服务能力提升工程”

为进一步提升基层医生服务能力，拓展继续医学教育内涵，中心通过整合健康医疗培训云平台资源，以中西部地区县域医共体为重点，对基层医生开展临床诊疗技能、适宜技术及医共体协作等方向的继续医学教育培训。同时，借助基层医生工作站、基层医生随诊包、远程帮扶、远程病理、AI辅助决策系统、常见病诊疗规范指导手册等工具，提升基层医生综合服务能力。为进一步提升县乡联动运营能力，联合国家、省、市、县医院专家下到基层开展义诊筛查公益活动，并指导当地基层医生完成家庭签约及后续服务，推动优质医疗卫生资源下沉，探索形成医共体能力建设新模式，为中西部地区广大基层群众提供更加优质高效的健康服务。

三、成效与亮点

（一）开展新冠肺炎专项培训

1. 依托中国继续医学教育网搭建新冠肺炎培训专栏

为贯彻落实党中央、国务院关于新冠肺炎疫情防控工作的总体部署，充分发挥远程培训平台在疫情防控过程中的关键作用，助力打赢疫情防控战役，2020年春节以来，中心依托中国继续医学教育网及“NCME助手”公众号，紧急开发新冠肺炎培训专栏，为全国医务人员提供科学、权威、免费的远程培训。

2020年1月21日上午，中心启动公共卫生应急预案，制定了新型冠状病毒防控全国医务人员培训方案，同时紧急连线身在武汉的国家卫生健康委高级别专家李兰娟院士，针对《新型冠状病毒感染的肺炎诊疗方案（试行第二版）》进行权威解读，并通过“NCME助手”公众号进行推送，截至2020年1月25日，阅读量已超过42万。

2. 发挥“国家队”示范引领作用，确保培训内容的及时性、权威性、科学性和实用性

2020年2月3日，随着疫情防控进入关键时期，为进一步丰富平台课程内容，中心启动全面课件征集工作。各医疗机构和协会组织积极响应，经中心专家审核通过由医学编辑组织上线，全部课件审核标准均参考国家卫生健康委颁布的相关内容。为确保征集来的课件能够在第一时间迅速上线，提高课件上线效率，中心采用科大讯飞语音合成技术，把演示文稿中的文字合成为语音视频课件，语音合成发音标准、清晰、连贯，方便了学员的学习，同时阻断了录制课程人员往来聚集情况的发生。

在国家卫生健康委规划发展与信息化司、基层卫生健康司和科技教育司的全力支持和推动下，新冠肺炎专题培训取得重大突破。截至2020年3月23日24时，新冠肺炎专栏共上线内容503篇，其中“资讯”343篇，“课程”132篇，“最美逆行”28篇；中国继续医学教育网和“NCME助手”公众号的新冠肺炎专栏累计培训人数为105.82万人，共计1 907.93万人次。其中基层培训人数为62.85万人，共计233.89万人次。

（二）开展“全国新型冠状病毒核酸检测和新冠肺炎流行病学调查”专项培训

1. 依托中国继续医学教育网开展线上培训

为进一步提升新冠肺炎现场流行病学调查、实验室检测等能力，巩固防控成果，推动全

面复工、复产、复学，国务院应对新冠肺炎疫情联防联控机制综合组决定在全国范围内开展新型冠状病毒核酸检测和新冠肺炎流行病学调查培训。2020 年 6 月 5 日，受国家卫生健康委疾控局委托，中心继续依托中国继续医学教育网及新冠肺炎专栏启动全国核酸检测和流行病学调查培训任务，如图 2-6-2、图 2-6-3。截至 2020 年 7 月 17 日 12 时，累计培训 214.5 万人，已完成全部课程并考核合格 133.9 万人。

全国新型冠状病毒核酸检测培训
学科：传染病学
全国新型冠状病毒
核酸检测培训
综合评分：98.3
项目负责人：中国疾病预防控制中心
项目编号：WSJYX-20200614-93789
起止时间：2020-06-15 至 2021-06-15
来源：中国疾病预防控制中心
免费
开始学习
项目介绍
评价
学习须知
1.项目学习过程中，设置有任务点，请认真完成各项任务点；2.为保证学习质量，请按照课程顺序学习，不可跳过、快进。
项目简介
为深入贯彻落实习近平总书记系列重要讲话精神，加强实验室能力建设，规范核酸检测，提升专业人员的新冠病毒标本采集检测等能力，特开展本次全国新型冠状病毒核酸检测培训。本培训项目针对开展新型冠状病毒核酸检测的疾控机构、医疗机构（含医学检验实验室）和海关的采样、检测人员等，培训内容涵盖采样、保存、运输、实验室检测、剩余生物样本处置、消毒及废物处置、质量控制、生物安全防护和信息报告、生物安全实验室管理、应急预案等。本培训项目是国家继续医学教育推广项目，将从2020年6月15日开始，陆续在中国继续医学教育网（NCME）发布线上学习课件。
目录
课程1：关于加快推进新冠病毒核酸检测的实施意见
单元1：http://www.ncme.org.cn...
课程2：新型冠状病毒核酸检测技术概述
单元1：新型冠状病毒核酸检测技...
课程3：新型冠状病毒血清抗体检测技术概述
单元1：新型冠状病毒血清抗体检...
课程4：新型冠状病毒呼吸道样本采集、接收和处理
单元1：新型冠状病毒呼吸道样本...
课程5：高致病性病原微生物菌毒种或样本运输及管理
单元1：高致病性病原微生物菌毒...

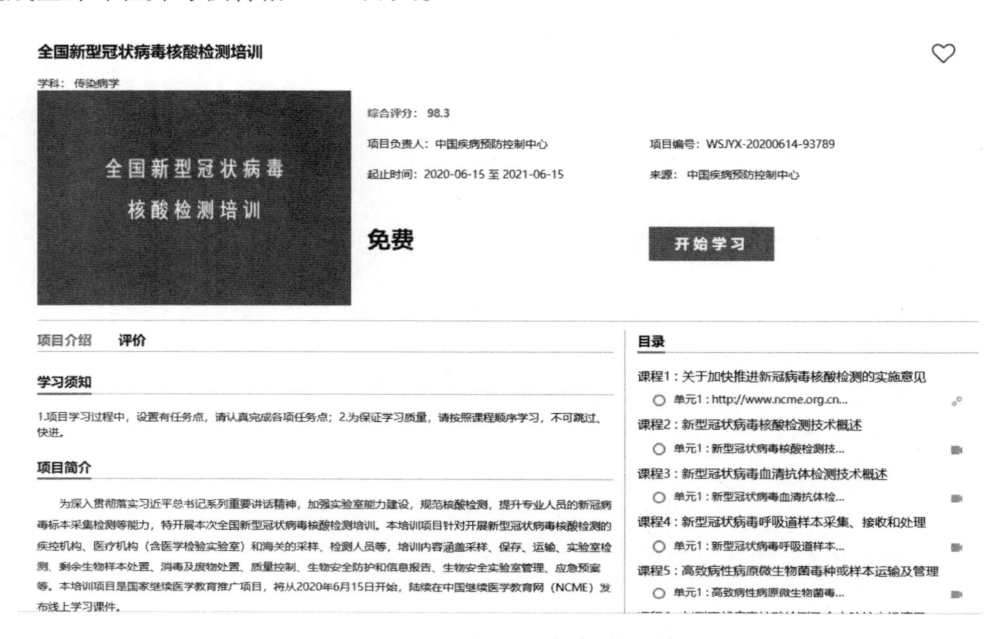

图 2-6-2　全国新型冠状病毒核酸检测培训页面展示

您的位置：首页 > CME项目 > 全国新冠肺炎流行病学调查培训
全国新冠肺炎流行病学调查培训
学科：统计流行病学
全国新冠肺炎
流行病学调查培训
综合评分：99.3
项目负责人：中国疾病预防控制中心
项目编号：TJLXBX-20200614-44974
起止时间：2020-06-15 至 2021-06-15
来源：中国疾病预防控制中心
免费
开始学习
项目介绍
评价
学习须知
1.项目学习过程中，设置有任务点，请认真完成各项任务点；2.为保证学习质量，请按照课程顺序学习，不可跳过、快进。
项目简介
为深入贯彻落实习近平总书记系列重要讲话精神，规范新冠肺炎现场流行病学调查，着力提升专业人员新冠肺炎流行病学调查分析等能力，特开展本次全国新冠肺炎流行病学调查培训。本培训项目针对疾控机构专业技术人员、医疗卫生机构医务人员、以及相关部门参与疫情防控工作的人员等，培训内容涵盖新冠肺炎传染病流行病学与现场流行病学、流调人员的个人防护、病例及无症状感染者个案调查、聚集性疫情调查、密切接触者调查与管理、流行病学调查报告的撰写、信息化技术在新冠肺炎疫情防控工作中的应用等。本培训项目是国家继续医学教育推广项目，将从2020年6月15日开始，陆续在中国继续医学教育网（NCME）发布线上学习课件。
目录
课程1：全国新冠肺炎流行病学调查培训项目介绍
单元1：http://www.ncme.org.cn...
课程2：新冠肺炎传染病流行病学与现场流行病学
单元1：新冠肺炎的发现与调查
单元2：新冠肺炎传染病流行病学
单元3：新冠肺炎的预防与控制
单元4：新冠肺炎的现场流行病学...
课程3：新冠肺炎病例及无症状感染者现场流调的个人防护用品穿脱实操演示
单元1：新冠肺炎病例及无症状感...
课程4：新冠肺炎病例及无症状感染者个案调查
单元1：调查目的与定义

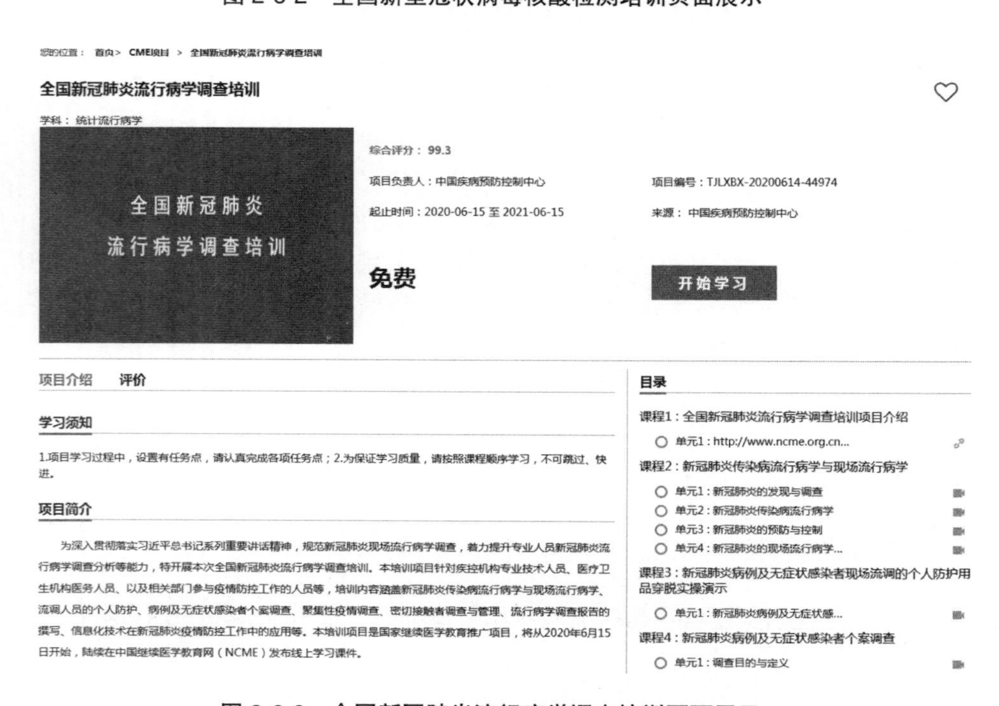

图 2-6-3　全国新冠肺炎流行病学调查培训页面展示

2. 通过培训平台管理应用系统构建不同维度专业人员数据库

通过中国继续医学教育网培训管理应用系统，如图 2-6-4，导出所有学员信息，形成学员画像。一是根据学员专业，建立了核酸检测的样本采集、运输管理、实验室检测专业人员数据库和流行病学调查的信息收集、数据统计、报告撰写专业人员数据库；二是根据学员属地建立国家—省—市—县四级人员数据库，各省可动态掌握本地培训人员信息；三是根据学员单位、所在科室和工作岗位等，筛选出疫情防控人才梯队，为各地疫情防控工作提供队伍保障。

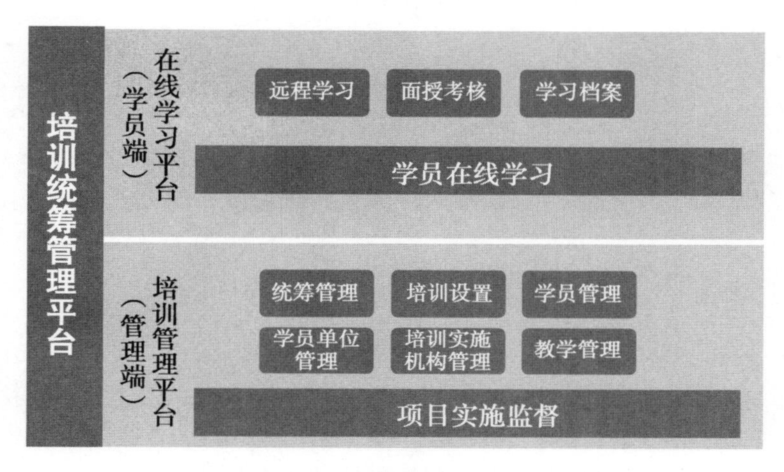

图 2-6-4 培训平台管理应用系统功能模块展示

下一步，中心将继续完善培训平台学习端、课程资料管理端、数据库管理端功能，构建分区域、分专业、分机构等不同层面的基础数据库，实现人员数据精准分类。

3. 初步实现与地方的联动对接

2020 年 6 月 26 日，北京市根据培训平台汇总提供的信息，加大培训组织动员力度，培训人数快速上升，为疫情防控提供了人力支持。2020 年 7 月 20 日，在国家卫生健康委疾病预防控制局指导下，中心第一时间将培训人员信息提供给新疆维吾尔自治区卫生健康委，为加强人员统一调度提供精准信息。

山东“互联网 + 医疗健康”便民惠民服务

推荐单位：山东省卫生健康委

山东省卫生健康委在山东省委、省政府的坚强领导和国家卫生健康委的悉心指导下，紧紧围绕省委、省政府全面展开新旧动能转换重大工程和数字山东建设决策部署，立足岗位、开拓进取、主动作为，大力推进“互联网 + 医疗健康”发展，取得积极进展。

一、背景与目的

“互联网 + 医疗健康”是党中央、国务院做出的重大战略决策，是新时代卫生健康服务体系的一次自我革命，也是促进卫生健康转型升级提质增效的有效手段。党中央、国务院高度重视“互联网 + 医疗健康”工作，习近平总书记指出，要推进“互联网 + 医疗”“互联网 + 教育”等，让百姓少跑腿、数据多跑路，不断提升公共服务均等化、普惠化、便捷化水平。李克强总理强调，要加快医联体建设，发展“互联网 + 医疗”，让群众在家门口能享受优质医疗服务。

山东省卫生健康委对照《国家卫生健康委员会国家中医药管理局关于深入开展“互联网 + 医疗健康”便民惠民活动的通知》确定的 10 方面工作进行了认真梳理，将涉及医院的惠民措施细分为 91 项。印发了《关于开展“互联网 + 医疗健康”便民惠民百日行动的通知》(鲁卫办字〔2018〕219 号)，自 2018 年 12 月 6 日至 2019 年 3 月 15 日，在全省范围内开展了“互联网 + 医疗健康”便民惠民百日行动，结合“双命名、双提升、双满意”三年行动计划，以“互联网 + 医疗健康”智慧品牌命名为抓手，以各级各类医疗机构为主战场，强力推动“互联网 + 医疗健康”便民惠民措施在各级各单位快速落地见效。山东省卫生健康委成员先后赴青岛等 4 市实地调研，并对各市县二级及以上医院开展专项调查，找准问题和瓶颈。调查发现，政策体系还需要进一步完善，院内医疗信息共享水平有待进一步提升等问题都在一定程度上影响了“互联网 + 医疗健康”服务水平。

山东省卫生健康委按照“既要立足当前、着眼问题，又要登高望远、统筹谋划”的总体思路，在实践中既立足当前，坚持问题导向，选择部分百天内能够落地见效的实事重点突破，解决群众就医难点问题；又登高望远、统筹规划，扎实做好医院信息化发展规划，稳步推进“互联网 + 医疗健康”配套政策、基础设施、服务举措和规范管理等，确保在 2020 年前将国家规定的 30 项措施落地见效。

二、主要做法

（一）强化组织领导，明确"互联网 + 医疗健康"顶层设计

2018 年 7 月，山东省政府办公厅正式出台《关于印发山东省推进"互联网 + 医疗健康"示范省建设行动计划（2019—2020 年）的通知》（鲁政办发〔2019〕19 号，简称《行动计划》），明确了具体工作目标和建设任务，确定了面向 2020 年目标达成、涵盖国家要求、具有山东特色的 7 大方面 16 项任务和 4 项保障措施。明确了各项工作任务的牵头部门和参加部门，将任务分工到 19 个省直有关部门、单位和有关市人民政府。

在工作实施中，既注重立足当前、直面问题，遴选出"切口小、见效快"的 30 件实事，实现尽快推开、百姓受益；又注重登高望远、统筹规划，稳步推进"互联网 + 医疗健康"配套政策、基础设施、服务举措和规范管理。

1. 集中召开山东省百日行动启动视频会和体检信息报送共享推进会等专题会议，如图 2-7-1，先后印发 10 余个文件明确了行动内容、推进措施和目标要求，制定了分工方案、推进清单和宣传方案。

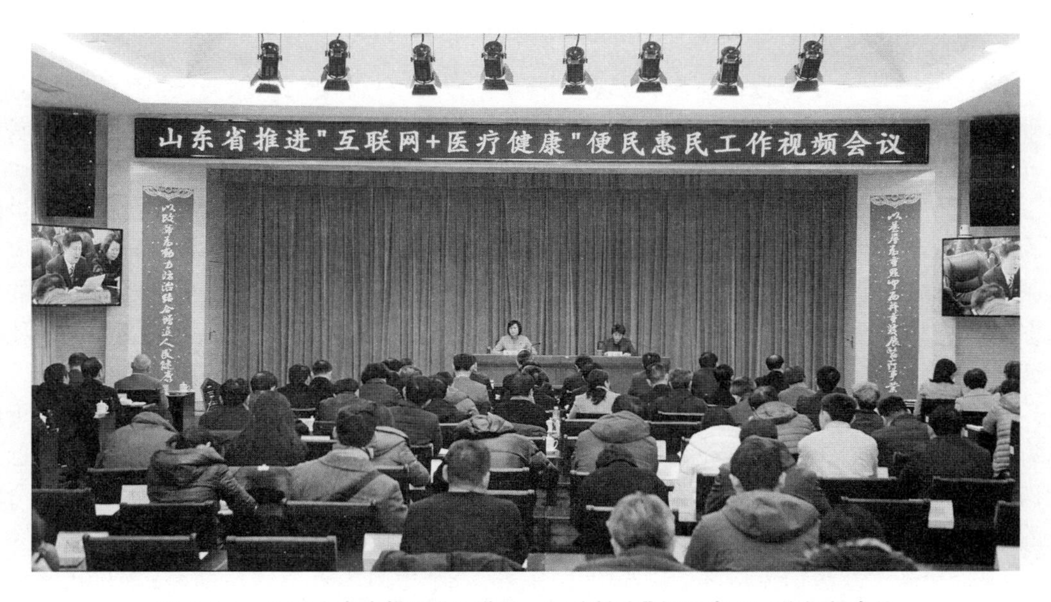

图 2-7-1　召开山东省推进"互联网 + 医疗健康"便民惠民工作视频会议

2. 建立了专班协调推进、业务处室分工负责、信息中心技术支持、专家团队咨询顾问的工作机制，整合各方有利资源，形成推进合力。

3. 初步制定了山东省"互联网 + 医疗健康"示范省建设评价细则 112 项，任务分解到各市、县（区）、二级以上医疗机构。其中市级 63 项、县级 57 项，医疗机构 58 项。

4. 开发了山东省百日行动调查评估系统，每月调度各市、区县和 590 余家医疗卫生机构最新工作进展，及时掌握全省整体进度，确保各项任务的落实。

(二) 加强宣传引导,营造“互联网 + 医疗健康”浓厚氛围

以智慧品牌为引领,促进卫生健康服务转型升级。2018 年起,山东省卫生健康委实施“双命名、双提升、双满意”三年行动计划,启动创建优质服务单位、智慧服务示范品牌工作,打造示范、树立品牌,引领带动各级各类医疗机构为人民群众提供更高水平、更加优质的卫生健康服务。制定了 3 大类 13 个智慧服务品牌,细化了评价指标体系和流程标准。用 3 年时间,选出 100 个科技含量高、信息技术好、惠民效果佳、示范带动强的智慧医院、智慧健康县(市)等智慧服务示范品牌。

1. 以百日行动为抓手,推动惠民便民举措迅速落地　2018 年 12 月至 2019 年 3 月,山东省统一开展“互联网 + 医疗健康”便民惠民百日行动。100 天内推进 10 个方面 30 件实事在各级各单位快速落地见效,推进医疗、护理、急救、药事等服务领域“互联网 + 医疗健康”便民惠民措施全面落地。

2. 以实时数据汇聚为主线,推进健康医疗数据有效汇聚应用　依托山东省全民健康信息平台,印发《山东省“互联网 + 医疗健康”惠民便民服务平台建设方案》(鲁卫规划字〔2019〕8 号),推动居民从出生到死亡的全生命周期数据全、真、活、可用,建设山东省“互联网 + 医疗健康”惠民便民服务平台。

(三) 坚持服务导向,建设全生命周期惠民便民服务体系

1. 统一微信公众号提供服务,实现“一号通用”　以“健康山东服务号”微信公众号为基础,全面整合各市各单位现行线上便民服务功能,建立面向公众的医疗服务、基本公共卫生、妇幼健康、药品使用与费用支付等便民服务。

2. 统一身份认证实名就医,实现“一码通行”　以电子健康卡为载体,以身份证件号码作为主索引,建立符合国家统一标准、可信的电子卫生健康身份标识和多卡融合或衔接应用机制。支持居民使用电子健康卡(码)在省内任意一家医疗卫生单位都能享受连续即时的公共卫生服务和医疗健康服务。截至 2020 年 8 月 3 日,二级以上公立医院完成线下应用环境改造 302 家,占总数的 53.7%,累计发放健康卡 1.27 亿张。

3. 统一业务系统对接平台,实现“一生服务”　以应用电子健康卡(码)为主线,基于山东省全民健康信息平台四大资源库和住院分娩、预防接种、公共卫生和医疗服务等信息系统,实时汇聚新生儿、婴儿、幼儿、学龄前儿童、少年、青年(孕产妇)、中年、老年等不同生命阶段的数据,开展全生命周期健康信息服务。

4. 统一平台业务协同应用,实现“一网共享”　基于山东省平台整合建立“互联网 + 医疗健康”数据共享功能模块,实行线上线下一体化信息共享和业务协同,满足基于数据的综合分析和基于应用的综合监管。建立省惠民便民服务平台、第三方机构服务平台与互联网医院等责任共担机制。面向全程支持公共卫生、医疗服务、妇幼健康、分级诊疗、处方在线审核、处方流转、“三医”联动、健康咨询、健康教育等线上线下结合服务。

(四) 推动多卡(码)融合应用,做好疫情防控信息化支撑

1. 联“通”线上线下,支撑随时随地医疗服务　通过山东省惠民便民服务平台“健康山东服务号”,为群众提供在线发热门诊等公益咨询服务,开通定点医疗机构和发热门诊查询

及地图展示、线上咨询、智能问诊等服务。部署覆盖全省的基于互联网和移动端的远程视频会诊系统，实时连线定点医院隔离病房、发热门诊，以便救治患者。

2. 以电子健康卡为基础，快速开发健康通行码系统　基于国家电子健康卡平台建立健康通行码系统，提供微信、“爱山东”APP 和支付宝三个办理途径。大量应用电子健康卡成熟服务，从研发到上线仅仅用了 7 天时间，操作简单、方便易行，符合当下我国移动终端应用环境和公众操作习惯，申办时间为 1 分 40 秒 ~2 分钟，出示时间 3~5 秒。根据疫情防控政策需要，前后共进行 105 次迭代升级、优化架构，不断完善健康通行码技术和系统，提高峰值并发处理能力。

3. 以医疗服务为目的，促进多卡（码）融合应用　疫情常态化期间，健康通行码可直接被电子健康卡终端识别，也可作为电子健康卡支持在居民看病就医全过程中应用。将继续保留色码标识，对慢性病患者在全省范围内统一实现分级分类的健康和疾病管理。2020 年 7 月 7 日，山东省卫生健康委联合山东省人力资源社会保障厅印发《关于全面推进社保卡与居民健康卡“互认融合”有关工作的通知》，以社保卡、健康卡“互认融合、全省通用”为总目标，全面推进社保卡和健康卡互认融合，为人民群众提供更加便捷、高效的医疗健康服务。

三、成效与亮点

（一）互联网抗疫初见成效

截至 2020 年 8 月 3 日，山东省惠民便民服务平台实现 551 家医院线上发热门诊对接，共接入线上医生 18 520 人，其中发热门诊医生 4 211 人；通过省平台的互联网医疗服务累计咨询量 352 472 人次。发放健康通行码 9 530.5 万余人，从健康通行码的具体实施情况来看，普遍反映良好，推动了“线上 + 线下”“人防 + 技防”并进，有效实现技术赋能目的。

（二）应急救治提速增效

开发了“山东医健通”服务平台，统一接入各市急救中心“120”调度指挥系统，建立了“五屏联动”新型急救模式，实现了患者一键报警、自动定位，极大缩短了急救车到达时间。大力推动市级卒中中心建设，已有 14 个市绘制并向社会发布了卒中中心急救地图。

（三）远程医疗基本覆盖

初步建成山东省远程医疗服务监管平台，省及 10 个市建成远程医学中心，省及 7 个市建立了远程医学影像和病理诊断中心，基本实现县级节点远程医疗全覆盖，102 个县（市、区）实现了县乡两级远程医疗服务，有力支撑基层检查、上级诊断。

（四）体检结果互通共享

建立了高校毕业生入职入学体检数据共享平台，省平台已接收 995.3 万份体检报告，将逐步破解应届高校毕业生入职入学过程中多次重复体检的问题。

（五）配送服务逐步普及

306 家提供中医药服务的医院可同时提供代煎中药及配送服务。154 家医院利用医院网站、微信、APP 等方式，开展住院病历复印网上预约、物流配送服务，实现患者病历复印“零跑腿”。

（六）网络支付全面推开

474 家医院可通过银联、电子健康卡、微信、支付宝等四种以上途径实现“一站式”移动网络支付，其中二级以上公立医院占比高达 82.43%。

（七）检验结果“一单通用”

已有 777 家医院的检验检查结果经省级临床检验中心质控合格，并实施了“一单通”，289 家医院利用 APP、微信等途径实现了检查检验结果线上自动查询。

（八）多卡通用普遍推广

362 家医院实现身份证、社保卡、电子健康卡等多卡通用，351 家医院实现实名就医，省属管三级医院达到 95%。446 家医院提供自助服务，330 家医院智能化导医分诊覆盖主要服务环节。353 家医院建立了全院预约挂号统一号源池，245 家医院可在医联体、医共体医疗机构内开展网上预约。

（九）互联网诊疗加快推进

山东颁发全国首批互联网医院执照，首批三家医院为山东省立医院、青岛大学附属医院、山东省立三院，潍坊市中医院是全国挂牌成立的第一家互联网中医医院。目前共有 162 家医院完成了互联网医院登记注册，8 家互联网诊疗机构。创建了名医联盟，543 位专家可通过 APP、网站、微信公众号等途径提供医疗服务。

（十）健康档案线上查询

为 1 000 万中小学生建立电子健康档案，并提出针对性的健康指导意见。99 个县(市、区)实现了县域内健康档案在线查询，使居民真正享受到“我的健康我能管”。

（十一）用血报销“足不出户”

山东省级和 13 个市血液中心可通过省用血返还审批平台、市级微信公众号和政务服务网等多种渠道办理无偿献血者用血费用报销业务，实现献血者及相关受益人报销用血费用“零跑腿”。

广东实施“互联网＋医疗健康”便民服务“五个一”行动

推荐单位：广东省卫生健康委

广东省卫生健康委聚焦人民群众医疗健康服务焦点、“堵点”、难点及发展不平衡、不协调、不充分的问题，紧密围绕“信息便民”的主旨，大力开展“互联网＋医疗健康”便民服务“五个一”攻坚行动，优化医疗服务流程、创新医疗健康服务模式、提高服务协同水平，提升“互联网＋医疗健康”便民惠民服务质量和效率，推动医疗健康高质量发展，让人民切实享受到创新成果带来的实惠。

一、背景与目的

（一）背景

党中央、国务院高度重视“互联网＋医疗健康”工作。习近平总书记指出，要推进“互联网＋医疗”等，让百姓少跑腿、数据多跑路，不断提升公共服务均等化、普惠化、便捷化水平。李克强总理强调，要加快医联体建设，发展“互联网＋医疗”，让群众在家门口能享受优质医疗服务。2018 年 4 月，国务院办公厅印发《关于促进“互联网＋医疗健康”发展的意见》（国办发〔2018〕26 号），要求健全“互联网＋医疗健康”服务体系，完善“互联网＋医疗健康”支撑体系，加强行业监管和安全保障。2018 年 7 月，国家卫生健康委和国家中医药管理局联合印发《关于深入开展“互联网＋医疗健康”便民惠民活动的通知》，提出在卫生健康行业开展“互联网＋医疗健康”便民惠民活动，聚焦如何用“互联网＋”解决老百姓就医过程中的操心事、烦心事，以期缓解看病就医难题，提升人民健康水平。

（二）目的

为落实国家“互联网＋医疗健康”部署安排，广东省政府印发了《广东省促进“互联网＋医疗健康”发展行动计划（2018—2020 年）》，为发展“互联网＋医疗健康”规划了方向，提出了具体目标和工作任务。

近年来，广东省医疗卫生事业不断发展，医疗卫生服务质量和效益不断提高。但是，群众医疗服务仍存在问题，如资源配置不均衡，发展不平衡、不协调、不充分等问题。“互联网＋”的迅猛发展，互联网与医疗健康的加速融合为解决这些难题提供了有力抓手和新的手段。

二、主要做法

（一）建设居民电子健康码，实现医疗健康服务“一码通用”

以居民电子健康码作为广东省居民医疗健康服务的唯一标识，贯穿于居民全生命周期，一人一码，一次认证，全省通用。居民使用电子健康码可在全省任一医疗卫生机构预约挂号、就诊、检查、检验、取药、支付、信息查询，实现一码通用。

医疗卫生机构逐步完善信息系统，支持电子健康码的应用。推广应用电子健康码，逐步替代各地市、各医疗卫生机构的实体诊疗卡，并推进电子健康码与多种公共服务卡的应用集成，推动电子健康码与粤康码、医保电子凭证、金融码的融合，实现一次领码全省通行。

（二）建设两级健康信息平台，实现医疗卫生机构“一网联通”

充分利用电子政务外网、专线网络、互联网等网络资源，完善业务专用网络，联接全省各级各类医疗卫生机构。建设完善省市两级全民健康信息综合管理平台（简称平台），完善基础设施、加强业务协同、强化业务监管、丰富惠民服务，各级各类医疗卫生机构应接尽接，实现全省医疗卫生机构一网联通。

未建成市级平台的地市，先由省统筹建设虚拟平台，暂时承担市级平台功能，待市级平台建成后将功能和有关职责返还。省级平台与市级虚拟平台一体规划、一体建设、一体部署，共用系统统建共用、平台建设与数据采集同步推进，业务信息系统急需先建、边建边用。已建成平台的地市，加快升级改造、完善平台功能。

2019 年 6 月底前，初步实现电子健康档案与电子病历信息融合。基于健康信息平台，提供区域性、普惠性的居民健康信息服务，支撑居民个人和家庭健康管理。居民可在线查询和规范使用本人的电子健康档案、就诊信息。

（三）优化再造服务流程，实现看病就医“一键诊疗”

大力开展智慧医院建设，优化再造医疗服务流程、推广自助服务、减少等待时间，开展智能预约挂号、导医分诊、预约检查、检查检验结果查询、取药配送、移动支付、诊间结算、床旁结算、诊疗信息推送、满意度评价等服务，实现看病就医“一键诊疗”。

2019 年 12 月，全省三级公立医院全部实现上述功能，预约诊疗精确到半小时以内。广州、深圳、珠海、佛山、惠州、中山、江门等 7 个地市 80% 以上的二级公立医院要实现上述功能，其余地市要达到 60% 以上，预约诊疗精确到 1 小时以内。

（四）推进远程医疗平台建设，实现远程医疗“一站会诊”

建设远程医疗体系，扩大广东省远程医疗平台覆盖范围，推动县级以上医院和医疗联合体接入广东省远程医疗平台，并向社区卫生服务机构、乡镇卫生院和村卫生站延伸，基本实现远程医疗服务全覆盖。患者在任意一个远程医疗站点，都可以接受远程会诊、影像、超声、心电、查房、监护、培训等服务，实现远程医疗“一站会诊”。2020 年远程医疗要完成对全省医疗机构的全覆盖。

（五）发展互联网医疗服务，实现线上线下“一体服务”

公立医院要积极使用互联网医院作为第二名称，开展互联网医疗服务。在确保医疗质量和信息安全的前提下，在线为患者提供部分常见病、慢性病复诊、网上健康咨询、随访管理和远程指导，实现线上线下一体化服务。2019 年 12 月底前，各地级以上市公立三甲医院使用互联网医院作为第二名称开展互联网医疗服务的不低于 50%，并接入互联医疗监管平台。2020 年 127 家公立三甲医院要全部提供互联网医疗服务。

三、成效与亮点

广东省部署实施“互联网 + 医疗健康”“五个一”攻坚行动以来，“互联网 + 医疗健康”便民惠民服务快速发展，特别是在优化医疗资源配置、改善医疗健康服务、提升医疗健康服务质量和效率、提高群众健康获得感、推动深化医改等方面取得明显成效。

（一）电子健康码服务群众，方便快捷

2019 年广东省建成省级电子健康码管理平台，如图 2-8-1。截至 2020 年 9 月，全省 6 459 万居民激活电子健康码，在 1 420 家医疗卫生机构全面使用。2020 年底，全省三级公立医院、各地市 50% 以上的二级公立医院将全面使用电子健康码，并逐步延伸至所有医疗卫生机构。

（二）群众体验大幅改善

二级以上医院开展以智能预约挂号、导医分诊、预约检查、药品配送、移动支付等服务为

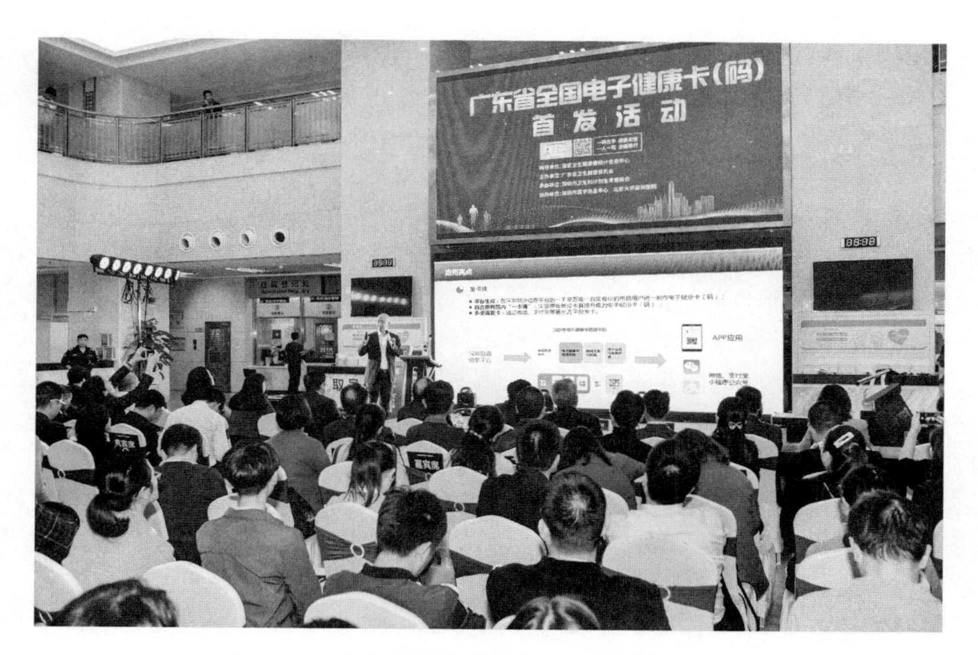

图 2-8-1 广东省电子健康卡（码）部署推广发布会

主要内容的智慧医院建设。到2019年底，全省87%以上的二级公立医院实现了“一键诊疗”，大幅减少群众在院排队时间，改善群众就医体验。

（三）广东省远程医疗服务体系基本建成

投入3.12亿元建设广东省远程医疗平台项目，初步构建省、市、县、镇、村五级远程医疗服务体系。启动粤东、粤西、粤北地区疫情防控能力提升工程，进一步扩大远程医疗平台覆盖范围，实现全省21个地市人民医院、粤东、粤西、粤北地区15个地市医疗机构远程医疗全覆盖。

（四）加快发展互联网医疗

截至2020年6月，全省已有113家互联网医院。

（五）智慧医疗发展取得新进展

中山大学眼科中心、中山大学肿瘤医院、广东省第二人民医院、广州妇女儿童医疗中心等单位研发的人工智能技术开始进入基层和临床应用。为全省2 277个贫困村配备了智能健康监测设备包，如图2-8-2，接入AI医生和远程医疗平台，提供AI问诊、远程问诊、远程会诊和远程教育等服务，医学人工智能进入乡村直接服务乡村群众。

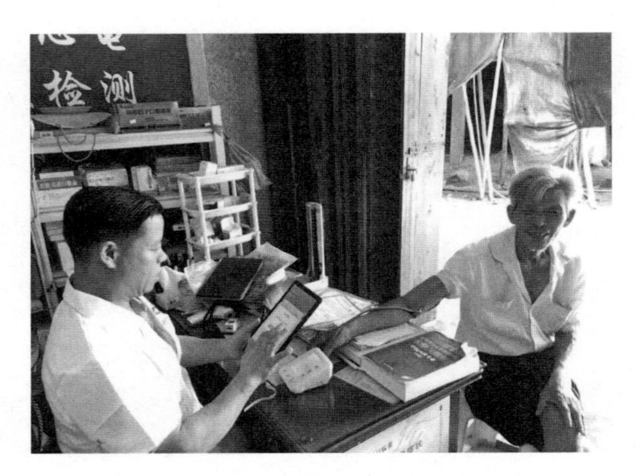

图2-8-2　广东省健康扶贫AI医生进乡村

新冠肺炎疫情发生以来，“互联网+医疗健康”便民服务为疫情防控提供了有力支撑和坚实保障。

1. 互联网诊疗咨询服务有序分流实体医院患者　2020年1月23日以来，广东省80余家互联网医院大力开展常见病、慢性病复诊，开办网上发热门诊，组织呼吸科、感染科、精神卫生科及全科医生开展新冠肺炎咨询服务、居家医学观察指导等服务。推出针对新冠肺炎防治的智能自测评估、智能辅助诊断等智能医疗应用，为群众提供一对一的在线服务，引导群众合理就医，减轻了群众正常医疗需求释放给实体医院带来的就诊压力，减少了不必要的医院集聚，降低了交叉感染风险。新冠肺炎疫情发生以来，广东省互联网医院网上问诊58.4万人次，发热门诊服务群众近5.1万人次，新冠肺炎咨询超过11.9万人次。

2. 远程医疗平台支撑提高治愈率和指挥效率　在新冠肺炎省级定点救治医院建立远程会诊中心，集中呼吸科、感染科、急诊医学科、重症医学科、中医科等专科专家资源，通过远程医疗平台，开展远程视频会诊、远程影像诊断、远程查房、疫情磋商和远程教育，提高各地病例救治率和治愈水平，如图2-8-3。钟南山院士团队先后11次利用远程医疗平台开展远程会诊、指导各地救治重症和危重症患者。浙粤、湘粤两地专家远程实时讨论交流了新冠肺

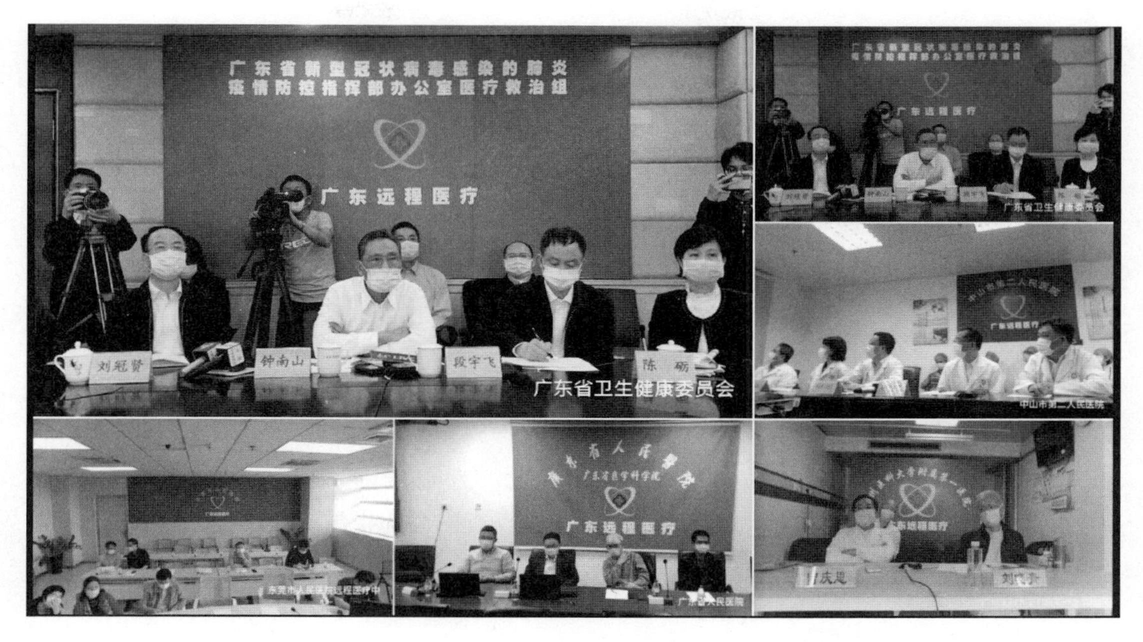

图 2-8-3　广东省远程医疗支撑和保障新冠肺炎疫情防控工作

炎病例筛查、病例救治、重症和危重症病例治疗等方面的做法和经验。截至 2020 年 8 月 27 日，利用远程医疗平台已开展重症和危重症患者远程会诊 119 次，处方点评与病例讨论 23 次，远程培训 103 次（353.6 万人次），远程影像诊断 4 063 例，参与医院达到 9 000 多家（次）。

3. 实地与远程协同，构建广东特色支援湖北荆州模式

（1）实地援助与远程援助协同。广东省在派出 566 名医疗队员支援荆州的同时，将广东远程医疗网络拓展到荆州，在荆州、监利、洪湖、石首、松滋等疫情重灾区建立起粤荆直线连接，实现救治点远程医疗全覆盖。利用远程医疗平台，粤荆两地专家开展远程会诊、远程培训、救治方案会商，协同救治荆州患者。2020 年 2 月 16 日，广东省与荆州市、县区救治点首次进行多方远程会诊以来，共开展了 67 次远程会诊、8 次远程培训。

（2）线上线下一体援助。针对荆州医院救治任务繁重，荆州地区处于封闭管理状态，居民出门就医困难的实际，广东省发挥互联网医疗优势，于 2020 年 2 月 29 日组织 15 家高水平互联网医院组建网上医疗队，1 200 多名医生在网上免费为荆州居民提供问诊咨询服务，形成线上线下一体化服务格局。荆州—广东互联网医院平台总访问量达到 12 余万人次，超过 5 万名荆州市民享受互联网医院的诊疗服务，其中最高峰日访问人数达到 6 312 人次，相当于荆州一家三甲医院的日门诊量。

宁夏“互联网+医疗健康”示范区创建工作

推荐单位：宁夏回族自治区卫生健康委

国务院第五次大督查中，银川市“互联网+医疗健康”典型经验受到国务院通报表扬。2019年国家卫生健康委专门召开新闻发布会推介宁夏“互联网+医疗健康”经验，2020年《中共中央、国务院关于新时代推进西部大开发形成新格局的指导意见》中明确提出“支持宁夏建设‘互联网+医疗健康’示范区”。

一、背景与目的

（一）背景

2018年3月，国务院办公厅到宁夏调研卫生健康工作，并向国务院提交了调研报告。李克强总理和孙春兰副总理对报告给予了充分肯定，并对报告中提出的支持宁夏在“互联网+医疗健康”方面先行先试作出了重要批示。同年，李克强总理和孙春兰副总理亲自到宁夏考察了解“互联网+医疗健康”发展情况，李克强总理视察宁夏时指出：“希望宁夏在创建‘互联网+医疗健康’示范区上走在前列，惠及各族群众及周边地区。”孙春兰副总理在宁夏调研时强调：“要加快发展‘互联网+医疗健康’，构建新型卫生健康服务模式，促进优质医疗资源下沉。”

（二）目的

为深入贯彻落实党中央、国务院决策部署和李克强总理、孙春兰副总理重要指示精神，宁夏回族自治区党委和政府积极加强与国家卫生健康委的沟通对接，2018年7月被确定为全国首个“互联网+医疗健康”示范省（区）。

二、主要做法

（一）委区共建，高位推进示范区建设

宁夏围绕贯彻《“健康中国2030”规划纲要》《国务院办公厅关于促进“互联网+医疗健康”发展的意见》，把推进“互联网+医疗健康”示范区建设工作作为重大政治任务、重要惠民工程和加快转变健康领域发展方式的抓手进行部署推动。

1. 创新示范区建设领导机制　国家卫生健康委同宁夏回族自治区高度重视、持续高位推动示范区建设，于 2018 年 9 月签署委区共建“互联网 + 医疗健康”示范区战略合作协议，联合成立了共建工作领导小组，自治区主要领导和国家卫生健康委分管领导多次专题调研指导推动示范区建设。联合出台《宁夏“互联网 + 医疗健康”示范区建设规划(2019—2022年)》等一系列政策举措，确定“12354”的建设目标任务，搭建起示范区发展的基本框架，绘就示范区建设蓝图。

2. 构建示范区建设推进机制　印发《宁夏“互联网 + 医疗健康”示范区建设实施方案》，确定了 40 项目标任务，明确了年度时间节点的施工图和时间表。自治区财政落实“互联网 + 医疗健康”示范区建设资金 1 亿元，制定《2019 年项目实施方案》，做好工程化实施、项目化推进，推动任务落地见效。

3. 建立健全政策创新驱动机制　为统筹推进“互联网 +”与医药、医疗、医保的融合发展，自治区出台了《宁夏回族自治区互联网医院管理实施办法(试行)》，印发《制定第一批“互联网 +”医疗服务项目试行价格和医保支付政策的通知》，将互联网复诊、互联网(远程)会诊、互联网(远程)病理会诊纳入医疗保险支付范围，将远程胎心监测纳入生育保险。银川市出台《银川市医疗保险门诊大病互联网医院管理服务办法(试行)》，将糖尿病、高血压互联网医院线上诊疗纳入门诊大病医疗保险报销。印发《自治区医保局、自治区卫生健康委关于做好新冠肺炎疫情防控期间“互联网 +”医保服务的通知》，进一步发挥“互联网 +”医疗服务的作用，方便参保人员就医购药，强化“互联网 +”医疗、医药、医保改革发展。结合疫情防控工作印发了《自治区卫生健康委办公室关于加强信息化支撑新冠肺炎疫情防控工作的通知》《自治区卫生健康委关于在疫情防控中开展互联网诊疗咨询和远程医疗服务工作的通知》《自治区卫生健康委办公室关于做好疫情防控期间网络安全保护相关工作的通知》，充分发挥示范区建设成效，助力疫情防控。

(二) 区域共享，深度优化医疗资源配置

借助互联网在优化资源配置方面的巨大优势，有效实现优质医疗资源在区域、城乡间的合理配置。一是将优质资源引进来，在银川市组建“智慧互联网医院”，开展网上远程医疗服务，群众不出远门就可享受到全国的优质医疗专家资源，初步搭建起立足宁夏、服务全国的互联网医疗服务平台，如图 2-9-1。二是把优质资源沉下去，形成“国家、自治区、市、县、乡”五级远程医疗服务体系，建立宁夏电生理诊断和远程影像诊断等多个远程诊断中心，为基层医疗卫生机构提供全天候的远程心电图诊断和远程阅片会诊服务，实行数据共享和结果互认，有效实现优质医疗资源在区域、城乡间的合理配置，为基层医疗机构提供远程诊断服务 130 余万例，为山区 9 县(区)所有乡镇配备基层人工智能辅助诊疗系统，初步形成“基层检查 + 上级诊断 + 区

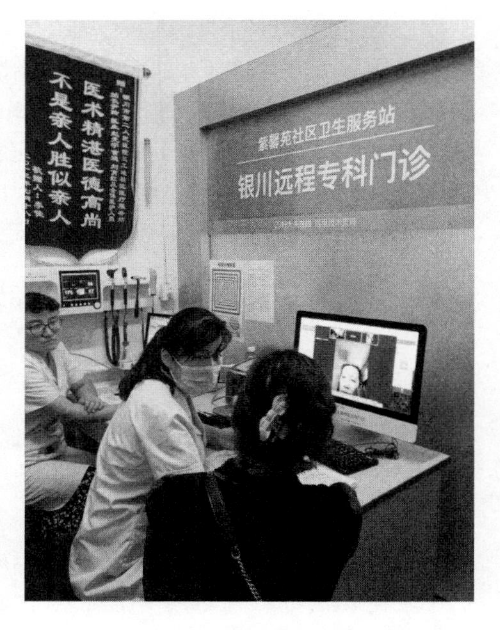

图 2-9-1　银川远程专科门诊工作照片

域互认”的分级诊疗服务新模式。三是让优质资源走出去，运用互联网手段服务“一带一路”沿线国家中资企业和当地群众。2019年3月，宁夏远程医疗会诊中心与援贝宁医疗队完成了中国援外医疗队首例“互联网+”远程指导手术。

（三）创新共融，大力拓展便民惠民服务

以推进卫生健康服务供给侧改革为主线，突出宁夏区域医疗资源“易统筹”特色，把惠民应用作为示范区建设的核心，大力实施宁夏“互联网+医疗健康”便民惠民行动计划30项举措，以打破“患者围着医生转”的传统医疗服务模式为着力点，不断提升医疗服务便民惠民水平。一是重塑就医流程，全面启用电子健康码（卡），推行分时段预约诊疗、智能导医分诊、检验检查结果查询、移动支付等覆盖诊前、诊中和诊后全流程的线上线下一体化服务。二是创新健康管理，实施公共卫生服务全过程监管和基层卫生信息“只录一次”，为患者提供高质量的连续医疗服务。建立“全科+专科”“县乡村”一体化的O2O（“线上+线下”）家庭医生服务模式。三是整合基本医疗、民政救助、商业保险等系统，建设医疗健康“一站式”结算平台，实现了贫困患者出院时自动享受“一免、一降、四提高、一兜底”的保障政策，只缴纳个人自付费用即可。

（四）合作共赢，积极培育健康服务新业态

充分发挥“互联网+”和卫生云建设的优势，把示范区政策的“含金量”转化为健康产业发展的“新动能”。2020年7月1日，宁夏回族自治区党委组织部、党委网信办、自治区发改委等共计19个部门联合印发了《关于印发〈关于促进宁夏“互联网+医疗健康”产业发展的意见〉的通知》。在银川市、中卫市建设2个国家级健康医疗大数据中心及产业园，采取“筑巢引凤”策略，政府搭建基础信息平台，引入国内外优秀互联网医疗企业、高校与医疗机构100余家，51家取得了《医疗机构执业许可证》。“医疗大数据应用技术国家工程实验室宁夏分中心”“国家卫生信息共享技术及应用工程技术研究中心宁夏分中心”正式揭牌建设。与中科院上海微系统与信息技术研究所签署《中国·宁夏“互联网+医疗健康”标准化研究院暨医疗健康物联网创新开放实验室合作共建框架协议》，推进各项健康大数据应用研究。国家卫生健康委于2020年1月批复宁夏成立国家健康医疗大数据研究院。举办第四届中阿博览会“互联网+医疗健康”产业展暨应用大会、在博鳌亚洲论坛开展宁夏“互联网+医疗健康”示范区成果展，打造“示范区工程”品牌效应。在西非贝宁建立两个远程心电诊断中心，积极推进与“一带一路”沿线等国家基于“互联网+医疗健康”的合作共赢，培育和发展产业集群新动能。

（五）齐推共进，着力筑牢示范区发展基石

全面推进“互联网+医疗健康”支撑体系和保障体系建设，确保示范区健康有序发展。一是推进数据互联，“卫生云”全民健康信息平台接通区内80%以上的二、三级公立医院和全部基层医疗机构，卫生信息专网覆盖全区97%的行政村。二是建成了全区居民电子健康档案库、电子病历库、全员人口信息库和综合管理库，打造“智慧120”“互联网+中医”“互联网+免疫规划”“互联网+血液”平台，推动信息资源管理配置集约化。三是完善监管机制，出台《宁夏回族自治区互联网医院管理实施办法（试行）》，建成“互联网医院在线监管平台”，

基本实现监管部门对互联网医院的诊疗行为全过程监管。建立行业自律机制，在银川市成立全国首个“互联网 + 医疗健康”协会，确保行业健康发展。

（六）发挥效能，助力新冠肺炎疫情防控

依托远程体系、互联网医疗平台、互联网诊断平台等“互联网 + 医疗健康”示范区建设成效优势，构建了远程会议、远程会诊、在线义诊、影像义诊、疫情服务、疫情信息直报等信息化平台，如图 2-9-2。凝聚互联网医院平台力量，最大化利用优质资源，开展宁夏回族自治区疫情救治、信息直报与援助武汉、襄阳及沙特等疫情防控工作。积极推行健康码管理，借助“我的宁夏”政务 APP，生成“红、黄、绿、灰”四种颜色的防疫健康码，作为居民个人出行的电子凭证，做到快速核验、一次申报、全区通用。

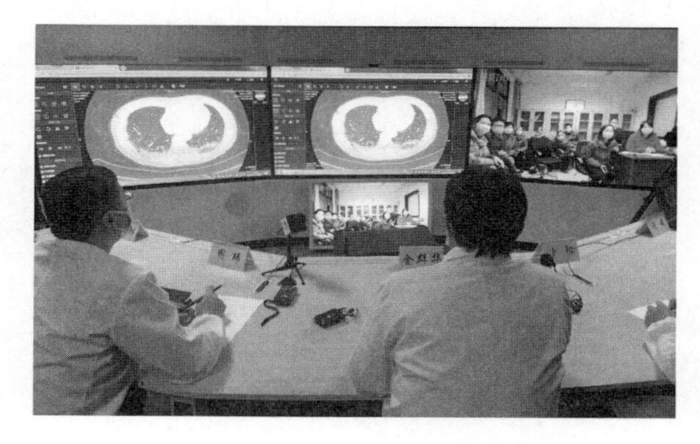

图 2-9-2 远程体系助力疫情防控

三、成效与亮点

（一）医疗服务水平显著提升

初步搭建起立足宁夏、服务全国的互联网医疗服务平台。在宁夏备案注册全国医师 5.1 万名，推进了各级诊断数据共享和结果互认，实现区域医疗服务同质化、标准化，群众不出远门就可以享受到全国的优质医疗专家资源。

（二）医疗服务效率显著提升

以打破“患者围着医生转”的传统医疗服务模式为着力点，不断提升医疗服务便民惠民水平。全区二级以上医疗机构初步实现电子健康码应用，各级医疗机构诊前、诊中、诊后就医服务流程优化贯通，患者就医体验得到有效改善。远程影像中心 20 分钟即可完成影像的上传、诊断、发送报告的全过程。

（三）信息基础建设显著加强

电子政务外网实现全区公立医疗机构全覆盖，卫生云平台累计汇聚数据 5 亿余条。初步实现居民健康档案管理、家庭医生签约、远程医疗、免疫规划、“120”急救、血液综合管理等医疗健康信息的互联互通。

（四）深入拓展对外交流合作

由宁夏回族自治区人民政府主办，国家卫生健康委、宁夏回族自治区卫生健康委、九三学社宁夏委员会、中国卫生信息与健康医疗大数据学会承办的第四届中阿博览会“互联网 +

医疗健康”产业展暨应用大会在宁夏成功举办，累计吸引美国、德国、日本等国的67家企业参展，达成意向签约总额近12.3亿元。宁夏自治区卫生健康委与北京大学医学部签订合作协议，在宁夏建设“北京大学医疗云平台”，与中国机械设备工程股份有限公司共建“互联网+”海外医疗服务平台，与泰中东盟经贸促进会、西安翼展电子科技有限公司共同打造宁夏向“一带一路”国家技术输出的远程影像诊断“样板”项目。与第三方机构合作成立全国首个院士专线Re医学教育基地，启动宁夏居民高血压防控项目。陈君石院士领衔的健康管理团队亲赴宁夏，共同启动宁夏居民高血压防控项目，引入健康画像、智能评估等智慧技术开展健康管理。

（五）疫情防控发挥重要支撑

宁夏在线义诊平台累计注册区内3 000多名医生，面向全国累计提供线上服务近2万单，远程影像义诊平台诊断病例800余例。借助远程体系开展远程会诊593次，开展远程诊断近5万例。

加快推进“互联网 + 医疗健康”发展　构建区域智慧医疗服务体系

推荐单位：天津市卫生健康委

天津市卫生健康委大力实施“互联网 + 医疗健康”建设应用，不断健全全市智慧医疗服务和支撑体系，全市医疗健康信息化服务能力明显提升。通过顶层设计、统筹部署实施，全面推进“互联网 + 智慧就医”，使患者享受到智慧门诊、智慧住院和互联网医疗。

一、背景与目的

（一）背景

2018 年以来，国务院办公厅印发《关于促进“互联网 + 医疗健康”发展的意见》，国家卫生健康委印发《关于深入开展“互联网 + 医疗健康”便民惠民活动的通知》及互联网医疗、智慧医院、电子病历评级、医院智慧服务评级等相关配套文件。2019 年 5 月，国家卫生健康委与天津、江苏、浙江、安徽、福建、山东、湖北、广东、四川、贵州等 10 个省（直辖市），签署共建“互联网 + 医疗健康”示范省战略合作协议。

天津市委、市政府高度重视智慧医疗发展，2016 年将其纳入全市深化医疗卫生体制改革重点任务和健康医疗大数据建设内容，2017 年纳入全市智能科技发展战略，2018 年印发《关于促进“互联网 + 医疗健康”发展的实施意见》，全市智慧医疗和“互联网 + 医疗健康”服务体系建设不断取得进展。

（二）目的

通过出台相关文件让工作保障逐步健全，制定医院信息化功能建设规范、基层医疗卫生机构信息化建设规范、天津市级全民健康信息平台规划方案等建设标准，使顶层设计逐步完善；逐步建立组织领导体系，让工作机制日趋健全；让信息化人才队伍规模壮大，能力逐步提升，使“互联网 + 医疗健康”服务体系持续完善。

坚持问题导向，深入推进优质医疗资源与智能技术融合，努力建成完善、完备的“互联网 + 医疗建设”服务、健康医疗大数据创新应用、智能技术与卫生健康融合发展三大体系，为卫生健康事业高质量发展提供更加强劲的动力和广阔的空间，逐步提升“互联网 + 医疗健康”支撑能力。

二、主要做法

（一）强化顶层设计，持续高位推进

1. 强化顶层设计　贯彻落实国务院《关于促进和规范健康医疗大数据应用发展的指导意见》《关于促进“互联网＋医疗健康”发展的意见》等文件要求，相继出台健康医疗大数据应用发展、智能医疗与健康、“互联网＋医疗健康”发展以及“互联网＋”便民惠民服务等文件，明确了全市发展目标、实施路径和任务要求。

2. 持续高位推进　将智能健康与医疗、“互联网＋医疗健康”纳入全市智能科技发展战略，市委主要领导、分管市领导多次到医疗机构考察和体验，对“互联网＋医疗健康”发展提出具体要求。市卫生健康委实施重点工作督办制，坚持定期召开全市医疗机构“一把手”会议，推动重点任务落实。

3. 健全工作机制　坚持统筹部署、中期督查、验收考核的工作推动机制。对重点任务进行量化考核，考核结果纳入公立医院绩效考核评价，实施重点任务约谈和通报制度。同时，研究拟定“互联网＋医疗健康”示范制度，推进相关任务、指标高质量完成。

（二）统筹部署实施，推进“互联网＋智慧就医”

1. 深化智慧门诊服务　2018 年，组织开展“改善医疗服务质量提升患者就医感受百日行动”，推出拓展智慧门诊等 10 项服务举措。在全市范围全面推进智慧门诊建设，方便患者就医，如图 2-10-1。全市 42 家三级医院、19 家二级医院上线智慧门诊，为市民提供多渠道预约挂号、自助机服务、在线支付、信息推送等便民惠民服务。三级医院移动终端预约比例近 70%，自助及线上缴费比例超过 30%。

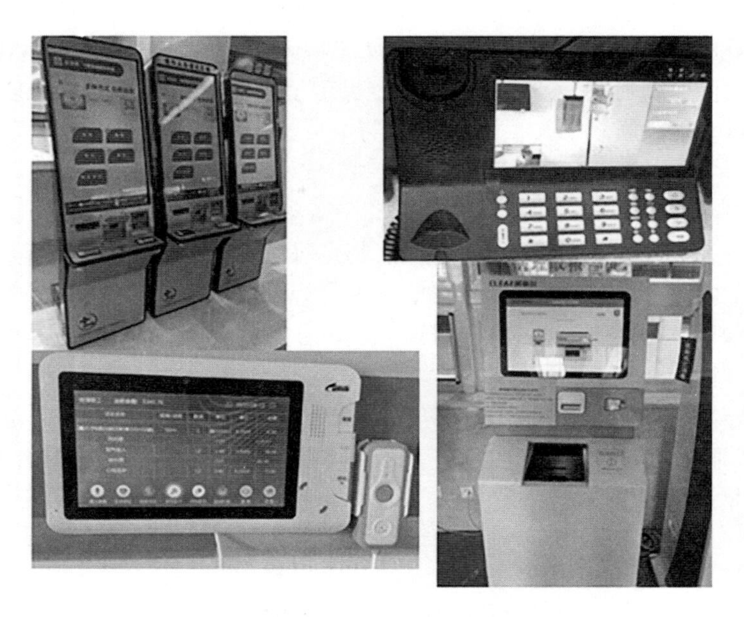

图 2-10-1　天津市智慧门诊、智慧住院智能设备应用

2. 实施智慧住院服务 2018年底，印发《开展天津市智慧住院建设的实施方案》，在全市二级以上医疗机构开展标准化智慧住院建设。全市三级医院普遍建立住院服务中心，患者可通过自助设备、手机APP实现住院押金预缴、每日住院清单查询、检验检查结果查询、健康知识宣教、护工聘请、营养点餐、病历复印等服务。

3. 推进互联网医疗服务 2019年，相继印发互联网诊疗服务、"互联网+护理服务""互联网+家庭病床"等文件，加快健全全市互联网医疗服务体系。新冠肺炎疫情发生以来，天津市卫生健康委积极组织医疗机构提供线上服务，如图2-10-2，全市线上咨询医疗机构达33家，线上注册医师超过2万名，累计提供咨询服务130.6万人次；全市互联网医院已达27家，累计开具电子处方5.7万人次。同时，全市互联网医疗服务监管平台已于2019年1月上线运行。

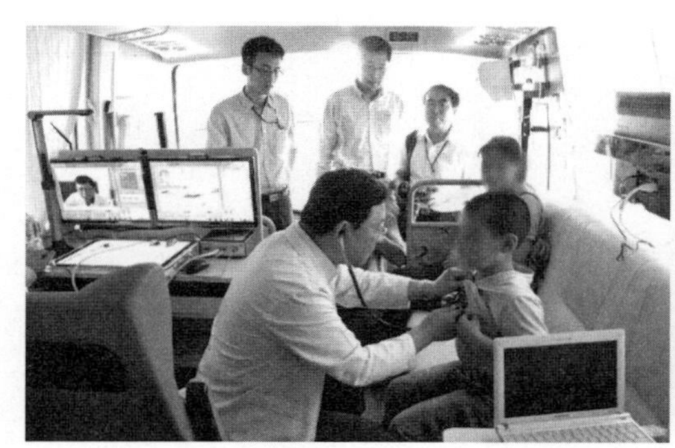
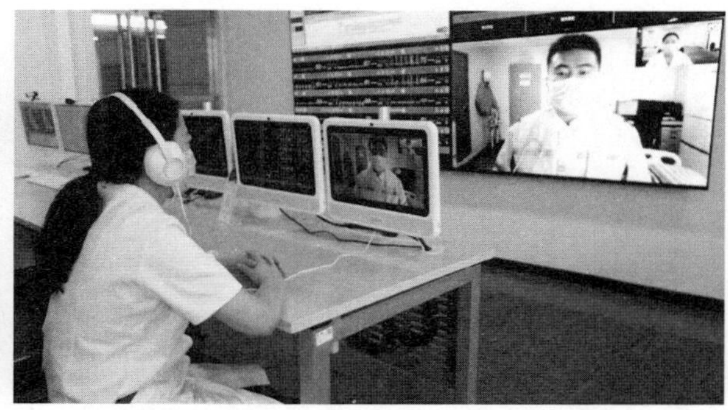

图2-10-2 天津泰达国际心血管医院互联网远程服务

4. 实施"互联网+医疗健康"统一服务 2019年9月，天津市卫生健康委上线官方APP——"健康天津"，实施全市"互联网+医疗健康"服务再升级工程，向群众提供"五统一"就医服务，即三级医院预约挂号统一登录、线上咨询和诊疗服务统一入口、预约用药统一保障、医疗服务资源和个人诊疗信息统一获取、权威信息和健康知识统一发布，如图2-10-3。

（三）加强区域覆盖，推进区域智慧医疗服务

1. 推进区域公共卫生服务全覆盖 应用全市统一的社区公共卫生服务信息系统，形成动态管理和标准化居民电子健康档案，实现了全市居民基本公共卫生服务精细化管理；全市家庭医生签约服务系统先后经历两次升级改造，实现家庭医生签约服务的全信息记录、全业务管理和全方位考核支撑。

2. 实施健康数据全共享 借助基层公共卫生和家庭医生签约服务系统的全市覆盖，实施居民就诊记录与健康档案数据关联和流转，实现家庭医生对就诊患者健康档案信息和历史就诊电子病历信息的随时调阅，提升了诊疗效率和健康管理水平。

3. 开展区域智慧服务全应用 推进试点区全区域医疗卫生机构信息互联互通，区域内全部医疗机构向群众提供预约挂号、智能导诊、打印检查检验报告、移动缴费、健康宣传、健康档案查询等智能服务，实现患者就诊信息互传和检验检查结果共享；大力推进区域内"基层检查，上级诊断"服务，实现患者在基层医疗机构就可享受高级别医疗机构医疗服务，如图2-10-4。

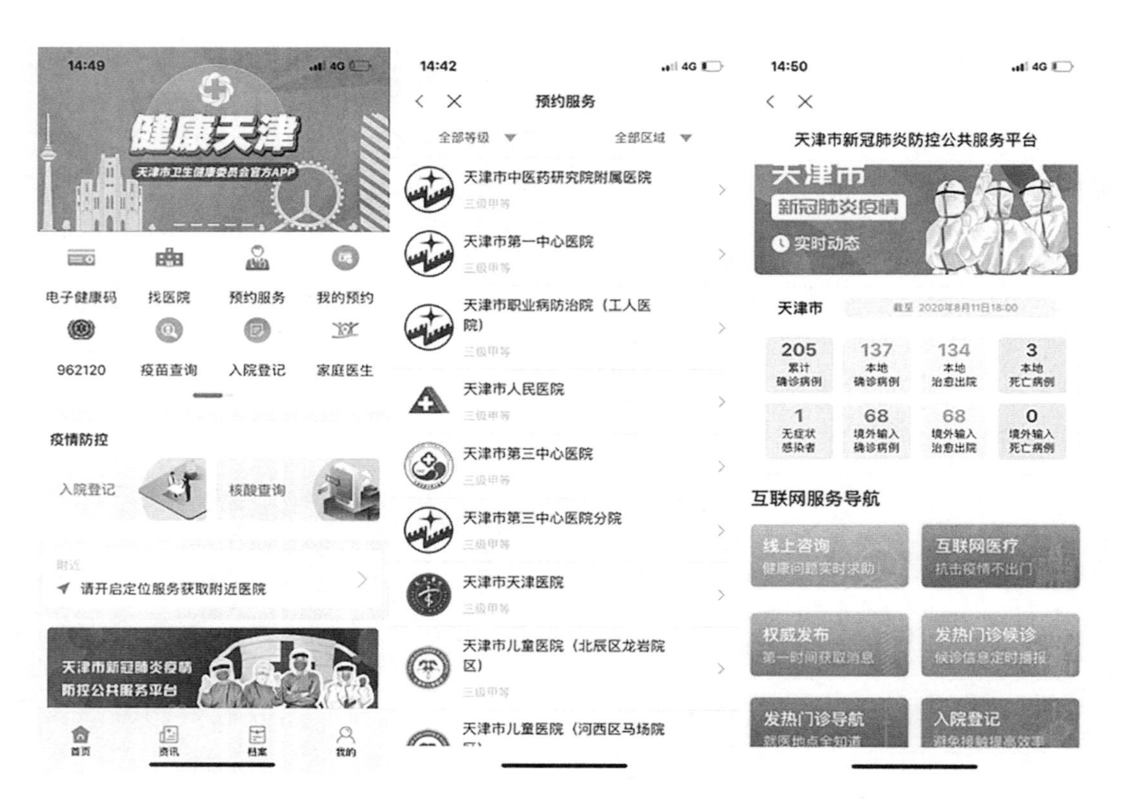

图 2-10-3　天津市官方 APP——“健康天津”

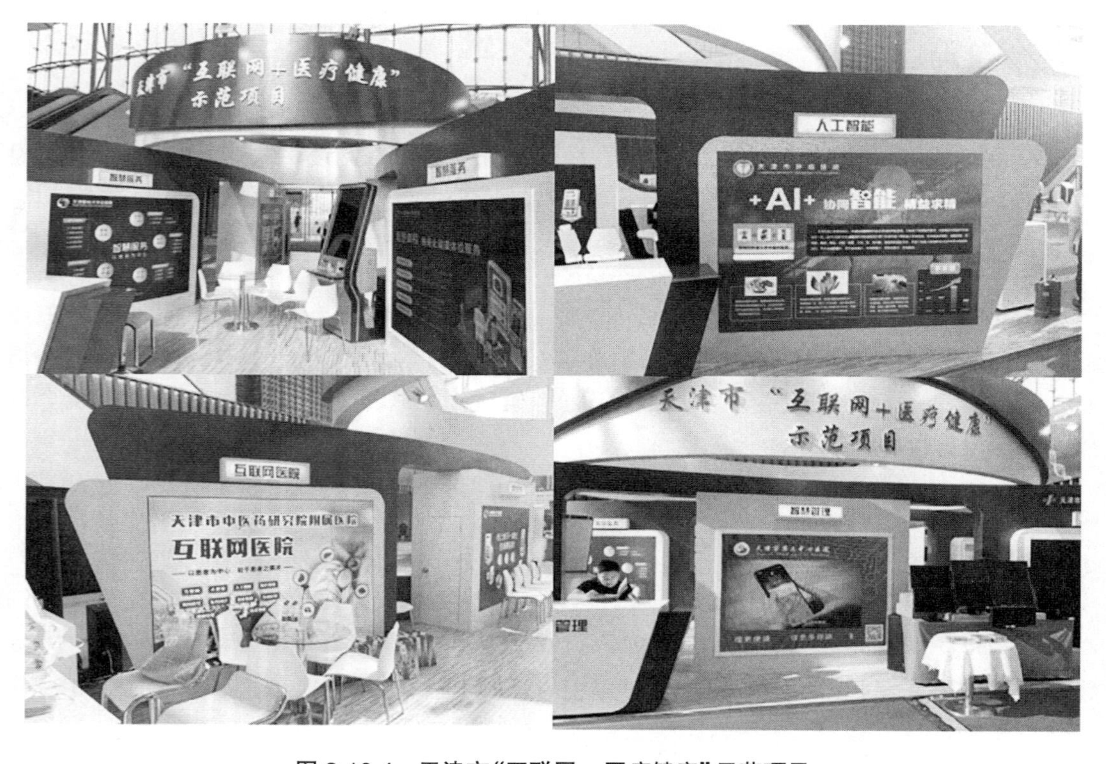

图 2-10-4　天津市“互联网 + 医疗健康”示范项目

（四）鼓励单点示范，推进“互联网 + 新型服务”

鼓励和支持医疗机构开展以移动互联、大数据、人工智能等新技术为依托的新型服务，为群众提供更加智慧化的医疗服务保障。天津市胸科医院的人工智能肺小结节辅助治疗和肺癌辅助诊疗决策项目以及“互联网 + 远程心电监测”项目、天津市急救中心的远程一体化急救调度指挥平台和基于大数据的优先分级调派系统、泰达国际心血管病医院基于人工智能的急性心肌梗死诊断临床决策支持系统、天津医科大学朱宪彝纪念医院基于物联网技术的“三一照护”糖尿病诊疗项目、天津中医药大学第一附属医院基于物联网技术的“智慧中药房”等试点项目，均取得了良好应用效果。另外，3D 打印、达芬奇手术机器人、人工智能在影像检查中的应用等，也在临床得到了广泛应用。

（五）做实能力建设，推进智慧医疗“三大支撑”

1. **强化数据支撑能力** 启动“天津市健康医疗大数据超级平台”项目，推进医疗卫生机构全量医疗数据和全市居民电子健康档案数据在平台汇集，并开展数据治理和标准化工作，为实施全市健康医疗大数据分析决策、重点数据指标监测以及诊疗数据跨机构共享、个人全周期健康信息开放服务提供支撑。

2. **强化智慧医院建设** 实施全市医院信息化功能规范建设，推动落实医院电子病历应用评级、医院智慧服务分级评估、互联互通成熟度测评以及医院内部绩效、用药、运营、后勤等管理智能化应用。

3. **强化卫生健康业务数字化支撑** 2018 年，先后建成全市应急救治、医疗机构后勤信息管理、爱国卫生信息管理、中医馆信息管理等系统，结合已应用和在建的全市公共卫生、妇幼管理、免疫规划、重症精神障碍、人口计生服务、传染病监测、药品保障等业务系统，全市卫生健康业务数字化支撑体系逐步健全。

三、成效与亮点

近年来，天津市卫生健康委大力实施“互联网 + 医疗健康”建设应用，不断健全全市智慧医疗服务和支撑体系，全市医疗健康信息化服务能力明显提升。特别是新冠肺炎疫情发生以来，天津市卫生健康委充分依托市级全民健康和“互联网 + 医疗健康”资源，围绕疫情信息发布、重点人群管控、信息资源共享开放等数字化支撑，先后推进公立医疗机构线上统一服务、医疗机构重点人群预警提示、发热门诊信息服务、治愈患者健康随访管理、核酸检测信息管理等应用，实现了快速提供多维度疫情防控和群众就医服务的信息化支撑。

（一）依托市级全民健康和“互联网 + 医疗健康”基础资源，快速形成全市涉疫主题数据库

新冠肺炎疫情发生以来，天津市卫生健康委充分发挥市级全民健康信息平台和“互联网 + 医疗健康”统一平台对全市公立医疗机构的全覆盖优势，快速打通定点医院、疾控机构和各三级医疗机构数据节点，对确诊病例、密切接触者、疑似病例、集中隔离观察等涉疫人员信息进行汇集，并同市委网信办、市公安局进行数据共享交互，形成了天津市动态更新管

理的涉疫人员主题数据资源，为基于数据资源和信息化资源的数字防控服务提供了坚实的基础。

（二）发挥全市“互联网＋医疗健康”服务平台高覆盖优势，满足群众疫情期间就医服务需求

1. 整合和发布各类信息资源，引导群众合理就医　疫情暴发初期，天津市卫生健康委第一时间在全市“互联网＋医疗健康”统一平台公布全市发热门诊各类信息，并通过小程序快速汇集医疗机构发热门诊候诊信息，实时向社会公布，引导群众合理就医。到2020年8月，全市发热门诊候诊信息已全部实现实时采集和定时播报，2020年2月初至8月已向公众发布1 800余次。

2. 拓展线上统一服务功能，提供“一键登录”预约服务　在全市三级医院统一预约挂号全覆盖基础上，推进二级公立医院统一接入，逐步实现二级以上公立医疗机构预约服务“一键登录”。同时，加快线上“120”预约用车、献血服务线上管理、个人就诊信息查询、疫苗查询等统一服务，为群众提供更加便捷的线上服务。

3. 汇集线上诊疗服务资源，支持线上诊疗统一入口　推进全市医疗机构和医务人员开展线上咨询和互联网诊疗服务，并初步实现统一接入，为群众提供互联网诊疗统一入口。截至2020年7月底，全市提供线上咨询医疗机构已达33家、互联网医院达27家，均已逐步链接入全市统一平台。

（三）发挥信息资源互联互通优势，为疫情防控提供数字化保障

1. 推广全市入院扫码登记系统，助力医疗机构高风险人群精准发现和分类管理能力　依托全市涉疫人员主题数据资源，组织开发入院扫码登记系统，实施全部入院人群扫码登记，对高风险人群进行提升预警，实施就医分类管理，增强医疗机构风险防控能力。至2020年8月，该系统已覆盖全市1 400余家医疗机构，累计覆盖人群超过800万人，预警提示超过7 500人次。

2. 加强发热门诊信息化建设，强化重点人群实时监测发现能力　在发热门诊个案信息采集基础上，统筹推进发热门诊标准化建设，先后印发《关于加快推进我市门诊电子病历信息化建设工作的通知》《天津市发热门诊电子病历模板（试行）的通知》等文件，开发实时数据采集、监测模型，实施全市发热门诊重点指标监测和预警研判，提升医疗机构早发现、早预警、早处置的能力。

3. 上线“核酸检测信息管理服务系统”，拓展涉疫数据服务能力　结合核酸检测有关要求，及时开发全市核酸检测信息管理系统，为群众提供医疗机构核酸采样线上预约和结果查询服务。

4. 开发“新冠肺炎患者健康随访管理系统”，完善治愈患者全周期服务管理　依托全民健康信息平台，构建确诊患者个人专属健康档案，规范患者在定点医疗机构治疗、集中隔离点健康观察、基层医疗机构家庭医生健康随访、中医康复机构康复治疗健康管理，形成治愈患者全流程全周期的医疗健康管理数字化支撑。

第三章
公共卫生篇

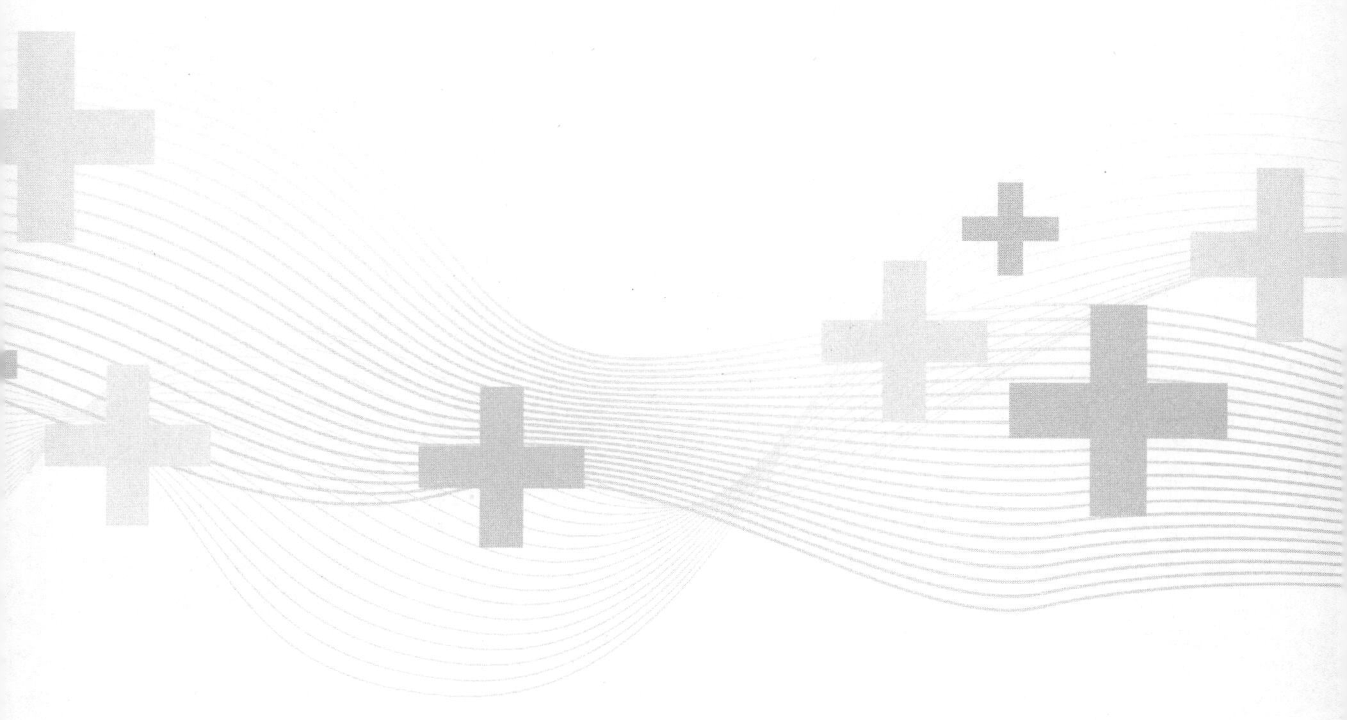

湖南省利用电子健康卡（码）实现疫情防控与便民惠民应用融合发展

推荐单位：湖南省卫生健康委信息统计中心

湖南省卫生健康委信息统计中心利用电子健康卡加载红、黄、绿三色码作为复工复产、复商复学以及人员跨区域有序流动的重要依据，助力疫情精准防控取得积极成效。同时，依托电子健康卡（码），整合各项健康相关的便民惠民应用，在全省范围实现了一卡（码）通用、一卡（码）通行。

一、背景与目的

（一）背景

湖南省卫生健康委信息统计中心从 2018 年开始率先在全国建成省级电子健康卡综合管理系统和居民健康信息主索引系统。2019 年底，全省电子健康卡建卡人数 1 500 万，用卡人数超过 230 万人，用卡次数超过 1 200 万人次。湖南省居民健康卡微信公众号注册人数超 160 万，对接了全省超过 158 家医疗机构，整合了预约挂号、健康档案和医疗记录查询、母婴健康手册等应用。

（二）目的

为充分利用大数据做好湖南省新冠肺炎疫情防控工作，根据湖南省委安排部署，湖南省卫生健康委信息统计中心联合相关部门运用大数据进行分析比对，将健康通行码的红、黄、绿三种颜色与电子健康卡二维码相融合，生成疫情防控期间使用的电子健康融合码，一个电子健康融合码既可以实现复工复产、复商复学以及人员跨区域有序流动的信息提示，也可以使持有者在医疗健康机构接受全程医疗健康服务。

二、主要做法

（一）多部门大数据共享生成健康通行码

由湖南省通信管理局牵头，整合运营商移动通信数据、疾控部门确诊或疑似病例信息、无症状感染者信息、密切接触者信息、公安部门“六同”人员信息、出入境人员信息。在此基础上，与湖南省疾病预防控制中心专家一道，确定了人员信息分类提示标准及大数据分析算法。根据大数据分析，按不同的风险程度，生成红、黄、绿三种颜色的健康通行码信息。

(二) 健康通行码与电子健康卡整合成电子健康融合码

健康通行码信息每天由湖南省通信管理局通过专用网络链路推送至湖南省卫生健康委信息统计中心，湖南省卫生健康委信息统计中心将个人的健康通行码信息和个人的电子健康卡(码)信息进行整合，生成具有红、黄、绿三种颜色的电子健康融合码，既可用于疫情防控，也可用于医疗健康服务。

(三) 电子健康融合码助力新冠肺炎疫情防控

1. 助力企业和学校复工复学　湖南省卫生健康委官方网站向复工企业和复学学校开通“湖南省复工复学人员健康状况查询平台”，相关复工企业和复学学校安排专人注册查询系统，提交需要查询比对的人员信息。由信息平台后台比对后，企业和学校通过平台查询有“红、黄”信息提示的人员名单，统一组织对相关复工复学人员进行进一步的排查和管理。

2. 助力居民旅游出行　居民个人通过关注“湖南省居民健康卡”微信公众号，注册个人电子健康卡(码)，注册成功后，默认为“绿码”，并自动与通信管理局每日提供的健康通行码信息比对，比对结果为“红、黄”标识的，电子健康卡二维码分别显示为相应颜色。电子健康融合码的颜色为个人防护的参考信息，并根据大数据分析的结果自动更新。居民凭电子健康融合码绿色码畅通出行。

3. 助力医院医护人员做好个人防护　湖南省电子健康融合码打通医院预约挂号和门诊挂号系统，供医护人员查询就诊患者的疫情风险等级，第一时间为全省医疗机构医务人员提供个人防护预警信息。给医护人员提供的就诊人员信息包含电子健康融合码颜色信息、就诊人员出入境信息、新冠肺炎确诊及出院信息、公共场所出行信息、可疑密切接触信息、核酸检测信息等。

4. 助力机场、车站、公共场所疫情风险防控　湖南省卫生健康委信息统计中心联合读卡器厂商研发了一款电子健康融合码识读终端，在长沙黄花国际机场，长沙市、衡阳市、永州市高铁站与湖南省所有电影放映厅进行了部署。通过读取身份证或者扫描电子健康卡二维码就能实时调用全国政务服务平台的健康通行码数据，极大加快了人流密集场所的验码速度，也方便了没有智能手机的老年人出行。健康融合码识读终端的推行有效防范了重要公共场所的疫情风险。

三、成效与亮点

(一) 实现了全省电子健康卡全面普及应用

湖南省卫生健康委信息统计中心从2018年开始电子健康卡普及应用工作，建设了电子健康卡管理信息系统和密码体系，开发了“湖南省居民健康卡”微信公众号，在5家省属医院和岳麓区的基层卫生机构进行电子健康卡应用改造。2019年5月，湖南省卫生健康委召开电子健康卡推进会，下发电子健康卡实施方案，正式在全省部署电子健康卡普及应用工作。截至 2020 年 7 月 31 日，全省有 198 家二级以上公立医院完成了电子健康卡应用改造，可以在诊疗全流程使用电子健康卡；全省发放电子健康卡超 7 500 万人，如图 3-1-1，覆盖了全部常住人口、流动人口、外籍人口。

(二) 疫情防控期间电子健康融合码应用成效显著

1. 全省企业和学校全面推广电子健康融合码查询　截至 2020 年 8 月 3 日，湖南省累计有 20 497 家企业和学校提交员工和学生电子健康融合码查询 9 031 万人次，基本覆盖所有企业和学校。

2. 实现城乡居民电子健康融合码注册申领全覆盖　截至 2020 年 8 月 3 日，湖南城乡居民累计注册电子健康融合码 7 514.37 万人，湖南省常住人口为 6 918 万，其他为外省流动人口及港澳台居民和外籍人士。累计查询个人电子健康融合码 13.55 亿人次。

3. 及时向国家政务服务平台提供健康通行码数据，方便本省居民跨省流动　2020 年 3 月 18 日，湖南省电子健康融合码系统实现与国家电子政务一体化平台对接，如图 3-1-2，开始向国家电子政务一体化服务平台上传湖南省居民健康通行码数据，方便本省居民跨省流动。到 2020 年 8 月 3 日止，总共上传湖南省健康通行码 7 489 万人，健康通行码上传总量占常住人口比例为 108.25%。

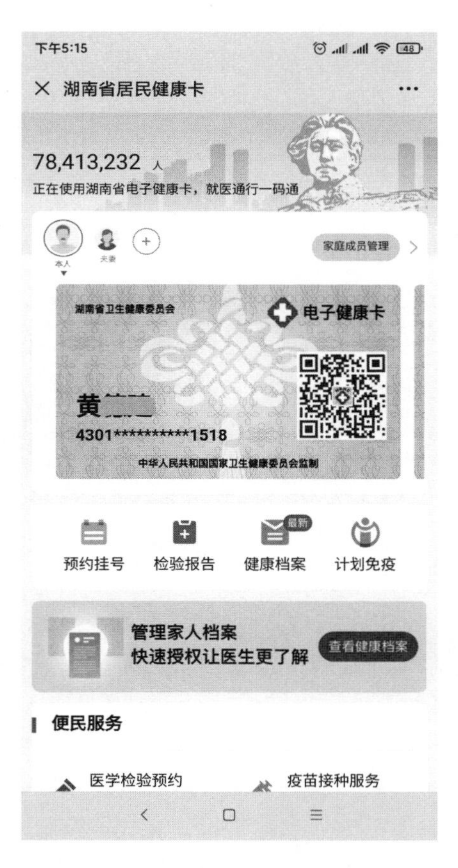

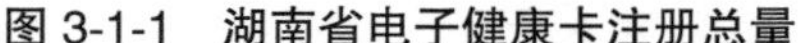
图 3-1-1　湖南省电子健康卡注册总量

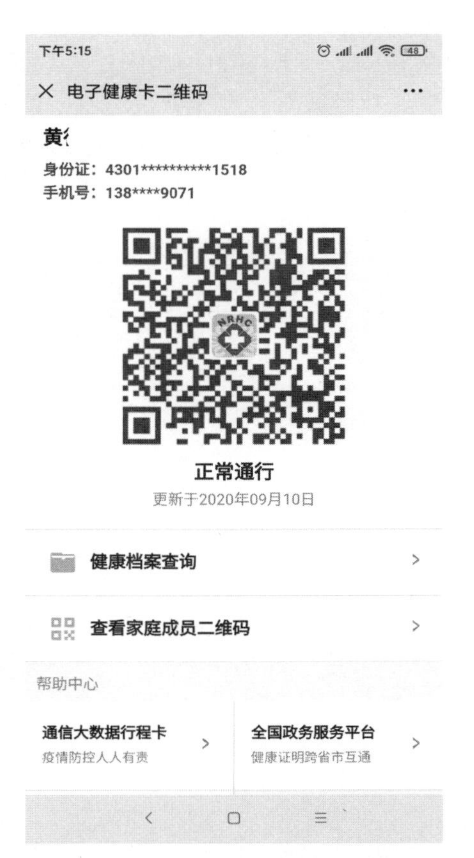

图 3-1-2　湖南省电子健康卡全国互联共享

4. 和外省健康码跨省互认，方便外省居民在湖南出行　2020 年 3 月 17 日，湖南省应对新冠肺炎联防联控机制下发《湖南省应对新冠肺炎疫情联防联控机制关于明确健康码跨省互认和健康证明申报规则的通知》（湘肺炎机制发〔2020〕102 号），先后和海南省、上海市、福建省、山东省、吉林省实现了省际对接，健康通行码跨省互认，方便外省居民在湖南出行。

5. 响应省内其他政府部门需求，助力其他政府部门疫情风险防控　和湖南省文化旅游厅对接，实现旅游景点查询游客电子健康融合码功能；和湖南省建设厅对接，实现基建工地民工电子健康融合码查询功能；和湖南省教育厅对接，实现中小学、幼儿园批量查询师生电子健康融合码功能；和湖南省信访局对接，实现来访人员电子健康融合码查询功能；和湖南省人社厅对接，实现“湘就业”平台电子健康融合码查询功能。

6. 研发港澳台居民和外籍人士电子健康卡二维码生成标准，方便港澳台居民和外籍人士跨地域流动　国家卫生健康委制定的电子健康卡二维码是按照居民身份证号码生成的，港澳台居民证件号码和外籍人士护照号码无法生成电子健康卡二维码。应湖南省港澳办、省台办、省外事办要求，为了满足港澳台居民和外籍人士出行需求，湖南省卫生健康委信息统计中心制定了港澳台居民和外籍人士电子健康卡二维码生成方法，实现了港澳台居民与来湘外籍人士电子健康融合码注册和查询功能，为其出行提供方便。

湖南省卫生健康委信息统计中心以有力保障人民群众生命安全和身体健康为出发点，以提高人民群众获得感为目标，大力加强健康通行码与电子健康卡（码）等融合发展，推动健康医疗大数据信息、通信大数据信息、公安边检口岸大数据信息的互联融合、开放共享，消除信息壁垒和孤岛，大力促进健康医疗大数据与其他政务大数据的融合应用发展，探索创新“互联网 +”医疗健康服务新模式、新业态，为全面战胜新冠肺炎疫情、有效开展常态化疫情防控、有序开展医疗健康服务提供了有力支撑。

上海市疫苗接种“五码联动”可全程追溯

推荐单位：上海市疾病预防控制中心

接种疫苗是预防控制传染病最有效、最便捷、最经济的手段，如何实现“受种者、疫苗、接种服务”信息统一对应、数据实时共享、功能全面覆盖、信息保证安全的综合应用已经是行政管理部门、医药企业与公众等社会各方的共识与需求。在“互联网 +”时代下，应该利用信息技术来监控监管疫苗流通，不断强化预防接种服务举措、优化服务流程、提高服务质量。

一、背景与目的

（一）背景

健康是促进人类全面发展的必然要求，是经济社会发展的基础条件，没有全民健康就没有全面小康。接种疫苗是预防控制传染病最有效、最便捷、最经济的手段。免疫规划是按照国家或者省级卫生健康主管部门所确定的疫苗品种、免疫程序或接种方案，在人群中有计划地进行预防接种，以预防和控制特定传染病的发生和流行。

当前，免疫规划工作面临着人民群众不断增长的优质服务需求与免疫规划信息化建设、监管服务能力有待完善之间的矛盾。2019 年 12 月 1 日起实施的《中华人民共和国疫苗管理法》（简称《疫苗管理法》）等法律以及其他免疫规划相关的规范和信息化建设指导意见等均对预防接种管理和接种服务方面提出了更高的要求。其中，《疫苗管理法》规定：疾病预防控制机构、接种单位应当依法如实记录疫苗流通、预防接种等情况，并按照规定向全国疫苗电子追溯协同平台提供追溯信息；同时《疫苗管理法》也要求各级疾病预防控制机构、接种单位等应当通过全国儿童预防接种日等活动定期开展疫苗安全法律、法规以及预防接种知识等的宣传教育、普及工作。

（二）目的

新冠肺炎疫情暴发初期，为防控疫情，全国约 80% 的接种单位推迟预防接种服务。待疫情趋于常态化管理后，如何避免人群聚集、开展有序的预防接种工作、定期宣传预防接种知识等又给免疫规划工作提出了新的要求。

因此，在“互联网 +”时代下，利用信息技术来监控监管疫苗流通、更好地提供预防接种服务可及性、优化预防接种服务流程和门诊管理、提供在线的预防接种知识宣传平台，抓紧建设疫苗综合管理和预防接种服务信息系统，组织建设数据中心，做好与生产企业、健康档案等独立系统的对接和整合，加快实现“受种者、疫苗、接种服务”信息统一对应、数据实时共享、功能全面覆盖、信息保证安全的综合应用已经是行政管理部门、医药企业与公众等社会各方的共识与需求。

二、主要做法

上海市疫苗综合管理和预防接种服务信息系统（简称“疫苗综管系统”）于 2019 年开始建设，至 2020 年初完成建设，通过整合预防接种信息、疫苗流通信息、公众服务信息等，实现扫码接种信息化操作，完成疫苗全程可追溯、预约接种、在线宣教等功能。

1. 智慧接种，省时省力　上海市基于疫苗综管系统公众服务子系统，依托“健康云”服务门户，在全市范围内开展线上分时预约、特定疫苗预约、紧缺疫苗登记等功能。用户通过关注“上海疾控”微信公众号或者安装“健康云”APP，经实名认证后绑定接种儿童档案，可在线选择时间段与特定疫苗预约接种；对于库存紧张的疫苗，可先在线登记，待疫苗到货后预约时间段完成线下接种。智慧接种还包含电子接种证、疫苗知识查看等功能，通过关注“上海疾控”微信公众号或者安装“健康云”APP，经实名认证后可在线查询预防接种记录；登录“健康云”APP 进入“智慧接种”，可查看疫苗相关的知识，如图 3-2-1。

Healthcare Cloud
健康云
先预约 后接种
减少排队更轻松
预约后请在预检台出示“预约详情单”
关注“健康云Pro”微信小程序
关注疾控微信服务号、点击“服务信息”→“疫苗接种”→“预约接种”
预约接种
微信扫码下载健康云或关注健康云小程序
1 点击智慧接种，选择区域
2 点击添加儿童，填写信息
3 点击儿童添加，点击预约
4
1 档案绑定
2 可选择身份证或扫描接种本条形码
3 再次进入预约接种 可选择日期与时段进行预约
4
接种本

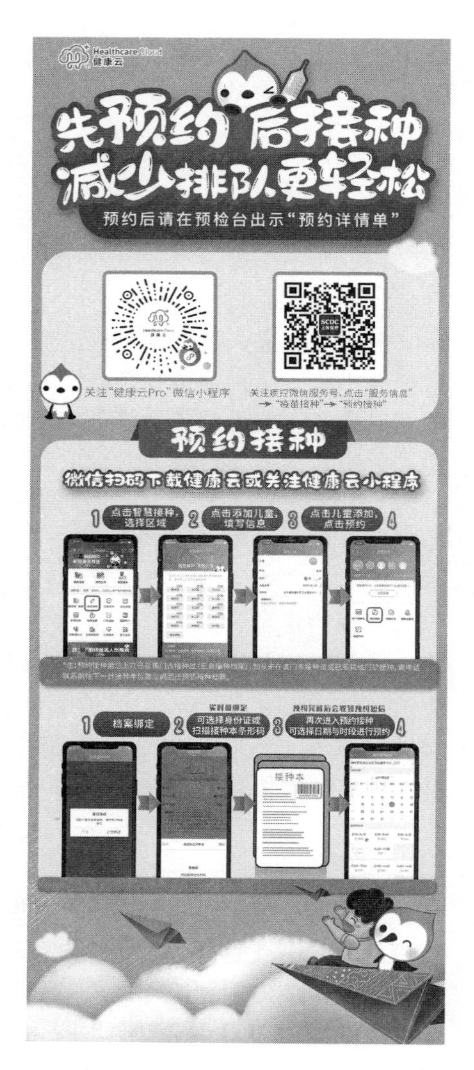

图 3-2-1　智慧接种

2. 系统入学查验，方便师生查漏补缺　学校卫生老师和接种单位人员可将学生基本信息与疫苗综管系统预防接种子系统中的接种档案进行批量匹配和自动查验，并生成补证或补种等建议，以此规范入学儿童接种记录查验的技术流程和管理。

3. 在线家长课堂，弥补线下培训缺席的遗憾　受疫情影响，传播预防接种知识的线下家长课堂暂停。为弥补儿童家长对预防接种知识的渴求，加强预防接种相关知识的宣传普及，提高儿童家长的健康教育活动参与度，提高上海市儿童家长对疫苗及其可预防疾病的认知，上海市疾病预防控制中心组织开展在线家长课堂。儿童家长通过移动设备（如手机、平板电脑等）关注“上海疾控”微信公众号后，可通过指定路径自行登录与参与，通过参与宣教视频观看以及课后在线测评的方式完成预防接种知识的学习，如图 3-2-2。

4. 智能问答，随时随地解决预防接种疑问　为精确解决公众对预防接种的疑问，“上海疾控”公众

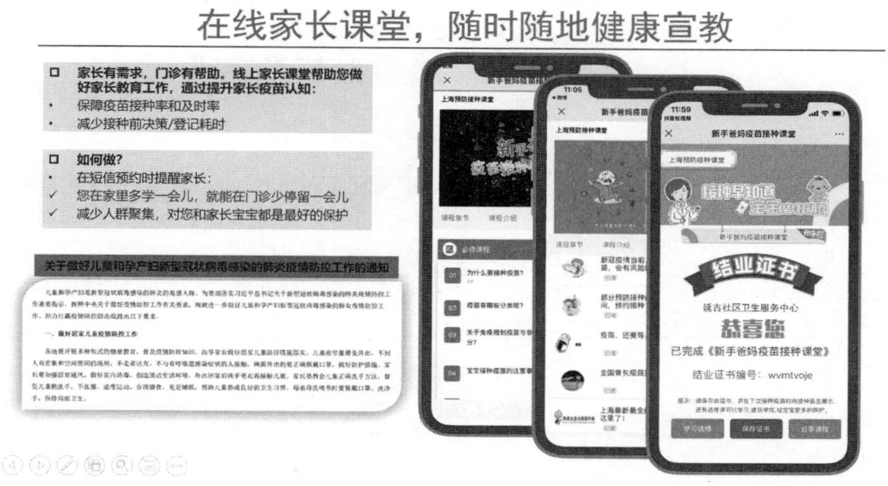

在线家长课堂，随时随地健康宣教

图 3-2-2 在线家长课堂

号推出"智能问答"功能。公众关注"上海疾控"微信公众号，在对话框内输入问题，即可获得精确的回答，及时、便捷解决公众的疑问。

5. 融合交互第三方储运企业供应链管理系统 上海市基于委托第三方物流储运的经验，在疫苗追溯体系中引入了第三方储运企业融合模式，建立了一套供应链管理平台，实现储运融合。主要负责采集物流环节的储运和冷链信息，疫苗批件和疫苗上市许可持有人纸质文件的电子化管理，同时通过专业自动化扫码设备完成物流环节疫苗验收复核，以及后续基于运输单将相关疫苗配送和出库扫码信息绑定，并实时推送疫苗追溯中心。

6. 整合系统资源，建立疫苗追溯数据服务中心 上海市利用现有软硬件资源，将接种单位客户端、市民电子健康档案项目免疫规划信息系统、疫苗供应链管理信息系统和冷链监测系统等有机整合到疫苗综管系统，实时收集并关联疫苗产品和批次信息、物流管理信息、实时冷链温度数据、接种单位信息、受种者信息以及预防接种服务信息。

7. 扫码接种，打通全程追溯最后一环 上海市创新"扫码接种"模式，扫描受种者接种证条形码、扫描疫苗追溯码实现"受种者""疫苗"的自动核对，自动校验疫苗单只剂次数、自动核对疫苗有效期，杜绝各种类型的实施差错。接种医生接种前扫描接种证条形码核对受种者，扫描疫苗追溯码核对疫苗产品信息；接种完成后，二次扫描疫苗追溯码，确认接种并完成"人""苗"信息绑定。扫码接种可实现对疫苗产品与登记不符、疫苗已召回锁定、超效期、非本门诊疫苗、非适用对象、追溯码已使用、多人份疫苗开瓶超时的校验报错功能。同时，通过扫码接种，将"疫苗追溯码"、"疫苗产品编码"、"儿童接种证条形码"（即接种儿童 ID）、"接种医生编码"、"冷链设备编码"关联，形成"五码联动"，实现疫苗全称可追溯，如图 3-2-3。

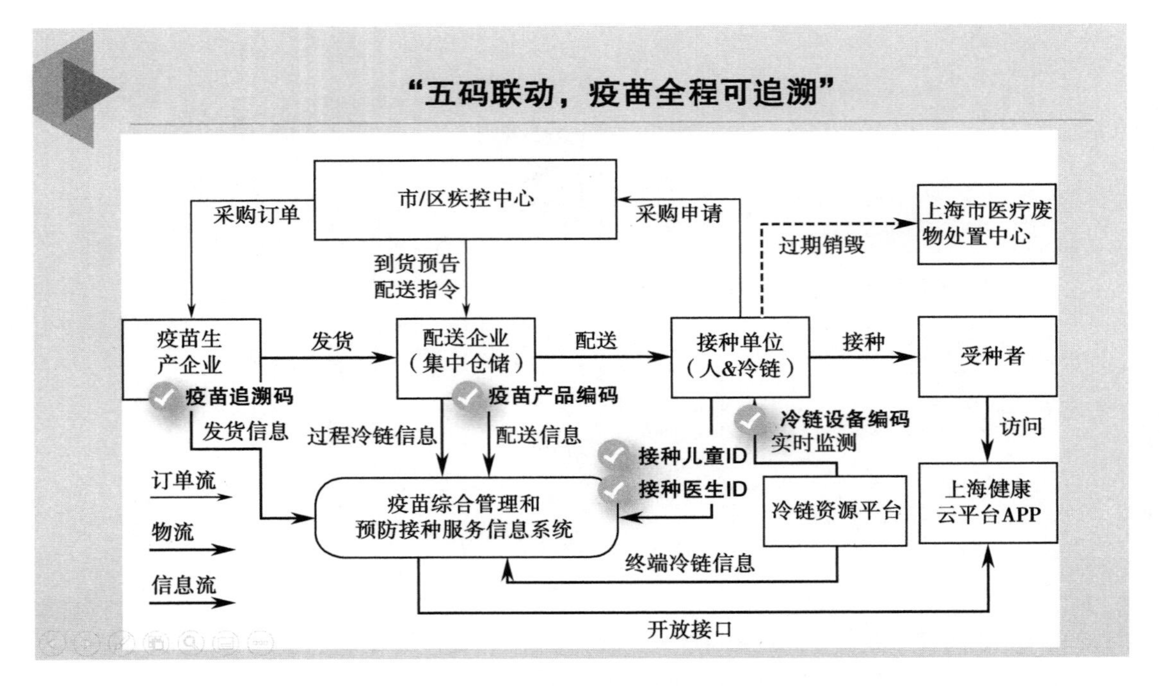

图 3-2-3 "五码联动"

三、成效与亮点

(一) 应用成效

1. 线上查询，更好地满足市民预防接种需求　疫苗综管系统具有多种预防接种信息服务应用功能，结合第三方 APP 实现"打通接种服务最后一公里"，从而为市民提供更便捷、高效的服务。如接种记录查询、预防接种证打印功能，不仅方便市民查阅，还降低了手写差错的风险。2018 年 11 月至今，使用线上接种记录查询功能的人次数达 202 534，查询涉及档案数 99 212 人。

2. 落实疫情防控要求，开展有序预约接种服务　居民自行线上分时预约，线下分时接种，有效解决疫情防控严格时期未接种导致的积压需求，同时降低人群聚集风险，保障接种环境安全。

3. 扎根精细服务水准，维持高接种率水平　接种单位自行设置线上排班 / 号源，居民自行视情况进行预约，提高整体适龄儿童预防接种及时率。由于疫情影响降低的接种服务量在开通预约接种后稳固上升，实施预约接种后接种率在 95% 以上。

4. 随时随地进行科普，提高居民健康教育活动参与度　居民自行登录"上海疾控"微信公众号或健康云 APP "智慧接种"模块，随时随地参加在线家长课堂，学习预防接种相关知识。对于在线家长课堂未涉及的知识，居民可通过和"上海疾控"微信公众号以"对话"的形式实时获取知识点。

5. 五码联动，实现疫苗全过程可追溯管理　疫苗综管系统以每支最小包装疫苗为追溯核心，经赋码绑定，实现"一苗一码"，即每支最小包装疫苗对应一个独一无二的疫苗追溯码。通过最小包装疫苗及其追溯码，贯穿疫苗出厂、储存配送、门诊管理和预防接种等全流程，形成疫苗追溯码、疫苗产品编码、儿童接种证条形码、接种医生编码、冷链设备编码的“五码联动”、五级追溯，理清疫苗的“来龙去脉”，真正实现全过程可追溯管理。

6. 综合管理，提升预防接种工作效率和质量　疫苗综管系统不仅可以实时反映疫苗管理和预防接种工作情况，还能进行效期预警、比对分析和纠错提醒，从而减轻预防接种人员的工作强度，减少差错发生风险。

（二）特色与亮点

1. 分时段预约接种，避免人群聚集，既落实疫情防控措施，又未耽误预防接种　线上预约功能便于接种门诊对受种对象进行分时预约，合理分配接种门诊的医疗资源和人力资源，提高门诊资源利用率和管理效率。目前上海市在用的 262 个社区接种门诊中，开通预约接种服务的门诊有 260 个，全市社区门诊总体预约接种比例（在线预约量 / 接种量）为 37.14%；在线预约比例（在线预约量 / 排班量）为 49.73%，极大减轻了电话预约接种的负担，更安全、便捷地为市民提供接种服务。

2. 建立疫苗追溯中心，打通供应链系统和接种单位客户端软件　由第三方储运企业引入专业扫码装备提升精度与效率，避免接种单位入库和管理时的重复扫码。通过疫苗追溯中心实现运单信息自动推送功能，极大提升了疫苗入库效率，同时提供多种接种扫码复核的功能，进一步避免接种差错的发生，在保证质量的前提下，整体成本更加可控。此外，实现单支疫苗可追溯，和“五码”同步显示可视化追溯。通过疫苗追溯数据服务中心，可实时查询上海市各级疾病预防控制中心和接种单位各种疫苗产品实时库存和所有历史流通等情况，也为未来大数据分析应用提供可靠的资源平台。

四川省省级区域诊疗服务云平台助力医疗资源下沉惠民

推荐单位:四川省卫生健康信息中心

为切实提高基层医疗机构的诊疗能力,探索"基层检查、上级诊断、基层治疗、上下联动"的协同服务模式,四川省利用云计算、大数据、互联网等信息技术,通过建设区域诊疗服务云支撑区县级医院向基层医疗机构提供远程诊断服务和合理用药指导,有效地促进了医疗资源纵向流动,提升了优质医疗资源可及性和医疗服务整体效率,提高了基层医疗卫生机构的诊疗服务能力,方便群众就近享受优质、便捷、经济的诊疗服务。

一、背景与目的

长期以来,四川省区域内医疗资源的分散投资、低水平重复投资,造成了医疗资源的极大浪费。随着医院的不断扩展,医院之间信息交流的不断增加,区域医疗影像、区域心电、区域检验协同共享和远程会诊的需求不断增多,同时社区医疗服务的不断推广,建立区域性、广域网范围的卫生医疗网络要求日益强烈。

为加快推进分级诊疗工作,促进医疗资源"横向联、上下通",提升区县龙头医院对基层医疗机构的辐射引领作用,四川省试点建设了省级区域诊疗服务云平台(含区域影像系统、区域检验系统、区域心电系统、区域合理用药系统和区域诊疗知识库),探索"基层检查、上级诊断、基层治疗、上下联动"的协同服务模式,支撑上级医院向基层机构提供远程诊断服务和合理用药指导,提高基层机构的服务能力。其中,区域检验系统如图 3-3-1。在 39 个试点县(区)初步形成了上级医院、基层机构、基层群众三方受益共赢的合作模式和"首诊在基层,小

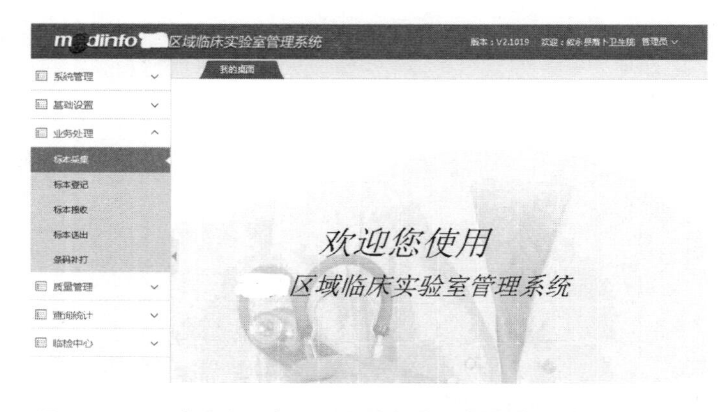

图 3-3-1　区域诊疗服务云平台的临床实验室管理系统操作界面

病不出乡”的就医格局。

四川省省级区域诊疗服务云平台是从区域卫生信息化建设大局出发，以区域内代表性的区县医院为核心，通过构造区域内的医学影像、心电检验等信息交换平台，建立区域影像、心电会诊中心，实现影像、心电数据采集和传输自动化、业务流数字化以及数字化阅片、实时会诊功能，平衡医疗资源、提升乡镇卫生院的诊疗水平、缓解中心医院的就诊压力，提高影片及心电报告准确率；同时依托区域诊疗服务云平台建立数据中心，实现区域内医院相关影像及心电等数据集中存储、集中调阅。

二、主要做法

（一）云化集中增效益

按照“省级集中、分级接入、统一标准、上下协作”的建设模式，依托成熟稳定的第三方云资源服务商，四川省省级区域诊疗服务云平台先期在全省 39 个试点县（区）构建了“一网一云一库四系统”，即一张运行专网、一个云数据中心、一个诊疗知识库和四个应用系统。云化集中的建设方式充分发挥了云资源的弹性部署、按需扩展和动态计费的优势，极大降低了建设与运营成本。各级医院及基层机构无需投入额外的软硬件资源即可快速接入，并能根据辖区内的业务需求和基础条件选择适合的服务内容迅速启动，显著降低了县乡两级机构的部署成本，加快了区域诊疗服务的推广应用。经过 3 年多的应用，初步建立了“上级医院诊断指导，基层机构检查治疗”的业务协作模式。

（二）强化整合促应用

平台运行后，四川省大力加强系统数据的整合运用，全力提升应用水平。

1. 加强数据对接　远程医疗平台通过信息化手段与医疗机构院内医院信息系统（HIS）、电子病历系统（EMR）、影像系统（PACS）、实验室（检验科）信息系统（LIS）、心电系统进行数据对接，从而实现会诊信息、检查结果、心电和影像信息等与医院 HIS 系统连通，大量减少医生会诊工作量。

2. 强化上级指导　在远程诊断业务开展的过程中，为了保证基层医疗机构服务的质量，上级医院主动加强了对基层医疗机构的业务指导。通过利用合理用药系统对基层医疗机构开具处方进行指导和点评，定期组织业务专家到基层医疗机构开展专题讲座、业务技能培训、质控查房，免费接收人员进修培训等方式，建立涵盖人员、图像、诊断、审方等方面的质量评价制度。

3. 完善标准制定　在平台运行中，根据实际工作反馈情况，不断完善和修订评价标准，使其更加科学、合理，评价操作方便、快捷，从而推动质控标准持续改进，推动区域内的医疗质量标准化、同质化以及医疗工作规范化、制度化。

在实际运行中，平台还建立了上下联动的质控保障工作方式。在远程诊断业务开展的过程中，区县级医院为了保证基层医疗机构放射拍照的质量，主动加强了对基层医疗机构的影像业务指导。通过定期组织业务专家到基层医疗机构开展专题讲座、业务技能培训、质控查房，或免费接收人员进修培训等方式，帮助基层医疗机构大幅提升了图像质量（甲级片或优质片率),使区域内的影像采集和诊断质量标准化、同质化,推动区域医学影像检查信息互通共享。

(三)完善政策保发展

为强化政策保障,保证平台的持续应用,四川省卫生健康委联合省发改委、人社厅、医保局等部门先后出台了《关于鼓励医疗卫生人员创新创业和多机构执业的实施意见》《关于完善城镇职工基本医疗保险个人账户使用有关政策的通知》《关于公布四川省第一批"互联网+"医疗服务项目试行价格和医保支付政策的通知》《关于完善我省"互联网+"医疗服务价格和医保支付政策的实施意见》等文件,从三个方面破解发展瓶颈。

1. 建立激励约束机制　建立合理收入分配机制,明确在线医疗服务收入分配办法。将对口支援医务人员远程服务计入支援服务工作量。绵阳市游仙区基层医疗机构按照10元/例次和影像相关费用的10%向上级医院支付远程影像诊断费用,调动了上级医院的积极性。自贡市富顺县支持基层医疗机构新增放射业务12项,提升了基层医疗机构的参与度。

2. 完善医疗服务价格　明确互联网复诊、远程会诊、远程病理会诊、远程胎心监测等服务项目不同等级公立医院的收费价格和计价说明。

3. 完善医保支付政策　完善城镇职工基本医疗保险个人账户使用政策,明确个人账户资金可用于支付职工本人及其配偶、夫妻双方父母、子女个人负担的远程诊疗和家庭医生签约服务等医疗服务费用。内江市资中县将远程影像和心电诊断费用纳入医保报销范围,提高了基层群众的满意度。广元市在全省率先通过县级数据中心对接市医保结算中心,实现了基层医疗卫生机构"一站式"医保实时结算。

在经费保障上,四川省省级区域诊疗服务云采用省级集中统一建设模式,总投入3 054.02万元。其中,区域影像系统和区域心电系统1 389万元,合理用药系统259万元,区域检验系统730万元,基础云资源676.02万元。

三、成效与亮点

四川省省级区域诊疗服务云自2016年正式运行以来,39个试点县(区)累计实现远程影像诊断总数27.91万人次、远程心电诊断总数8.19万人次,区域检验总数174.59万人次,总审方量755.88万张,有效促进了"基层首诊、双向转诊、急慢分治、上下联动"的分级诊疗模式落地见效,实现了政府(部门)、医疗机构、群众三方共赢的良好效果。

(一)有效提高了群众就医满意度

按每位患者到区县级医院就医产生的非医疗成本(含交通、住宿、陪护等)为200元计算,累计减少群众花费约7 220万元,体现了良好的社会价值和经济价值。

(二)显著节约了医疗费用投入

平台运行三年以来,39个试点县(区)累计接入基层医疗机构776家,区县级医院74家,含硬件、软件、部署、接入、运维在内的总投入仅3 054.02万元,平均每个县(区)仅26.11万/年,取得了"费省效宏"的良好效果。

（三）有效提升了医务人员的能力素质

平台充分发挥资源整合优势，通过专家进行互动交流、专题业务培训方式，解决了基层村医的持续培训问题。村医可以随时、不用离开工作岗位就可接受上级医疗机构全面系统的培训，已累计培训近 5 000 人次。

四川省还将扩展提升省级区域诊疗服务云的服务内容和能力，积极探索“互联网 +”人工智能在基层机构的应用，开展智能医学影像识别和临床决策支持，提高医疗服务效率，支撑中医辨证论治智能辅助系统应用，提升基层中医诊疗服务能力，让福利真正惠及基层，不断满足群众医疗服务需求。

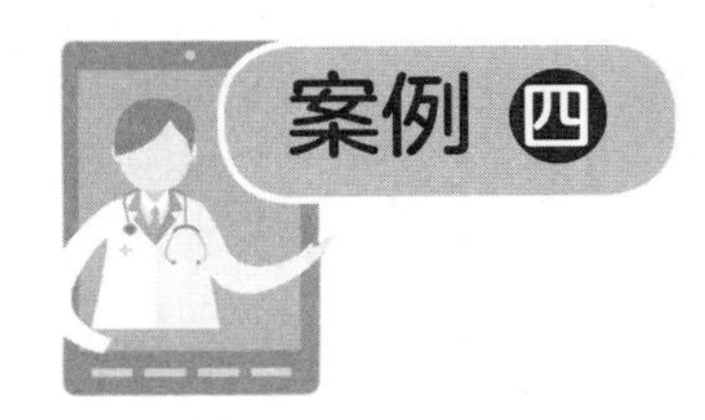

基于互联网信息技术助力预防接种全链条优质服务

推荐单位：广东省珠海市妇幼保健院

为深入贯彻十九大报告精神和习近平总书记视察广东重要讲话精神，创建国家“互联网 + 医疗健康”示范省，奋力开创新时代广东改革开放新局面，珠海市妇幼保健院从最接地气、最接近群众的预防接种服务入手，让信息技术贯穿预防接种全流程，从而为全链条提供优质护理服务，打造“互联网 + 医疗健康”示范应用。

珠海市妇幼保健院秉承“便民惠民”的服务理念，于 2018 年 10 月成功研发上线应用移动互联网预防接种系统。至 2020 年 9 月，实现了接种前、中、后全闭环的线上线下“一体化优质服务”，构建了按具体时刻规划的精准预约体系；对未预约直接到医院的家长，利用位置信息服务，在医院内任何地点家长可直接利用手机实现“免扫码”现场取号，告别了现场排队聚集取号的历史。精准预约、无二次重复排队彻底解决了家长的排队烦恼，获得了良好口碑，为公共卫生领域智慧医疗做出了有益的探索。

2019 年出台的《疫苗管理法》标志着国家以最严谨标准、最严格监管、最严厉处罚、最严肃问责来加强疫苗行业监管。珠海市妇幼保健院继续弘扬敢闯敢试、敢为人先的创新精神，借助互联网信息技术，于 2019 年 7 月成功研发上线了“三查七对一验证系统”，在全国范围内率先实现了疫苗接种最后一环节的“三查七对”与家长验证，处于全国领先水平。疫苗接种依从性提高，免疫信任增强，得到了家长的高度认可。

一、背景与目的

（一）“健康中国”法规政策指引

健康中国是十九大报告中的发展战略之一，为此国务院专门成立健康中国行动推进委员会，印发《国务院关于实施健康中国行动的意见》。国家卫生健康委、广东省卫生健康委先后发文要求加快推进预防接种规范化管理、完善预约诊疗制度及智慧医院建设，给预防接种智慧医疗指明了方向。

（二）用户形成网上预约的生活习惯

得益于智能手机的全面普及，互联网已渗透到每一个家庭的日常生活中。借助网络进行预约订餐、预约挂号、预约办事已成为群众的生活习惯。珠海市妇幼保健院应用的移动互联网预防接种系统则在公共卫生领域顺应了这个潮流。

（三）新冠肺炎疫情推动智慧医疗发展

在疫情防控期间，最普遍、频繁的应用是网上预约。《国家卫生健康委办公厅关于在疫情防控中做好互联网诊疗咨询服务工作的通知》及《广东省新冠肺炎防控指挥办医疗救治组关于进一步优化医疗服务管理的通知》进一步助推了智慧医疗发展。

（四）预防接种现实存在问题

一直以来，基层预防接种门诊都面临着“预约繁、取号难、排队烦、现场嘈”的现实工作问题。工作任务繁重，在高压下容易失误，人员岗位和经费预算有限。应探索尝试借助互联网信息技术，直面解决现实工作问题，助力预防接种提供全链条优质服务。

二、主要做法

结合大部分家庭都使用微信的客观现状，移动互联网预防接种系统采用移动 H5、API 接口调用等技术在微信公众号上架设简单易用的、轻量级的用户友好型互联网服务，充分发挥“简单易用、用完即走”的产品理念优势和技术优势，收获了良好口碑，在基层预防接种门诊、公共卫生领域智慧医疗做出了有益探索。

（一）亮点做法

1. 创新性地实施具体到某一时刻的精准预约　以精准预约取代过往按人头顺序排列的预约，家长精准安排时间，在预约时刻前 10 分钟到达即可登记接种，实现业务首环节前的人流疏导，从源头和机制上消除了人群排队，如图 3-4-1。最大程度缩短等候时间，极大提升了家长满意度。

2. 告别了现场排队聚集取号的历史　对未预约直接到医院的家长，利用位置信息服务，在医院内任何地点可直接用手机取号，如图 3-4-2，相当于在医院范围内免扫码取号。

3. 登记、接种、留观环节全流程信息自动流转　实现了院内人群科学导流，消除了各个环节的阻梗，减少家长在医院的滞留时间，改善了就医环境，提升了就医体验。如图 3-4-3。

4. 成人预约及服务专窗　18 岁以上人群可以单独预约接种，到院后专窗服务。

5. 创新应用“三查七对一验证”子系统　该子系统第一步通过接种护士扫描“接种证”核对受种者名字是否正确；第二步通过接种护士扫描“疫苗独立小包装外监管码”核对疫苗实物与登记处方是否一致；第三步通过家长现场核对后点击确认方可接种，如图 3-4-4。

6. 实现双向预约　既可以让家长主动预约医院，又

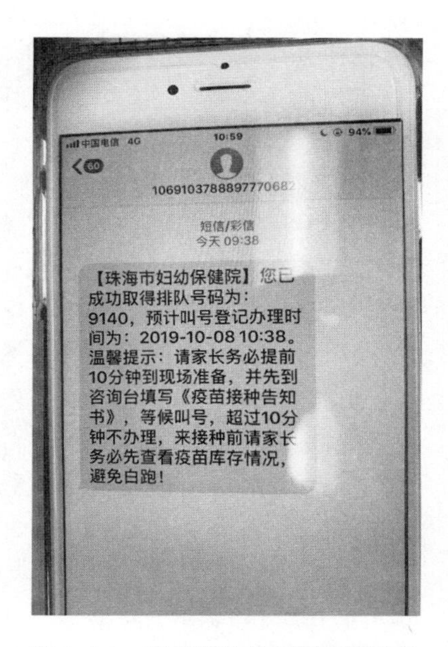

图 3-4-1　家长预约结果精准到分钟

接种预约
医院
珠海市妇幼保健院
科室
预防接种门诊
日期
2020-09-01
接种时段
09:30-10:00
成员信息
16岁5月
男
取消
提交预约

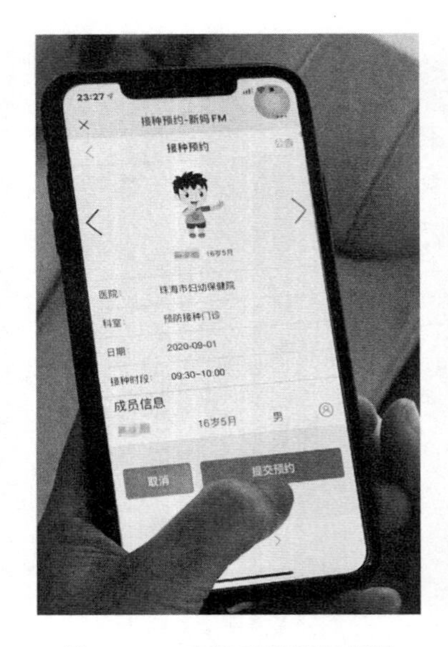

图 3-4-2　家长手机取号场景

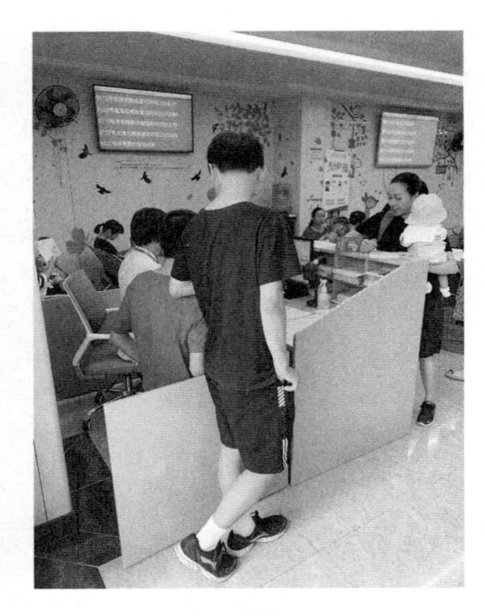

图 3-4-3　用户预约后在候诊大厅有序等待

可以实现医院主动预约家长，提高接种率、及时率。

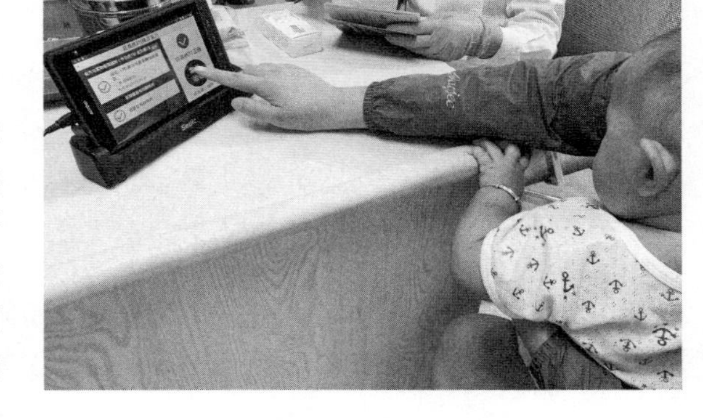

图 3-4-4　“三查七对一验证”应用场景

（二）系统实施过程

1. 直面问题、解决问题　2018 年 2 月，珠海市原使用的预约系统因服务提供商进行变相收费，导致市民无法接受、频繁投诉。珠海市妇幼保健院下定决心，排除万难，于 2018 年 10 月研发上线了精准预约、无二次重复排队的移动互联网预防接种系统，取得了良好效果。

2. 创新服务、快速迭代　为了在有限时间内快速上线应用，满足家长需求，并且最大限度地减低试错成本，珠海市妇幼保健院采取了“先有再优、边用边改、小步快跑”的互联网产品迭代思路。先快速上线最为基础的移动互联网预约与预防接种数字化门诊子系统，在最短时间内解决现实工作中用户多、预约繁、取号难、排队烦、现场嘈等具体问题。

再根据《疫苗管理法》和省医改清单工作要求上线“三查七对一验证”，该系统处于全国领先水平。在全国疾控部门尚未按最小疫苗包装的 20 位监管码入库的情况下，珠海市妇幼保健院预防接种人员逐支扫描监管码进行人工入库，最终使该系统实现与已有免疫规划信息系统无缝衔接。以全面、严谨、科学的手段实现了护士接种前“三查七对一验证”的高质量高标准要求，为儿童家长提供优质护理服务。珠海市妇幼保健院将计划继续推进无纸化疫苗知情告知书核签子系统应用、精准宣教子系统应用与智能冰箱预防接种子系统应用。

3. 每月在接种现场进行家长满意度调查，重视家长就医体验并依此完善系统 珠海市妇幼保健院不断根据家长需求优化移动互联网预防接种系统，使其成为一个起于预约又不限于预约的、越来越智慧的新一代预防接种数字化门诊信息系统，从而提高服务质量，更好地服务家长。其中疫苗库存实时查询功能极大地方便了家长，有效避免了因为库存不足导致家长“白跑一趟”的现象发生。对比预约前后的满意度调查数据，家长对珠海市妇幼保健院提供的移动互联网预约与多项信息化服务满意度接近于100%。

三、成效与亮点

网上有预约，但接种门诊仍出现二次重复排队是当前存在的普遍弊端，根本原因是线上线下流程脱节。移动互联网预防接种系统从服务家长和医护人员为出发点，实现线上线下一体化，打通预防接种门诊“最后一公里”，真正实现了线上线下无缝对接与全流程数字化管理，为智慧接种积累了宝贵经验并取得良好成效。

（一）精准预约为家庭节约了宝贵时间

比对移动互联网预防接种系统实施前的2018年8月与实施后的2018年11月数据可知：从取号到登记10分钟以内等待时间的量由实施前的25.86%提升至74.23%，其中5分钟内完成登记的量由原来的16.63%提升至55.13%；等待30分钟以上的家长由原来的38.58%降为6.41%。为所有接种疫苗的家庭将平均登记等待时间由原来的30.05分钟降为了10.03分钟。

移动互联网预防接种系统在珠海市妇幼保健院实施以后，又陆续在珠海5家接种量大的医院上线使用，家长带儿童接种的平均等待时间由原来的30.05分钟降为了10.03分钟，同比减少20.02分钟；55.1%的家长在预约时刻5分钟以内完成登记，74.2%的家长在10分钟内完成登记；共为珠海市17.35万个家庭节约总时间115 800人时，约4 823人天，约13个人年。

（二）有效解决医生和家长关于接种的信任问题

通过“三查七对一验证”子系统的使用，严谨规范的步骤，有效解决了接种医生和家长所面临的“担心疫苗用错、担心疫苗过期、担心疫苗被替”等问题。

（三）借助科学管理和科技创新节约成本，环保办公

手机取号替代传统的取票机取号，使门诊流程得到优化，过程更加通畅，节省了取票机使用成本、维护成本，减少了医疗资源浪费，进一步提升了服务质量。

（四）成为典型案例，取得了良好的行业示范效益

移动互联网预防接种系统是广东省首家实施应用、在全国领先的新一代预防接种数字化门诊信息系统。该系统被认定为符合实施《疫苗管理法》典型案例，推广至接种量大的珠海多家医院使用。后又陆续在中山、江门等周边城市的部分接种门诊上线。2019年移动互联网预防接种系统获得健康中国“互联网 + 医疗健康”便民惠民优秀案例奖。

（五）在新冠肺炎疫情防控中发挥的重要作用

在移动互联网预防接种系统部署实施过程中，恰逢新冠肺炎疫情暴发并持续多月。珠海市妇幼保健院结合新冠肺炎疫情各个阶段的防控情况，借助移动互联网预防接种系统快速应对，最大限度发挥出了以下重要作用。

1. **通过移动互联网预防接种系统快速发布新冠肺炎疫情期间的预防接种政策和具体接种安排** 通过数字化系统，及时有效地将信息送达接种家庭，既解决了家长在新冠肺炎疫情期间的接种疑惑，又减轻了预防接种医护人员的工作量。

2. **在复诊后根据新冠肺炎疫情防控要求合理规划预防接种号源** 借助移动互联网预防接种系统把接种时间精确到分钟进行合理分配。

3. **在恢复接种现场发按更大的使用价值** 恢复接种后很多接种门诊的排队状况更为严重，且一个儿童只允许一个家长陪同，家长既要照顾小孩又要排队，非常辛苦，容易产生不满情绪。珠海市妇幼保健院接种门诊部署了移动互联网预防接种系统，有效杜绝了门诊现场的人群聚集现象。家长带着小孩在候诊大厅等待叫号办理即可，群众满意度很高。数据自动流转，接种能力的恢复远超过其他门诊。

4. **疫情防控期间为兄弟城市提供了精准预约服务** 移动互联网预防接种系统具备“无需安装、轻量部署”特点，因此得以在疫情防控期间快速为江门、梅州等兄弟城市有需要的接种点提供了精准预约的数字化服务，帮助接种点在疫情防控期间避免人群聚集、缓解医院压力。

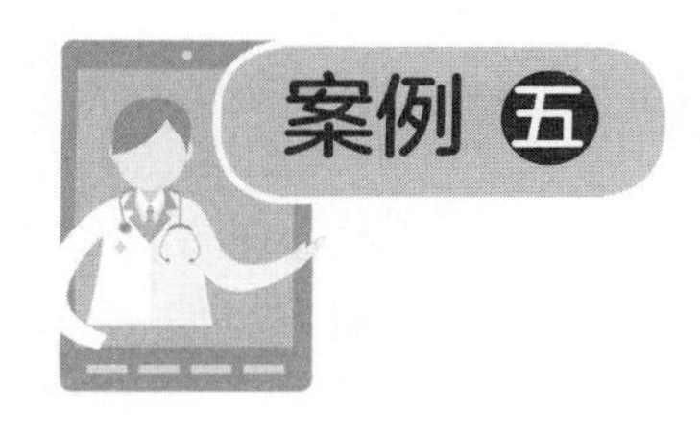

基于全民健康信息平台的疾控业务信息互联互通

推荐单位：浙江省疾病预防控制中心

公共卫生监测数据的收集是公共卫生的基础工作，通过数据收集和统计分析，可掌握疾病流行状况和流行因素，分析流行趋势，为制订防治和干预措施及效果评价提供依据。人均期望寿命、婴儿死亡率等一系列统计数据纳入了政府绩效考核的重要指标，成为评价社会经济发展状况的重要依据。2007—2019 年，浙江省疾病预防控制中心在疾控业务信息互联互通方面，围绕着互联互通的总体目标，统一规划、分步实施，始终坚持一张蓝图绘到底，经历了前期试点、探索前行和快速发展三个阶段，基于全民健康信息平台的疾控业务信息互联互通成效显著。

一、背景与目的

2003 年“非典”疫情的暴发流行暴露了我国公共卫生系统发展滞后、信息不通等薄弱环节，2004 年 1 月 1 日起，我国正式启动国家法定报告传染病监测系统，进行法定报告传染病的网络直报，改变了以往一直采用的手工方式实施监测和层层报告审批导致疫情信息严重滞后的落后模式，从医疗机构做出诊断到国家收到疫情报告的平均时间缩短到不足 1 天，为及时发现和处置传染病疫情、有效控制其流行发挥了积极作用。

公共卫生监测数据的收集是公共卫生的基础工作，可为制订防治和干预措施及效果评价提供依据。监测数据获取的及时性、有效性直接关系到公共卫生政策导向。

传染病、慢性病等公共卫生监测数据均产生于医疗机构，各级医疗机构按照有关法律法规的要求，承担着监测数据报告的法定职责，是公共卫生监测最敏感的“触角”。随着信息化的不断深入发展，作为疾控监测业务数据采集源头的医疗机构，通过医院信息系统实现了传染病、慢性病等监测报告数据的数字化采集与管理，在医院管理工作中发挥了积极作用。

近年来，按照全民健康信息化工程“46312”的总体规划，以人为核心的健康档案库、人口数据库、电子病历库稳步发展。国家疾病预防控制监测系统的应用整合和互联互通急需推进，仅仅依靠网络直报方式开展传染病、慢性病等疾控业务监测数据的采集，已不适应全民健康信息化的发展需求，迫切需要打通医疗机构信息系统和疾控网络直报系统的数据链路，实现“源头采集、实时交换”的新型公共卫生监测技术方法，为快速、准确获得数据、加工数据和利用数据提供有力的技术支撑，推动公共卫生体系数字化、标准化、网络化建设，以此提高公共卫生管理效率和服务能力。

二、主要做法

(一) 不畏艰难,大胆突破

2007—2014 年,浙江省疾病预防控制中心主动承担先行先试工作,先后参与国家网络直报系统与医院 HIS 系统对接、国家公共卫生统一数据采集交换平台、国家三级卫生信息平台公共卫生综合应用分级平台建设等互联互通试点工作。通过试点工作,积极主动开展技术、方法研究,探索疾控信息互联互通工作。

2007 年,成功实现了试点医疗机构通过数据交换接口与传染病网络直报互联互通,验证了数据交换技术在传染病报告中运用的可行性。2011 年,按照全民健康信息化总体规划,开展省、市、县三级卫生信息平台自动交换报告数据的试点工作,成功实现了传染病、慢性病通过三级信息平台数据交换,自动分拣至国家传染病监测报告系统和浙江省慢性病监测系统,"统一采集、分级应用"的公共卫生监测新方法得到验证。全国卫生信息化工作会议在浙江省疾病预防控制中心设立现场观摩会,浙江省疾病预防控制中心向全国演示试点成果,如图 3-5-1。以此为基础,经过 3 年的不断推进,2014 年浙江省试点区域的 24 家医疗机构正式通过三级卫生信息平台自动交换传染病报告数据,被誉为公共卫生监测新的里程碑,为全国疾控信息互联互通起到示范引领作用。

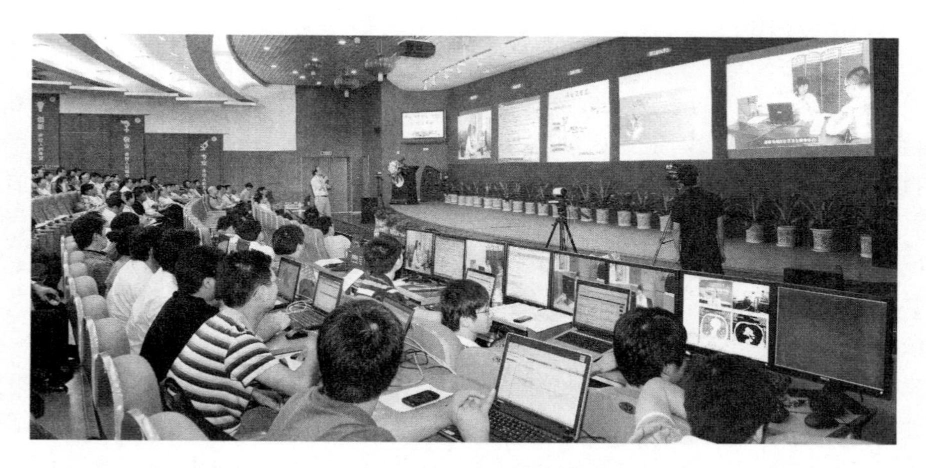

图 3-5-1 全国卫生信息化工作会议在浙江省疾病预防控制中心设立现场观摩会

(二) 以点带面,统筹发展

2014—2016 年,浙江省疾病预防控制中心在总结试点工作成果的基础上,继续进行浙江省三级疾控信息平台的互联互通探索。

1. 持续加大培训与指导力度,组织召开 3 期医疗机构、疾控机构、卫生信息部门等业务人员和技术人员参加的培训班。

2. 统筹浙江省疾控机构推进要求,将该项工作纳入《年度公共卫生任务书》工作内容,强化考核要求。

3. 制订信息平台管理工作规划和技术标准，先后发布了《浙江省疾病预防控制信息平台数据交换管理办法》和《浙江省疾病预防控制信息平台数据交换技术方案》等规范性文件，指导和规范市、县区域信息平台的数据交换工作。

4. 扩增工作覆盖范围，以宁波市、台州市为重点推进地区，推进市辖区统一的公共卫生智能模块，实现传染病、慢性病的数据采集。2016 年，宁波市辖区医疗机构实现传染病通过三级信息平台自动交换。

（三）统一规划，全面推进

1. 加强政策保障，有序推进工作开展　2016 年，该项工作列入浙江省人口健康信息化建设发展“十三五”规划的重要建设内容，要求加快医疗机构与公共卫生机构实现信息协同共享，提升慢性病综合管理、传染病与突发公共卫生事件监测处置的信息管理和服务能力，明确提出到“十三五”末，浙江省医疗机构自动采集实时报送传染病、慢性性病信息覆盖率达到 90%。2017 年，围绕“健康浙江”建设，传染病、慢性病等数据自动采集交换的指标列入“健康浙江”考核，带动了各地政府对疾控信息化的支持，加大疾控信息化建设投入。

2. 激发业务需求，持续扩大数据互联互通范围　在传染病、慢性病数据交换成功带来的效果影响下，进一步激发了各地对信息平台数据交换的业务需求，结核病、艾滋病、食源性疾病、职业健康等监测业务的自动数据交换陆续纳入浙江省全民健康信息平台数据采集的范围。

3. 持续推进，成效显著　传染病、慢性病数据自动交换覆盖率年增幅达到 30%，持续加快疾控信息平台互联互通和医疗机构传染病、慢性病、死因、结核病、职业体检等监测数据自动采集实施项目的进程，切实减轻基层负担，形成了一套集疾控信息平台数据交换建设方案、联测方案、数据标准、质量监测指标等为一体的技术与管理体系。截至 2019 年底，浙江省传染病数据交换覆盖率达 92%；慢性病医院数据交换覆盖率达 83%，结核病定点医院 11 市 54 县完成数据交换标准化改造，覆盖率达 72%；职业健康体检数据对接完成率达 90%。

4. 加强监管，严控数据质量　在大力推进医疗机构数据交换全覆盖的同时，严把质量关，浙江省疾病预防控制中心每季度通报数据交换质量情况，不断督促已实现数据交换的医疗机构提高数据传输质量。浙江省传染病交换请求次数共计 538 186 次，成功 536 694 次，交换成功率达到 99.72%，数据准确率 100%，数据交换的数量和质量始终保持在全国首位。

三、成效与亮点

（一）基于全民健康信息化平台实现疾控业务互联互通，为公共卫生监测工作提质增效

在全民健康信息化框架下，疾控信息化以预防控制疾病、促进公共卫生服务均等化、维护公共卫生安全为目标，打破疾控机构与医院诊疗之间的信息壁垒，实现互联互通。形成了一套集疾控信息平台数据交换建设方案、联测方案、数据标准、质量监测指标等为一体的技术与管理体系，高效推进全省疾控业务数据交换工作，开创疾控信息平台互联互通“浙江模式”，疾控信息互联互通达到全国领先水平。

全民健康信息化平台互联互通成为公共卫生数据共享的重要通道。如图 3-5-2，疾控业

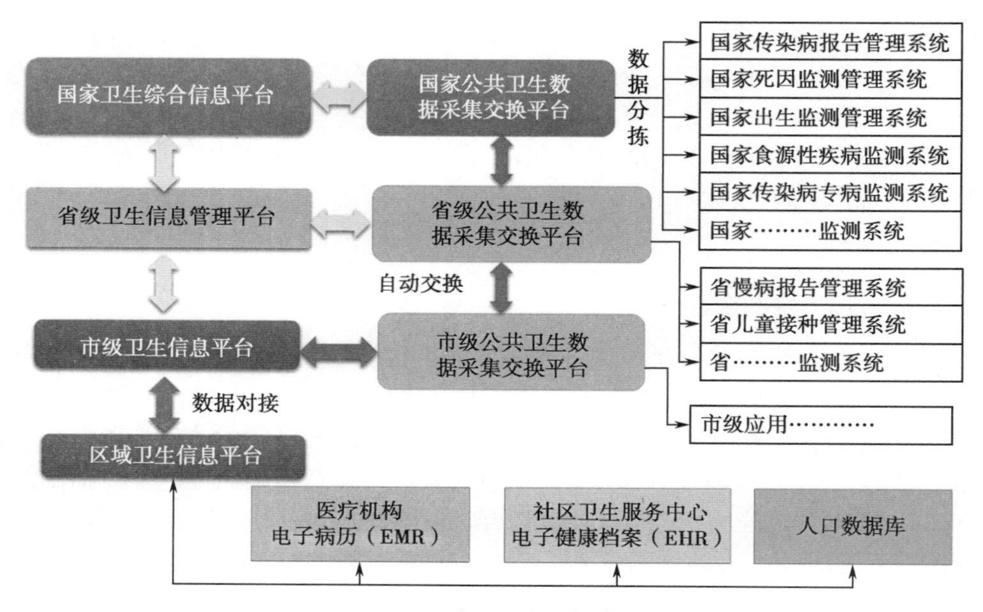

图 3-5-2　基于全民健康信息平台传染病数据交换流程图

务纵向互通，横向为区域全民健康信息平台的重要组成部分，由网络直报模式逐步向四级平台数据共享模式转变。改变原有手工网络直报的方式，有效利用已经建成的电子病历和健康档案系统，直接从医疗机构的院内信息系统获得第一手的监测资料，在新冠肺炎疫情防控期间，浙江省疾控信息平台快速完成新冠肺炎传染病报告的数据标准下发与对接，实现从医疗机构实时收集新冠肺炎病例报告。

通过全民健康信息平台逐级实现数据的传输，能够大幅缩短信息报告的时间；有效杜绝医疗机构的漏报，提高数据质量；减少人工报告环节，避免数据重复填报、多头填报，减轻医务工作者工作负担，提高工作效率。

（二）数据资源互联互通，提升重大疾病防控支撑能力

浙江省传染病、慢性病等核心业务数据实时汇聚至省疾控大数据中心，促进智慧疾控大数据应用。建立浙江省疾控大数据分析平台，有效提升公共卫生监测评估和决策管理能力，提高处理突发公共卫生事件重大疫情宏观决策能力、重大疾病防控能力和公众健康保障能力，全面发挥“智慧疾控”支撑政府决策和服务民生的作用。

（三）公共卫生信息惠民，助力政府“最多跑一次”改革

公共卫生信息惠民服务在政府“最多跑一次”改革中发挥着重要作用。在浙江省医疗卫生服务领域深化“最多跑一次”改革中，基于浙江省疾控信息平台，将浙江省慢性病、死因、免疫接种等公共卫生监测数据归集至省大数据资源中心；通过数据共享、流程再造，死亡医学证明成为多部门联办逝者“身后一件事”关键数据源。免疫接种证通过多部门联办新生儿“出生一件事”工作实现了院内一窗受理，一次办结。职业病诊断鉴定、职业危害申报、预防接种预约接入浙江省统一公共服务平台“浙里办”，公共卫生信息“服务企业、服务群众、服务基层”，惠民服务不断丰富。

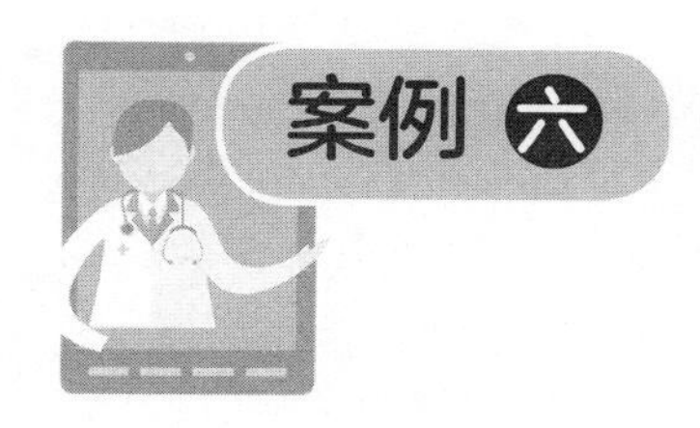

南京市溧水区糖尿病一体化管理系统

推荐单位：南京市溧水区卫生健康委

南京市溧水区糖尿病一体化管理系统基于大数据和人工智能技术驱动糖尿病及并发症“立体化防控”技术标准和体系，创建糖尿病及并发症专病数据采集标准及专病数据库；建立基于医疗健康大数据的糖尿病及并发症“立体化防控”技术的有效性、可行性、可接受性、可持续性和卫生经济学成本等评估评价方法；构建基于医疗健康大数据的糖尿病及并发症“立体化防控”平台；探索“双向转诊”机制，落实并完善分级诊疗体系。形成普遍覆盖的糖尿病及并发症风险初筛、重点人群辅助诊断和全程智慧化管理体系，能够实时智能分析区域内高危、糖尿病及并发症的患病率、疾病谱等多维度分布特征，实现从机会性发现高危人群转变为全民高危人群、糖尿病及并发症患者的精准发现、治疗、教育管理和干预，形成具有特色的糖尿病及并发症“筛—防—治—康”新模式。

一、背景与目的

我国近20年来糖尿病患病率成倍增长，18岁以上人群糖尿病患病率从2002年的4.2%迅速上升至2019年的12.8%，患病人数超过1.5亿。糖尿病并发症累及血管、眼、肾、足等多个器官与系统，致残、致死率高，严重影响患者健康，给个人、家庭和社会带来沉重的负担。防控糖尿病是目前我国面临的艰巨任务和新的挑战。

糖尿病是可防、可治、可干预发生和发展的疾病。然而，现实情况是无论患者还是医疗技术层面上，糖尿病防治都还处于探索阶段，尚未形成规范化的“防诊康”立体模式。

二、主要做法

（一）顶层设计

利用大数据助力医疗，突破糖尿病防治瓶颈，实现“数字医疗”在糖尿病防治中的新突破，是南京市溧水区糖尿病一体化管理系统的主要创新。

1. 以优质服务为导向　通过对医共体范围内糖尿病患者的一体化管理，有效预防和控制糖尿病尤其是2型糖尿病的发生、发展，充分整合医共体范围内预防与医疗卫生资源，建立“医防融合”全程管理糖尿病模式，实施“预防—治疗—随访”综合体系，提升南京市溧水区城乡居民糖尿病患者的健康状况及糖尿病诊疗服务的获得感。

2. 以“一体化”管理为核心　通过医共体管理模式，依托糖尿病一体化管理平台，将医共体范围内确诊的糖尿病患者逐步纳入一体化管理系统，实现成员单位的健康管理师（公卫师）、医师、护师与核心医院的糖尿病专科医师、专科护师“结对”模式，实现患者筛查、诊疗、宣教、监测、健康管理及医护培训等一体化综合防控。

3. 以同质化管理为基础　通过对基层医师、健康管理师（公卫师）及护师的培训以及逐步建立起来的管理系统，达到管理团队的组建、基本设备的配备、糖尿病的诊治流程和规范监测、患者的定期评估与长期随访、治疗药物的调配等方面的同质化。

4. 以“三师共管”为手段　以患者为中心，将核心医院与成员单位、专科与全科、慢性病的防治及康复紧密结合，充分发挥各自优势，履行各自职责。将在医院诊疗后病情稳定的患者下转到社区，社区发现的糖尿病患者通过家庭医生签约式服务纳入网络管理，最终实现在糖尿病专科医师和专科护士的指导下，全科医师、健康管理师（公卫师）和社区护士共同为患者进行全方位、多角度、全程的管理。

（二）筹划部署

建成符合国家基层糖尿病防治管理规范的医联体信息化管理平台及区域糖尿病管理大数据中心，提高智慧医疗建设水平。

1. 到2020年底前基本建成高危人群及糖尿病全程管理体系，规范诊疗流程，培训管理人员，提升患者的知晓率，构建分级诊疗体系，积累管理数据及完善绩效考核体系。

2. 到2020年底前实现建立两个省级糖尿病特色科室孵化点，到2021年底前再创1个市级糖尿病特色科室和2个糖尿病省级特色科室的目标；到2022年底前实现全区所有卫生院或社区医疗服务中心为市级糖尿病特色专科。

3. 到2020年底前建立对糖尿病高危人群强化管理的队伍和管理方案；到2021年底前对所有筛查出的糖尿病高危人群实行建档管理，建档糖尿病高危人群强化管理率超过50%；到2022年底前实现建档高危人群强化管理率超过70%，达到有效控制糖尿病患病率的效果。

4. 2020年底前对所有筛查出的糖尿病患者实行建档管理并实现家庭医生签约；到2021年底前对所有建档的糖尿病患者管理规范化率超过60%，糖化血红蛋白达标率大于60%；2022年底前对所有建档的糖尿病患者管理规范化率超过70%，糖化血红蛋白达标率大于70%。

建立研究队列，寻找区域内糖尿病并发症管理的关键点和高危人群病情进展的关键因素，实现糖尿病的精准防控；建立可复制、可推广的符合糖尿病“两筛三防”管理要求的“糖尿病一体化防治”的“溧水实践”。

（三）具体举措

1. 建立糖尿病一体化管理体系　率先建立区、镇、街道（社区）立体分层的糖尿病一体化综合防控和管理体系。建立以溧水区人民医院及溧水区中医院糖尿病专科医生和护士为技术支撑、乡镇（社区）卫生院或卫生服务中心（下称成员单位）为网点的，同质化、一体化糖尿病综合服务管理体系，成立一体化的管理团队。管理团队围绕分级诊疗和质量达标，建立不同层级的糖尿病管理小组及志愿者组织。具体包括：

（1）以自然村或街道为单位，建立以家庭医生及村医为核心成员，以“党员示范岗”的党员、“团员示范岗”的团员及热心“同伴支持”的患者为主要成员的“一级糖尿病管理团队”。

该团队充分利用家庭医生及村医的技术优势，利用党员、团员及志愿者的志愿情怀，对自然村或街道的每一位糖尿病患者及高危人群进行教育、随访、督促诊疗以及“同伴支持”等，以促进糖尿病高危人群改变生活方式、降低糖尿病转化率以及糖尿病患者的及时、科学就诊和管理。

(2) 以乡镇(社区)为单位，建立糖尿病高危人群及糖尿病患者的筛防“二级糖尿病管理团队”。该团队既包括对糖尿病高危人群的监督、筛查，又包括对糖尿病患者的督促诊疗和并发症筛查，如图 3-6-1，筛查的结果出具统一的能实现互联互通共享的数据报告。糖尿病二级管理团队中，至少配备一位糖尿病专科化的全科医师、一位糖尿病专科化的健康管理师(公卫师)以及一位护师共建一个糖尿病管理小组，有条件的卫生院可以建立多个管理小组，共同管辖区内的糖尿病患者及高危人群。其工作内容包括糖尿病患者及高危人群的随访、教育、并发症筛查、糖尿病诊疗、饮食及运动指导、双向转诊及糖尿病一级团队人员的培训等，如图 3-6-2。

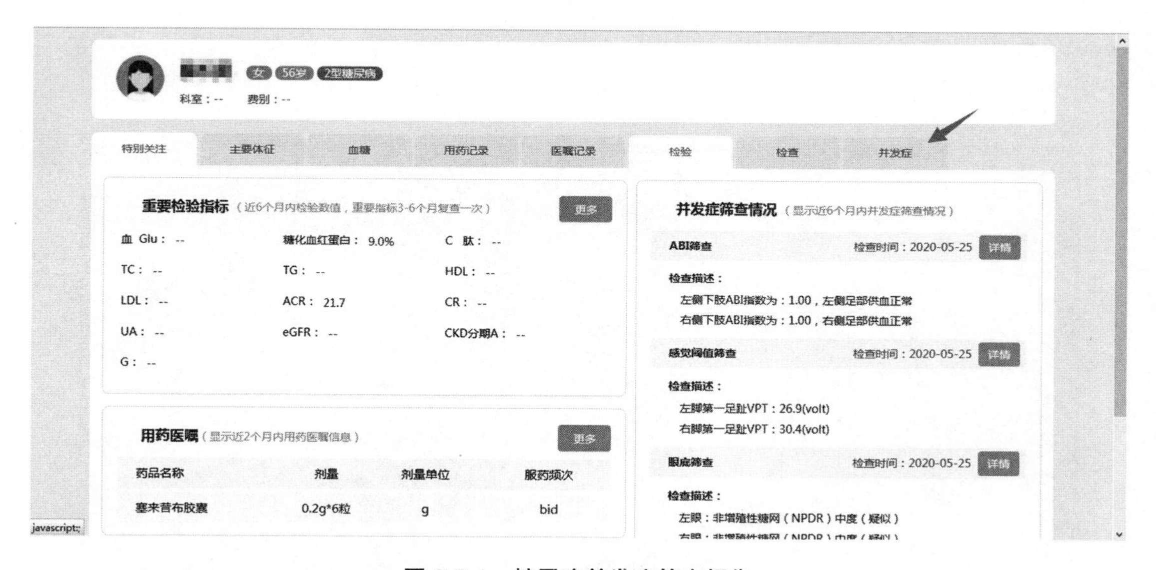

图 3-6-1　糖尿病并发症筛查报告

(3) 建立医共体范围内的“三级糖尿病管理团队”，其主要工作内容包括对一级及二级糖尿病管理团队人员培训、指导和质量督查，远程会诊或双向转诊二级管理团队转诊的患者，制定医共体范围内糖尿病管理制度和方案。

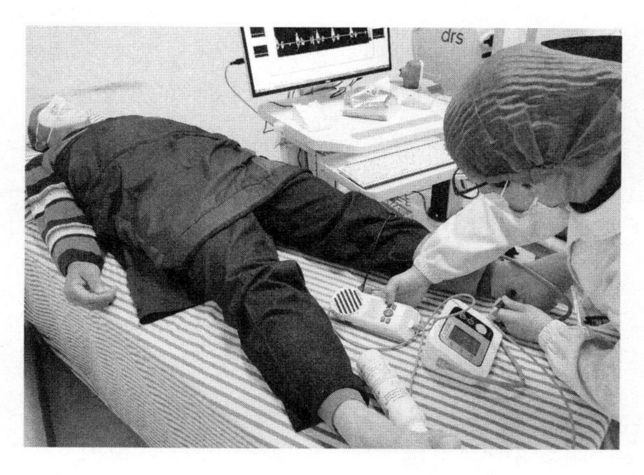

图 3-6-2　相关人员为患者进行检查

2. 制定糖尿病一体化管理的流程　一体化管理样板应包括：糖尿病数据采集一体化、数据管理一体化、诊疗方案一体化、随访教育一体化、反馈评估一体化、患者—社区—医院一体化、公卫医疗一体化、培训管理一体化。

3. 完善糖尿病一体化考核方案 针对糖尿病“两筛三防”的管理要求，探索完善对一、二、三级糖尿病管理团队的绩效考核方案，逐步实现不仅基于糖尿病管理数量的考核，还要对糖尿病患者及高危人群管理质量进行考核，真正做到糖尿病“两筛三防”“三师共管”有效果、可持续，实现患者、医院、医生、政府“四方”共赢的管理体系。

三、成效与亮点

（一）亮点

1. 创建完整的糖尿病及并发症风险防控的技术闭环 系统建立基于医疗健康大数据的糖尿病及并发症“立体化防控”技术体系，涵盖了糖尿病高危人群、糖尿病患者和并发症患者的三级预防体系，为医疗卫生机构和患者提供了系列的适宜技术支撑，形成了完整的糖尿病及并发症立体化防控技术闭环和依托健康医疗大数据、人工智能和“互联网 +”等的糖尿病综合防控管理机制和临床路径等，规范指导医疗实践，如图 3-6-3。

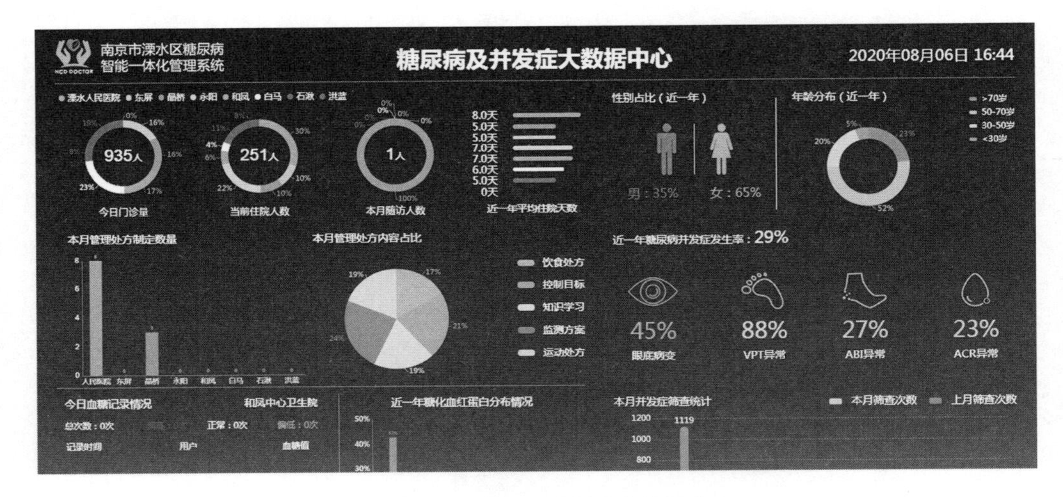

图 3-6-3 糖尿病及并发症大数据中心

2. 促进公共卫生与临床医学的高效结合 项目打破传统的临床研究思路和技术路径，创新利用健康医疗大数据和人工智能技术，构建真实世界数据驱动的糖尿病及并发症“防诊康”立体化防治平台，为糖尿病的长效管理、协作研究、科普教育提供了全新的工具，为专病管理和研究提供了可借鉴、推广的现实范例。通过预防医学、临床医学、信息科学、管理科学等多学科深度融合，创建 2 型糖尿病协同型、一体化精准防治模式，提高标准化 2 型糖尿病综合防治的覆盖面和可及性。

3. 创建全息、动态用户画像，为医疗应用大数据提供根基 依托完整的糖尿病及并发症筛查、诊疗和管理数据，以及智能设备等医疗及健康数据，通过特征抽取、分类分级等关键环节，以强大的自然语言学习能力不断完善精准化，最终建立了包括标准化疾病、标准化用药、常规健康指标、身体症状与疾病史等精细用户画像，为实现智能化“千人千面”的医疗服务应用提供数据分析支撑。

4. 依托人工智能引擎和大数据构建多种糖尿病及并发症预测模型　通过与智能问答机器人进行交互式问答，实现个人健康风险评估、潜在疾病分析、疾病风险预警，接收精准权威的干预治疗意见。通过对电子病历结构化与标准化、特征工程、监督机器学习与深度神经网络构建心脑血管、低血糖等并发症风险预测模型。创建了基于人工智能引擎的糖尿病及并发症全程智能化管理体系，简化医生和护士工作流程，提升患者满意度、依从性和管理效果。

5. 进一步推动分级诊疗政策落地　进一步夯实分级诊疗制度，建立起不同层级医疗机构的糖尿病及并发症分级联动管理的智能防治技术应用政策管理模式，是对我国分级诊疗制度和体系建立的有益探索。

（二）成效

1. 经济效益方面　项目自 2017 年 10 月实施以来，累计管理 14 300 余名患者，并发症筛查人数 8 760 余人，累计筛查 19 000 人次，筛查异常者 6 800 余人次，预计每人次节约医疗费用 500 元，合计节约 3 400 万。将区域糖尿病防治提升至新的台阶；项目实施 7 个月，针对初次筛查与半年度筛查数据对照情况，糖化达标率从初入组的 39.4% 升至 51.2%，血脂及尿微量白蛋白达标率也有不同程度的上升。经过管理干预的患者糖化血红蛋白降低 0.9%。（美国糖尿病控制和并发症实验研究和英国糖尿病前瞻性研究都已研究表明：糖化血红蛋白每降低 1%，并发症终点事件发生风险都显著降低，截肢和致命外周血管病降低 43%，微血管并发症降低 37%，糖尿病血管死亡降低 21%，心肌梗死降低 14%，脑卒中降低 12%。）

2. 区域卫生主管部门方面　实现糖尿病“监测 - 评估 - 干预”的持续性全方位管理，并为各个管理节点提供数据支撑。2019 年 1 月，基于糖尿病智能一体化管理系统及管理处方服务，推出了“个性化家庭医生签约服务包”，该项目纳入江苏省基本公共卫生创新试点项目，进一步提高了基本公共卫生服务项目中糖尿病患者健康管理质量，落实了糖尿病并发症的早诊早治，从而延缓疾病进程、降低危害、降低个人疾病经济负担。

3. 临床医院及医生方面　突破了专科（糖尿病、眼科、肾科、心血管科）医生缺乏；突破了中心医院与基层卫生院诊疗标准不一致；突破了基层首诊落地不实等，实现 1 个团队管理 1 000 名患者，提高了医护人员糖尿病教育管理能力、效率。同时为基层医疗机构家庭医生提供可及、综合、连续、有效的个性化糖尿病健康管理服务。

4. 患者方面　提高居家自我管理技能和治疗的依从性，行为发生了有效改变，糖化指标得到明显改善。

新冠肺炎疫情下的医用防护物资采购应急管理

推荐单位：北京大学第一医院

在疫情暴发时，医用防护物资的领用最容易出现混乱情况，这不仅会导致防护物资无法流向最需要的科室，还会使医院的采购成本急剧上涨。北京大学第一医院在2019年底新冠肺炎疫情初期，迅速建立并运行了多部门联合管控的医用防护物资应急管理体系，通过精细化管理，杜绝了医用防护物资的无谓申请和消耗，在防护物资市场价格大幅上涨的情况下，有效控制了采购需求，有力抑制了采购经费的激增。

一、背景与目的

（一）背景

2019年底，武汉暴发新冠肺炎疫情，举国上下全民抗疫。北京大学第一医院作为全国知名的三甲公立医院，肩负着防控疫情的重要任务。其中，医用防护物资的供应是取得这场战斗胜利的后勤保障，必须以合理的采购成本保障医用防护物资的供应。

在疫情暴发后，医用防护物资最容易从科室申领的源头出现混乱，发生这种情况的主要原因有三：一是医护人员不清楚医疗活动的防控等级而乱用消耗；二是担心医院储备不够；三是担心采购供货不足而导致物资短缺。

申领混乱产生的影响非常严重。首先，各科室的异常申领必然导致医用防护物资没有流向最需要的科室，影响疫情防控医疗活动。其次，极大干扰了物资管理部门的配发工作。最严重的是，领用混乱必然引起需求失真，导致整个医用物资管理部门无法做出正确的采购计划，进而影响供应商组织货源。与此同时，防护物资的市场价格开始剧烈上涨，一度上涨到之前的10倍左右。如果医院不能从采购数量上加以控制，那么采购经费会因科室请领数量的激增和采购价格的上涨出现井喷，极大影响医院采购成本的管控。

（二）目的

面对严重疫情带来的物资管理的突然冲击，北京大学第一医院依托多年积累的医用物资管理基础，迅速建立并运行了多部门联合管控的医用防护物资应急管理体系，以期通过对内管控科室申请和消耗、对外高效协同供应商，力保医用防护物资的有序采购和供应，避免采购经费失控。具体期望达到以下效果：

1. 建立起医院多部门联合的医用防护物资应急管理体系，为医用防护物资在疫情下的合理使用提供保障。

2. 利用业务数据分析科室请领发放的合理数量。

3. 通过控制科室请领，进一步控制采购数量，使医院采购经费的增长最大限度得到控制。

二、主要做法

（一）医用防护物资的应急储备机制

在突发严重疫情面前，日常战略储备的应急防护物资发挥了作用。根据此次疫情的经验，这些防护物资的应急储备量可维持在医院一个月的日常消耗数量，从而应对社会资源短缺，维持物资供应。

（二）院内职能部门应急协同机制

院内职能部门的协同机制主要指物资管理部门、医政部门、感染控制管理部门的协同。

医政部门对全院医疗活动进行统筹安排；感染控制管理部门依据医疗活动的感染风险，制定《医疗活动防控等级和规范操作指南》；物资管理部门根据上述两个部门的相关要求，严格配发防护物资，保证领取的物资和医疗活动匹配。

这一协同机制，为疫情期间医用防护物资的申请和使用制定了院级权威的医疗活动指导文件和物资配备指南，使物资的申领和发放有了管理制度依据。

（三）医用防护物资需求采购应急管理

1. 最小使用单元原则

在疫情期间，受到供应短缺和消耗量增加的影响，医用防护物资的管理必须精细化，以保证供应使用、避免闲置浪费。为此，北京大学第一医院对应急防护物资采用最小使用单元的管理原则，例如：医用外科口罩、防护服等不以销售单元“包”来申请、考察库存和发放，而以使用单元“个”进行上述业务处理。

2. 需求采购应急流程和科室申请评估

(1) 需求采购应急流程

首先，由科室发出需求申请，触发需求采购应急管理流程。

其次，对于科室申请，仓库是否发放，要经过两步判断。第一步，仓库管理人员要考虑科室申请的应急防护物资是否符合院内诊疗活动规定。第二步，仓库管理人员要依据科室库存基数(安全库存量)、以往的发放量、日常消耗等数据测算科室现有库存，判断科室申请是否符合发放数量标准，再决定是否发放。而库存基数、以往的发放量、日常消耗等测算依据的获取离不开日常的业务数据积累。最后，仓库根据科室申请发放完成后，平衡现有仓库库存，制定采购计划并发出订单。

从上述流程中可以看出，采购计划和采购订单的科学合理来自于科室需求申请的真实汇总；而在疫情暴发情况下，判断科室申请的合理性则必须依靠历史业务数据、实际动态发放 / 使用 / 库存持有量等数据的综合测算。

(2) 应急防护物资发放的科室申请评估

科室申请不但是仓库向科室配发物资的重要依据，也是采购计划的数据来源。科室申请的准确数据关系着临床的使用正常和采购的供应正常。

北京大学第一医院制定了应急防护物资发放标准，以此作为把控科室申请的依据。具体为两条：一是当科室现有库存低于其库存基数时，允许向科室发放物资。二是科室现有库存量与科室申请发放量之和，不超过该科室 7 天的消耗量。其中，科室库存基数是依据日常消耗的历史数据动态调整的。在疫情初期，物资管理部门计算非疫情期间的一段时间内的日均消耗量；以 2 日的消耗量（日均消耗量 ×2）作为库存基数。随着疫情期间供应的发展，物资管理部门要不断收集一段时期的消耗量，测算日均消耗量，调整科室库存基数。

科室当日库存量 = 科室前一日库存量 + 科室入库量 − 科室消耗量。物资管理部门通过系统记录的业务数据，计算科室当日库存量；科室也需要每日上报当日库存量。当计算结果与上报数据出现差异时，物资管理部门派人盘点，以便做到账实相符。

物资管理部门依据科室的库存量，综合考虑科室仓库的容量、自身向科室配送的能力、自身的库存情况，决定科室申请是否审核通过，并有权增加或减少申请数量。物资管理部门的采购人员汇总审核通过的科室申请，结合自身库存量和供应商的送货能力（包括送货数量和送货提前期），生成采购计划；进一步生成采购订单，发送供应商。

三、成效与亮点

以医用外科口罩为例，医用防护物资需求采购应急管理的效果显著。医用外科口罩的需求变化分为三个阶段，如图 3-7-1。

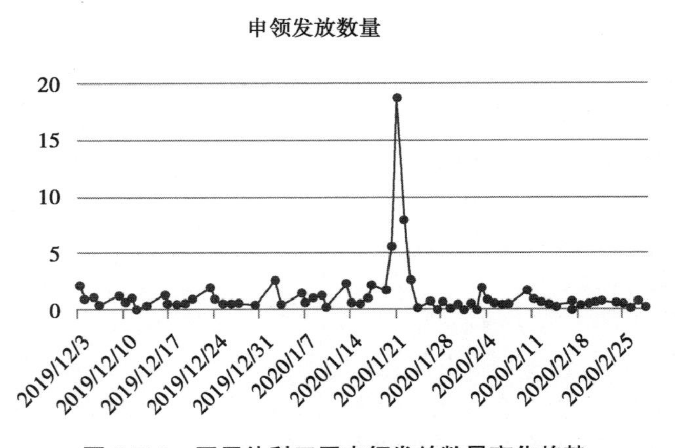

图 3-7-1　医用外科口罩申领发放数量变化趋势

阶段一：2019 年 12 月初至 2020 年 1 月 16 日期间，北京大学第一医院的科室申请发放数量一直比较平稳，属于日常常规使用。

阶段二：2020 年 1 月 17 日至 2020 年 1 月 23 日，疫情暴发初期，科室日均申请量陡增，甚至达到平时日均申请数量的 9 倍。医院的应急库存被迅速消耗，科室需求迅速增大，采购压力巨大。此时，如果不能获取真实的科室消耗和库存，并以此合理管控科室请领，必然导致医用外科口罩需求失真，无法避免高价采购而导致的经费激增。为此，北京大学第一医院迅速启动医用防护物资需求采购应急管理机制，管控物资申领发放。同时，积极扩大和稳定采购渠道。

阶段三：2020 年 1 月 24 日至 2020 年 2 月 28 日。经过几天应急管理机制的运转，科室请领混乱的情况得到有效控制，日均请领数量回落并趋于稳态，甚至只是疫情之前日均领用量的 42%。这期间的科室请领数量的震荡幅度比疫情发生之前更小。同时，发放次数较疫情发生之前更为频繁。

以上三个阶段变化对比说明医用防护物资的需求采购应急管理机制作用显著。具体表现在：医院对医用防护物资的管控力度大且更为精细化，科室需求更为精确、真实和平稳。这直接对采购需求的准确和稳定产生了正面积极的影响，帮助医院避免了采购金额突然暴涨引起的经费紧张。

进一步评估采购经费的支出发现，医用防护物资应急管理体系有效抑制了采购金额的激增。第一阶段的价格为市场正常价格。在第二阶段，因为医院可以使用应急储备，此时消耗的物资价格仍然是市场正常价格；尽管日消耗金额随日消耗量上涨至 9 倍，但尚未对采购经费造成巨大压力。

第三阶段防护物资价格开始暴涨，根据市场回顾，单只价格曾达到正常时期价格的 10 倍。北京大学第一医院基于以前的供应链体系的建设，迅速收集货源，最终以正常价格的 5.3 倍完成采购。尽管采购价格仍然大幅度上涨，但由于实施采购应急管理，日消耗量较第一阶段有大幅度下降，因此日消耗金额仅是第一阶段的 2.3 倍。假设没有实施需求采购应急管理，那么将日均消耗量和单价的涨幅叠加，则日消耗额将达到第一阶段的 47 倍，这会直接导致需求和采购经费的剧烈增加。

由此可知，医用防护物资应急管理体系在以往的物资供应链管理的基础上，在疫情期间科室使用、需求管控、需求采购等环节上发挥了巨大作用。通过精细化管理医用防护物资的消耗和申请，杜绝了医用防护物资的无谓申请和消耗。在市场价格大幅上涨的情况下，有效控制了采购需求，有力地抑制了采购经费的激增。

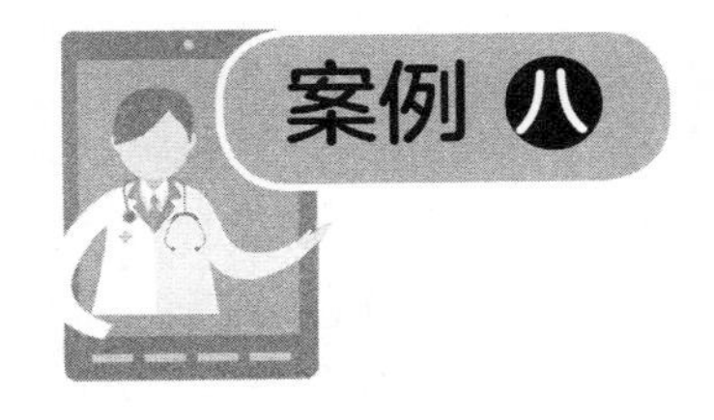

“智慧家庭医生签约健康管理平台” 助力家医服务提质增效

推荐单位：北京市丰台区方庄社区卫生服务中心

在信息技术高速发展的背景下，互联网正在悄然改变着传统的医疗模式，利用互联网手段提升社区卫生服务效率和质量，是为基层赋能的重要措施。北京市丰台区方庄社区卫生服务中心将互联网、物联网、人工智能等手段应用于居民健康管理过程中，通过规范数据接口和云服务建立智慧家庭医生签约服务信息平台，实现院内、院外信息共享利用；研发应用临床辅助决策支持系统为基层医生诊疗服务赋能；研发应用智能化慢性病管理平台，形成了以数据为核心和完善数据链条的全程慢性病管理。截至 2020 年 8 月，中心签约居民 3.38 万人，签约率 37.6%，重点人群签约率 90%，已率先实现签约居民 75% 首诊在社区。互联网技术应用于居民健康服务过程中提高了服务效果和服务效率，极大地提升了签约居民的获得感。

一、背景与目的

2016 年以来国家大力推进家庭医生签约服务，社区卫生服务能力也得到大幅提高，社区医生和患者之间建立了连续性的服务关系，医生围绕签约居民和其家庭的需求组织协同医疗服务资源和社会资源，在连续固定的管理关系下提供慢性病管理、危险因素控制和健康生活方式干预等精细化健康管理服务。但由于未能整合相关服务和资源，签约居民的获得感不强。另一方面全科医生数量仍存在较大缺口，基层卫生服务效率和规范性亟待提升。人力资源不足，管理效率不高、科学性不强、服务不够细化已成为分级诊疗背景下社区健康管理急需解决的瓶颈问题。

在信息技术高速发展的背景下，互联网正在悄然改变着传统的医疗模式，利用互联网手段提升社区卫生服务效率和服务质量，是为基层赋能的重要措施。全国各地也在不断探索利用互联网将传统医疗健康服务功能进一步延伸。

北京市丰台区方庄社区卫生服务中心自 2014 年开始通过承担首都卫生发展科研专项自主创新项目《北京市方庄地区家庭医生服务团队运用智能化信息平台优化慢性病管理的效果研究》和《互联网 + 社区健康管理研究》，研发了移动终端签约居民健康管理应用、智能化慢性病管理应用、双向转诊云平台、临床决策支持系统，构建出“智慧家庭医生优化协同服务模式”，建立了“智慧家庭医生签约健康管理平台”，家庭医生团队通过该平台为签约居民提供了精细化、个性化的健康管理服务。

二、主要做法

（一）策划部署

2010年北京市丰台区方庄社区卫生服务中心成为北京市首批家庭医生签约服务试点单位。近年来以改革创新为动力，以北京市医药分开综合改革为契机，积极探索从“以治病为中心”到“以人民健康为中心”的转变，将互联网、人工智能、大数据等手段应用于居民健康服务过程中，以“互联网＋健康服务”的方式提高社区健康服务规范性、服务效率和服务能力。

（二）工作思路

借鉴国外家庭医生服务体系，结合目前国内家庭医生签约服务模式的现状，首先通过研究建立医患间连续固定服务关系提高健康服务水平的实施路径以及家庭医生、专科医生和社会资源如何协同服务的解决方案，创新全科诊疗服务流程和规范。通过服务标准的制定和落实，研究以智慧医疗手段为全科医生赋能，构建智能慢性病管理系统协助家庭医生团队高效管理慢性病。为提高家庭医生诊疗质量、减免医疗失误，构建家庭医生临床决策辅助系统；为实现全科与专科医生协同为居民提供连续性健康管理服务，建立北京市丰台区方庄社区卫生服务中心与北京天坛医院的医疗协同云平台；将社区院内健康服务延伸到家庭。研发移动终端健康管理平台并和北京市丰台区方庄社区卫生服务中心门户网站及信息系统对接。通过创新家庭医生智慧健康照护协同一体化服务模式，利用智慧医疗手段为居民提供精细化、精准化的健康管理服务，形成“一固定、三协同、五智慧”的智慧家庭医生优化协同服务模式内涵和信息化建设架构。

（三）具体举措

以居民健康档案中的基本医疗和基本公共卫生服务数据为核心，通过互联网手段赋能家庭医生，构建全科专科协同为居民提供连续性健康服务的闭环，打通健康管理信息从社区卫生服务机构到家庭的“最后一公里”。

1. 规范数据接口，打破信息壁垒

在智慧医疗顶层设计下搭建用于家庭医生签约服务的“互联网＋社区健康管理”平台，架构由应用层、服务层、数据层和基础配置层构成，通过接口规范实现院内信息系统互联互通，院外与医联体实现信息互联互通、共享利用，并通过互联网手段将院内服务延伸到家庭。

与公共卫生信息系统数据接口，解决基础健康档案的索引关联和多方位医疗服务的主索引问题，可调阅患者健康档案、体检报告数据、签约数据等，实现院内、院外数据同步。与医院信息系统、实验室信息管理系统、医学影像信息系统的数据接口，解决跨平台医疗数据的规范性、唯一性和合规性问题，可调阅诊疗记录、处方、药品、检验检查结果、数字影像结果等数据，让各协同系统之间通过底层原始数据交互，确保数据的真实性和服务的时效性，实现院外检验检查和数字影像结果查询和解读服务。

2. 以云技术创新医联体协作，全科专科结合实现居民健康连续性管理

北京市丰台区方庄社区卫生服务中心与北京天坛医院依托医联体关系合作研发建立双

向转诊云平台,实现社区医疗机构与医联体综合医院信息的互联互通和共享利用,实现全科医生与专科医生基于信息共享的协同服务。家庭医生可为患者精准转诊或预约检验检查,北京天坛医院医务人员在接诊时可同步查看其在社区的健康管理情况。从北京天坛医院出院后转入社区的患者,可通过系统将住院期间相关病史资料及康复指导建议等转回北京市丰台区方庄社区卫生服务中心,家庭医生接收到推送信息后可调阅有关信息并为居民制订居家健康管理计划,实现全科医生和专科医生协同下对居民的连续性健康管理。

3. 研发互联网移动终端应用,院内健康服务延伸到家庭

北京市丰台区方庄社区卫生服务中心与相关企业合作研发了移动终端健康管理服务平台——智慧家庭医生优化协同服务系统软件 V1.0,并与中心信息系统实现数据共享、互联互通。互联网技术的应用将院内健康服务延伸到家庭,其高互动性使社区医务人员与签约居民之间建立了全新的联系纽带,形成了“社区—家庭”双向互动的健康服务体系,显著提升社区居民健康管理服务的获得感。

该应用包含医生端、居民端和管理端,根据各自需求实现相应功能。医生移动终端可以对签约群体进行量化分级预警管理和随访,实时更新健康管理信息,针对患者健康数据的分析、反馈及时作出预警,提示信息定向推送,实现院内外协同的居民连续性健康管理。居民通过移动终端应用找到身边可以签约的家庭医生,在线提出签约申请。签约后可以查看个人健康档案和慢性病随访规划,通过系统健康数据分析、反馈,及时接收病情解读、重要的临床提示、预警和家庭医生建议等信息。还可通过手机上传外院检验检查结果和家庭自测的血压血糖数值等,与签约家庭医生实时互动交流,实现药事服务、健康评估、健康讲堂等居民自我健康管理的相关功能,实现健康管理线上线下一体化服务,从而提高慢性病管理效率,如图 3-8-1。管理端应用可以实现机构管理、医生管理、团队管理、服务管理、会员管理、账号管理、版本管理、数据管理和统计分析的相关功能。

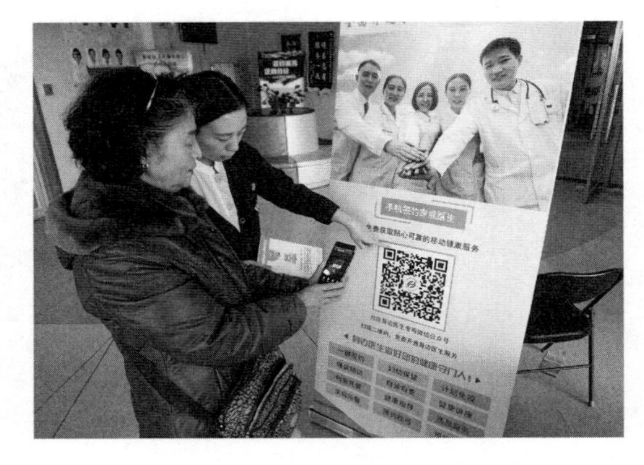

图 3-8-1 全科门诊护士指导居民电子化签约

4. 以人工智能技术创新基层医疗服务,为家庭医生赋能

北京市丰台区方庄社区卫生服务中心和相关企业联合研发临床辅助决策支持系统(CDSS),运用人工智能、云计算等技术为家庭医生临床诊疗全程提供帮助和支持,提升家庭医生临床诊疗规范性、提高诊断效率、减少漏诊误诊、提高医疗安全,使基层医生在工作实践过程中接受培养和训练。该系统通过数据接口与北京市丰台区方庄社区卫生服务中心信息系统对接,家庭医生接诊时系统可根据病历记录中患者的症状描述,实时分析可能出现的疑似危重情况和疑似常见情况。针对疑似危重情况,提示医生问诊和体格检查的重点内容,帮助基层医生快速鉴别急危重症及跨专科疾病,提高诊断水平,降低漏诊、误诊概率;对于疑似常见情况,提示疾病相关诊断信息、需完成的检查、合理用药等内容。以图文结合的形式提示健康教育的重点信息,便于医生与患者交流和个性化健康指导。

5. 创新慢性病规范管理方案，助力精准健康服务

北京市丰台区方庄社区卫生服务中心与相关企业合作研发智能化慢性病管理系统，模拟医生思维，针对34个慢性病病种，融会贯通58部指南，形成国家指南人工智能慢性病管理系统（GDS）。通过数据接口与公共卫生系统对接，以居民健康档案中的基本医疗和基本公共卫生服务数据为核心建立应用，通过人工智能算法打造慢性病医学引擎，将国家医学指南转化成综合的慢性病知识图谱。结合个体患者和群体患者的医学数据，由GDS引擎人工智能逻辑图谱，智能化生成慢性病分析和评估、确定个体化慢性病控制目标、给出依据指南的治疗原则并自动生成患者年度随访计划。

三、成效与亮点

运用互联网技术实现社区卫生服务信息系统与移动终端应用、智能化慢性病管理平台、临床决策支持系统、云平台等对接，不仅便于家庭医生团队为签约居民实施个性化、连续性的健康管理，同时也打通了社区医生和签约患者之间一个全新的、开放的沟通渠道，开创一种全新的健康管理服务模式——智慧家庭医生优化协同服务模式。

（一）社区卫生服务提质增效，分级诊疗效果显现

互联网技术将北京市丰台区方庄社区卫生服务中心内的健康数据便捷应用到了居民家庭，规范化服务流程和服务标准的落实提高了家庭医生团队服务同质化水平，进一步提高了医务人员工作效率。以规范化慢性病管理为例，北京市丰台区方庄社区卫生服务中心每管理1名慢性病患者，每年规范化随访服务（4次）、健康评估服务（1次）、体检服务（1次）、数据加载获取（6次）的时间由实施“互联网+健康服务”前的平均61分钟下降为22分钟。每管理10 000名慢性病患者，每年节约人力成本4.57人，按人力资源成本18万/人年计算，每年节约财政资金近82.26万元。

社区居民对家庭医生签约服务产生了更好的“黏性”，北京市丰台区方庄社区卫生服务中心门诊量从2016年的42.2万人次提高到2019年的47.9万人次（不含公共卫生服务量及家庭出诊、巡诊），人均门诊量已达到三级医院平均水平。

居民的健康管理数据得到高效利用，家庭医生与签约居民形成了良性的合作与互动关系，居民得到了全方位、立体化的健康管理，积极参与到自身的健康管理过程中，极大地提升了社区居民对签约服务的获得感。居民满意度不断提升，家庭医生签约服务团队连续三年达到零投诉。

（二）实现了从“疾病治疗”到“健康维护”的转变

截至2020年8月，北京市丰台区方庄社区卫生服务中心规范管理慢性病患者17 807人，极大地提高了慢性病控制率。2019年高血压和糖尿病控制率分别为78.5%和67.99%，已达国际先进水平。经医保后台统计，每年节约医保资金约1 000万。

（三）“互联网+健康服务”使智慧家庭模式应用取得丰硕成果

2017年北京市人力资源与社会保障局调研报告认为，北京市丰台区方庄社区卫生服务

中心实现了辖区居民就医“接得住、留得下、管得好”。2018 年 4 月北京市卫生健康委发布文件，将该模式在全市推广。2019 年“推广智慧家医服务，提高基层医疗服务能力和水平”被写入北京市政府工作报告，并作为典型案例在“伟大历程辉煌成就——庆祝中华人民共和国成立 70 周年大型成就展”中展出。

（四）“隔疫”不“隔爱”，“互联网 + 健康服务”助力疫情防控

2020 年新冠肺炎疫情阻击战中，为保障居民疫情期间得到便捷的医疗服务，同时完成各项防控任务，北京市丰台区方庄社区卫生服务中心利用“智慧家医”健康服务平台，对签约管理的居民开展健康咨询和随访，指导居家健康监测，普及新冠肺炎防控知识，对辖区居民进行心理疏导。面对病毒，互联网突破时空、避免人与人之间直接接触的便捷特点展现出其独特的服务优势。“掌上办”“线上办”在提高效率、节约人力成本的同时让签约居民的健康管理不终止、不间断。疫情开始以来，北京市丰台区方庄社区卫生服务中心利用互联网技术，为社区居民推送健康信息和防疫知识 977 844 人次、追踪在药店购药居民健康状况 3 420 人，接受居民健康咨询 9 850 人次、远程健康指导 2 781 人。居民通过手机可以随时联络家庭医生团队成员咨询健康问题，查询签约医生的门诊时间，通过预约就医有效地减少了居民在医疗机构内的停留时间，降低了交叉感染风险。

（五）标准化促“互联网 + 健康服务”规范化

2016—2017 年北京市丰台区方庄社区卫生服务中心受国家卫生健康委委托开展“互联网 + 健康管理服务”标准化试点建设，撰写并发布了《互联网 + 健康管理服务标准化建设指南》。2017 年至 2019 年北京市丰台区方庄社区卫生服务中心承担国家第四批社会管理和公共服务的标准化试点建设项目，将家医团队利用互联网手段为居民提供健康服务的过程标准化，建立了“互联网 + 健康服务”的企业标准，如图 3-8-2，确保居民获得了便捷性和同质化的服务。

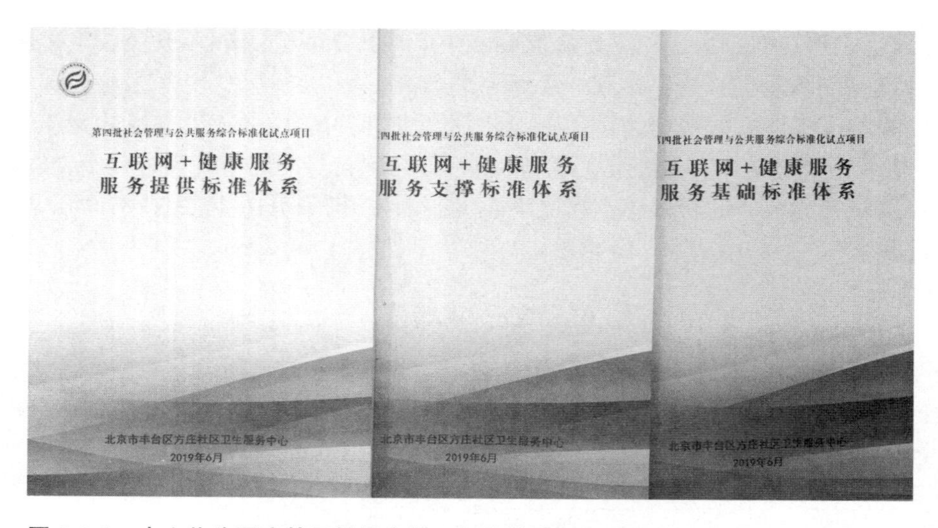

图 3-8-2 中心作为国家第四批社会管理和公共服务标准化试点构建出“互联网 + 健康服务”标准体系，建立了互联网应用于健康服务的企业标准

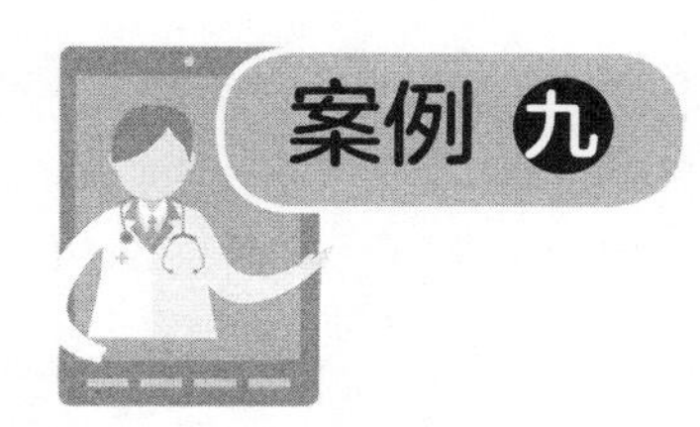

互联网助力结核病防控

推荐单位：广东省深圳市南山区慢性病防治院

广东省深圳市南山区慢性病防治院自主研发的以“健享互联”APP 和网页端为元件且二者信息互通的结核病综合管理系统，具备远程视频服药管理、不良反应预警系统、随访评估、医患沟通、中断服药患者追踪、药品管理、服药复查提醒、全球卫星定位系统（GPS）定位、健康教育、二维码取药和患者管理统计评价等多项功能。系统不仅实现了患者远程视频服药管理，促进了肺结核患者健康管理服务模式变革，同时也是肺结核患者基于 GPS 技术的居家隔离治疗模式的首创性探索在新冠肺炎疫情期间，该系统的应用为结核病患者健康管理服务的有序顺利开展提供了有力保障，患者未出现中断服药的情况。

一、背景与目的

（一）背景

结核病是我国重大传染病，也是传染病中的“头号杀手”。1 例传染性肺结核患者 1 年内可传染 10~20 人，对社会危害极大。做好患者服药管理和隔离是结核病防治的首要任务。鉴于肺结核化疗疗程长、易出现药物不良反应，传统防控工作以医务人员为主，对肺结核患者开展直接面视下服药管理。这种工作方式在结核病防控初期取得了一定成效，但随着社会经济发展和人民群众对公共卫生服务要求的提高而逐渐显现出制约防控效果的一系列弊端：常因患者工作时间冲突、对每天“监视”下服药有抵触情绪等原因，漏服药甚至耐药现象频发，且患者每日往返于服药点更易造成结核菌传播；由于患者经济压力和技术受限等因素，隔离工作难以有效开展；同时，由于卫生人力资源不足导致人均工作负荷繁重，难以保证结核病患者健康管理工作的落实。探索便捷有效管理患者、有效隔离患者的创新服务模式和优化结核病防治人员工作模式刻不容缓。

（二）目的

1. 自主研发以“健享互联”APP 和网页端为元件的结核病综合管理系统，通过该系统实现患者智能化管理：建立登记—管理—督导—反馈的现代化管理流程。
2. 实现全国领先的肺结核患者视频督导服药（VOT）管理模式。
3. 实现国际领先的基于 GPS 技术的肺结核患者居家隔离治疗管理。

二、主要做法

(一) 搭建结核病综合管理系统

结核病综合管理系统以服务器作为数据储存中心，实现肺结核患者管理系统网页端和“健享互联”APP端的数据交互和同步更新。

1. “健享互联”APP，分别开发Android和IOS版，建立不同权限的用户端 患者端含服药视频、不良反应、我的医生、治疗卡、健康促进、个人设置等模块，可实现上传服用抗结核药视频、每日不良反应问诊、在线医患沟通、治疗卡浏览、设置服药提醒、GPS定位、健康知识学习、复查及查痰提醒、个人信息收集和新型取药技术等功能。医生端含服药视频、不良反应、我的患者、服药异常、随访管理、视频录制和药品管理等模块，可随时进行掌上随访、《肺结核患者健康管理服务规范》表格填写和抗结核药物盘点等工作。

2. 与APP互通互联的PC端，建立不同权限的用户端 实现患者基本信息登记、服药管理、访视记录查询、查痰查询、跨区域管理、评价统计、药品管理、肺结核患者健康管理服务、患者轨迹分析及结核防控网络转诊/追踪/管理通知/在线质控等功能。

(二) 依托结核病综合管理系统的肺结核患者VOT督导管理模式

1. 签署肺结核患者VOT管理知情同意书的患者，安装“健享互联”APP。

2. 结核病综合管理系统网页端建档并分配至相应社区健康服务中心管理。严格按照《国家基本公共卫生服务规范》肺结核患者健康管理服务规范要求的内容开展管理工作。并借助结核病综合管理平台优化部分工作内容。

3. 督导医生可通过APP进行第一次入户随访和入户视频及图片佐证材料上传。

4. 服用固定剂量复合剂(FDC)药物的患者每14天至社区健康服务中心取药，服用散装药患者每月或每15天至南山区慢性病防治院取药；自己设定每日服药提醒时间；每次服药时实时录制并上传服药视频；如有不良反应，患者可以随时上报并进行医患在线交流。

5. 未及时上传服药视频的患者，系统会给其再次发送服药提醒，并通知督导医生；督导医生收到信息后对患者进行服药提醒和追访。督导医生随时进入“健享互联”APP查看患者服药和不良反应情况、开展督导随访工作。

6. 深圳市南山区所有结核病患者管理单位，包括南山区慢性病防治院、综合医院和社区健康服务中心，均可共享患者诊疗和管理信息。

(三) 基于GPS技术的传染性肺结核患者居家隔离管理

1. 实施对象 在深圳市南山区登记治疗的处于传染期、病情较轻且签署居家隔离知情同意书的传染性肺结核患者。

2. 信息技术 该措施主要应用GPS技术，以患者的手机作为GPS接收机，患者手机运行健享互联APP即可启用手机GPS。

3. 措施流程 ①患者签署居家隔离知情同意书，安装“健享互联”APP。于深圳市南山区慢性病防治院肺科门诊领取隔离期间的抗结核药物和痰盒。②患者初步需进行为期2周的居家隔离，每天应保证“健享互联”APP处于运行状态。隔离期间，非紧急情况，患者应按照要求在本人家庭范围内活动；如患者活动轨迹超出预定活动范围时，“健享互联”APP医生端实时收到异常警告，由督导医生进行追访宣教。患者特殊情况需外出的，应提前联系其督导医生，并佩戴防护口罩，减少在外停留的时间。患者每天使用APP上传服用抗结核药物视频。服药期间，若出现药物不良反应，可通过APP进行反馈；非紧急情况下，关于诊治过程中的疑问可通过APP医患沟通模块进行咨询，尽量减少外出。如出现紧急状况务必到最近医院就诊，或联系深圳市南山区慢性病防治院临床医生。③完成2周居家隔离后复查痰检计为1个隔离周期。患者治疗2周后到深圳市南山区慢性病防治院进行复查，若痰涂片结果为阴性，则解除隔离，继续接受“健享互联”APP管理；若痰涂片结果仍为阳性，则应继续隔离，直至痰涂片结果为阴性。④为了缓解因隔离造成的经济压力，深圳市南山区慢性病防治院给予患者误工补贴。

三、成效与亮点

2018年5月，结核病综合管理系统已在深圳市南山区实现全覆盖使用。同时，该系统是深圳市南山区慢性病防治院健康扶贫工作的重要输出技术，先后于2017年12月和2018年5月完成广西百色市结核病综合管理系统和新疆喀什市结核病综合管理系统的搭建和使用工作。同时该系统也在深圳龙岗区、江西南昌/赣州/景德镇、云南贡山县等地应用，如图3-9-1、图3-9-2。

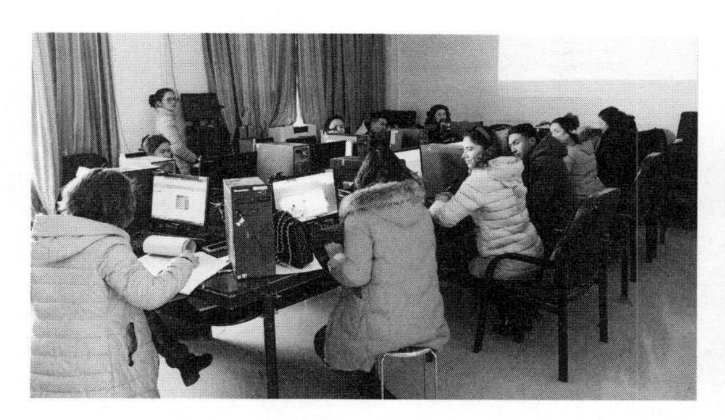

图3-9-1 在新疆喀什市举办肺结核督导管理系统使用培训会

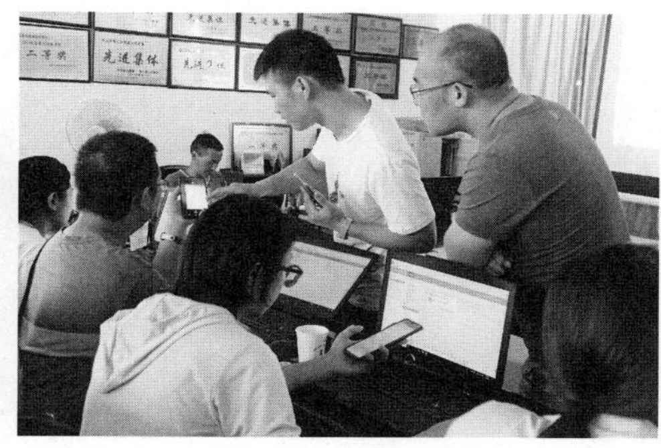

图3-9-2 在云南贡山县举办肺结核督导管理系统使用培训会

肺结核患者VOT督导管理模式工作机制、方案及流程均已成熟。2016年9月至2020年7月，系统登记建档并通过该系统管理2 250例患者，其中1 400例患者使用“健享互联”APP接受VOT管理。与传统管理模式相比VOT管理模式下患者规则服药率得到大幅提升。同时，基于GPS技术的传染性肺结核患者居家隔离管理模式工作机制、方案及流程均已成熟。2017年8月至2020年7月，累计55例患者参与基于GPS技术的居家隔离治疗；其中2例是耐多药患者，2例是单耐药患者。

本案例在国内领先实现了利用移动信息技术开发综合系统实现远程视频督导结核患者服药，现虽已有少数地区随后也开发出功能类似的系统，但功能单一，局限于视频督导服药；

本案例研发的功能完善的结核病综合管理系统，在实现肺结核患者健康管理服务规范工作电子化办公的基础上，破解结核病区域防控工作“信息孤岛”问题，以期整体提升结核病公共卫生服务的质量和效率。

本案例使用的“健享互联”APP及相应PC端简单易操作，且其搭建架构、功能模块分别与我国其他地区的结核病防治网络、肺结核患者健康管理工作内容相契合。任何社区都可因地制宜地进行项目复制推广。

肺结核患者VOT管理模式在全国范围内率先实现了患者不必每日去服药点服药，一举解决了隐私暴露、病菌传播、时间冲突、工作效率低下四个难题，漏服断服药率大幅下降；基于GPS技术的居家隔离治疗模式属于全球范围内领先，可有效减少结核病菌传播风险。

深圳市南山区慢性病防治院先后取得1项计算机软件著作权、2项实用新型专利、1项发明专利、1篇SCI论文和1篇中文核心论文，另已申请1项实用新型专利、5项发明、8项计算机软件著作权。同时南山区慢性病防治院2017年依托深圳市“医疗卫生三名工程”项目引进法国巴斯德研究院高层次人才团队，案例涉及的创新模式是研究内容之一。

案例十 全流程妇幼健康服务

推荐单位：江苏省南京市妇幼保健院

南京市妇幼保健院是江苏省首家三级甲等妇幼保健院，在综合实力提升的同时，日均门诊及住院患者也在不断增多，医院每年分娩量约占南京市的1/4以上。为保障母婴安全、提高患者满意度，南京市妇幼保健院积极响应国家医改要求，2017年启动了“医院信息智慧服务”建设工作，借助现代信息化手段，通过移动互联网技术，利用智能手机等设备改进医疗服务，全面优化符合妇幼保健业务特色的门诊及住院就医流程，以高效、务实的举措改善患者就医体验，让患者感受到国家医改的成效，以高效、务实的举措便民利民，体现了“以患者为中心”的核心服务宗旨。

一、背景与目的

南京市妇幼保健院始终坚持“以保健为中心、以保障生殖健康为目的，实行保健与临床相结合，面向群体、面向基层和预防为主”的妇幼卫生工作方针，常年为南京市及周边地区妇女儿童提供多层次、全方位的健康保健和疾病预防诊疗服务。

2017年，南京市妇幼保健院借助现代信息化手段，通过移动互联网技术，利用智能手机等设备改进医疗服务，希望全面优化符合妇幼保健业务特色的门诊及住院就医流程，以改善患者的就医体验。具体目标包括：让妇幼保健业务流程闭环管理，实现孕产妇建卡线上申请，产检与住院分娩信息互联互通；出院随访医患沟通，让患者体会人文关怀；畅通高危孕产妇及高危儿双向转诊绿色通道；让儿童体检系统与门诊病历对接，对关键指标进行环节质控，为医院儿科建设及科研教学留下宝贵数据等。

二、主要做法

（一）院前阶段

医院妇幼保健系统对接江苏省妇幼健康信息系统获取孕妇社区建卡信息，孕妇通过医院官方APP实名认证后，手机拍照网络申请建卡并一对一预约，医院方面在线审核，通知孕妇来院就诊时间，为孕妇提供专业、合适的个性化孕检院前服务。审核通过后孕妇根据预约时间到门诊办理建卡，进入门诊产前检查环节。

（二）门诊产前检查阶段

门诊产前检查要求实名制就诊，孕产妇身份证照片自动带入病历界面，孕产妇电子病历系统会完整记录孕妇历次产检信息。门诊产检信息与住院分娩系统互联互通，实现孕妇保健手册无纸化，产检分时段预约。高危评分自动计算按标准颜色标识，历次检验检查报告调阅，危急值报告纳入产检病历智能提醒、产检记录自动生成曲线图（宫高趋势图）、医师开具以孕周为时间轴的医嘱套餐并根据产检记录自动生成门诊电子病历。门诊产检周期结束后生成完整产前检查汇总记录，系统完成住院床位预约准备住院。

（三）住院照护阶段

孕妇住院后得到医院团队照护，医师、护士、药师、营养师、麻醉师共同书写综合诊疗计划，电子病历医嘱与病历相结合，查看患者门诊历次就诊记录及产检信息，通过临床决策支持系统，协助医师智能判读检验检查结果，临床药师前置审方保障患者用药安全。结合无线网络、条码识别、电子标签识别及 PDA 智能移动数据终端的优势，将护士工作站延伸到患者床旁，实现患者身份的智能识别、体征数据床旁采集，孕妇体温单自动生成、医嘱执行全程跟踪等功能，更加有效地保证医疗护理质量安全。

（四）分娩阶段

产房分娩系统的引入实现了产妇产时分娩记录电子化、分娩信息化、婴儿信息报表电子化、待产记录电子化。医护人员可结合电子医嘱相关信息，将待产孕妇进行分类管理，形成动态产程图数据；同时打通产房各软硬件系统之间的连接，实现了数据信息的全流程管理，实时动态监控产房内孕妇及胎儿安全。产房各类报表数据智能生成也使质量指标管理可溯源式追查。

（五）出院随访阶段

产妇出院信息上报到江苏省妇幼健康信息系统，医院通过随访系统与产妇交流获取患者满意度评价。医院官方 APP 让患者根据出院自身情况向医院科室进行咨询，在线提交病情，科室医师收到问题后进行回复。

（六）双向转诊环节

孕产妇或新生儿在孕期或出院后出现高危症状可经社区医疗机构向南京市妇幼保健院发起双向转诊，完成预约诊疗及绿色通道救治。

（七）妇儿体检环节

产妇产后 42 天来院体检通过医院电子病历保健模块进行记录。同时，医院重点针对新生儿及 0~6 岁儿童的体检，以江苏省儿童保健手册为标准，根据儿童保健业务流程上线基于门诊电子病历的儿童保健体检管理系统，实现 0~6 岁儿童体格测量、眼科、耳鼻喉科、骨密度、心肺功能检测等体检项目电子化采集，并与检验检查系统对接，最终完成总检报告的打印，同时支持对儿童历史体检报告的查阅。体检系统与门诊病历对接，医师根据总检电子报告，书写门诊电子病历，开具处方及是否需要进一步治疗。医院通过信息化将0~6岁儿童历次体检的珍贵信息记录下来，并对关键指标进行环节质控，也为医院儿科建设（如高危儿随访）及科研教学留下宝贵数据。

三、成效与亮点

通过此次“医院信息智慧服务”建设工作，南京市妇幼保健院以信息化提档升级为抓手，实现院前（孕产妇在线建卡）→门诊产检（门诊产检→分时预约→在线缴费→报告单查询→专家在线咨询）→住院照护→产时分娩→出院随访→双向转诊→妇儿体检的妇幼保健业务流程健康安全管理，如图3-10-1。医院通过了2018年度国家电子病历系统功能应用水平分级评价5级评审。作为以妇幼保健业务为主体的三级甲等妇幼保健院，可以有效聚焦用户需求，整合江苏省妇幼健康信息系统资源，在系统的功能设计上切实可行地提出意见和规范，使项目在标准框架下落地实施。

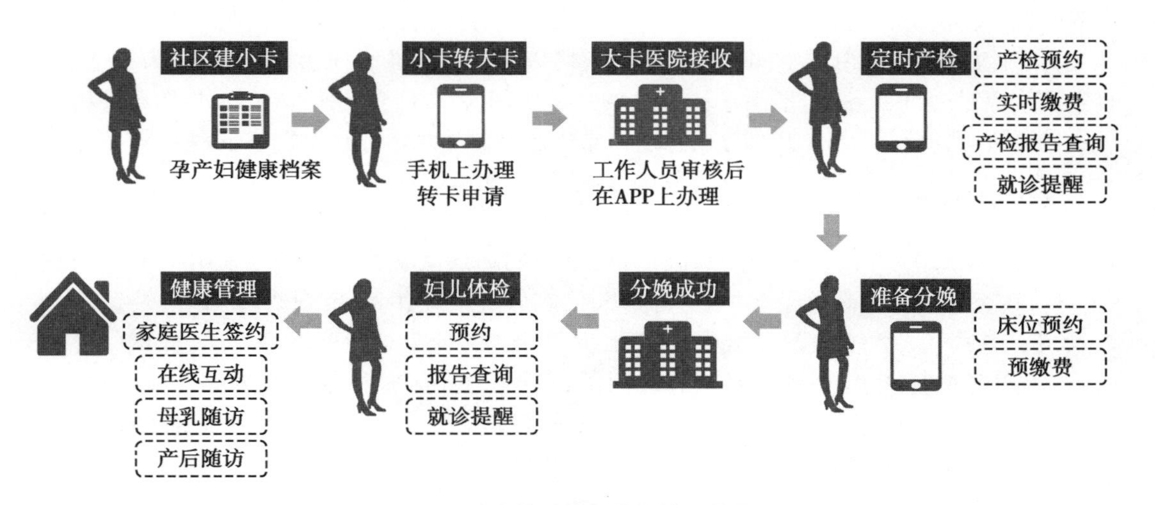

图3-10-1 信息化再造妇幼保健业务流程图

（一）模式创新

1. 便民、惠民、利民服务全流程妇幼业务管理　对接江苏省妇幼健康信息系统，实现线上孕妇实名制网上咨询、建卡预约，孕妇产检电子化，并与门诊产检系统、住院分娩系统对接完成全流程孕产妇电子化信息安全健康管理系统。儿童体检摒弃纸质手写体检报告，完成0~6岁儿童体检信息的全电子化采集，根据WHO标准自动计算体检中如BMI、体重、身高评价结果，并将体检系统与门诊病历对接，医师根据总检电子报告，自动生成门诊电子病历，开具处方并提示是否需要进一步治疗。

2. 双向转诊管理　主要针对一些慢性病、恶性肿瘤、两癌筛查等，社区疑难危急重症患者可转诊到上级医院治疗，上级医院提供优先接诊、检查、住院等服务；上级医院也可下转病情稳定的患者回到社区医院康复。患者可在APP上随时与医院沟通、实时查询自己所在双向转诊流程节点中的位置，给患者提供方便、快捷、优质、连续性的医疗服务。

3. 远程会诊管理　加强跨地域间的院际协同和优质医疗资源的辐射能力，由基层医院发起、上级医院指定医疗专家或邀请专家的方式进行网上会诊。

（二）服务创新

1. 截至2020年8月，南京市妇幼保健院的“南京市妇幼”APP累计有56万人注册，服务205万余人次。医院借助信息化手段为患者带来诸多便利，实现在手机上完成预约挂号缴费、排队信息推送、查看检验检查报告、医患在线互动等环节，提高患者就医体验，提升医院服务水平。

2. 通过妇幼保健业务流程的闭环管理，实现孕产妇从建卡预约申请→产检→住院分娩的全电子化信息互联互通，完整采集孕妇产检信息，将门诊产检与就诊记录有机融合。住院团队的照护将母婴的医疗质量安全放在首位，出院随访让患者体会医院的人文关怀，高危孕产妇及高危儿实现双向转诊绿色通道救治。同时医院妇幼保健业务服务流程优化后，医院通过LED、展板、APP、微信公众号、新闻报道等多种方式进行宣传，提高患者的使用率和知晓率。妇幼保健业务流程的再造有效提高了医护人员的工作效率，使医院管理更规范化。

3. 妇幼保健过程中产生的这些信息不仅可以为医院临床科研服务，也可以为其他医疗服务机构提供咨询服务，包括医疗诊断水平的提高、患者个性化健康教育、药物作用分析、流行病学调查等。沉淀下来的数据进行整合，帮助患者解决从治疗到预防的问题。

（三）技术创新

在统一妇幼业务数据标准的基础上，南京市妇幼保健院升级上线了EMR、HIS、LIS、PACS、妇幼专科病历、高危孕产妇管理系统、住院分娩系统、南京市妇幼APP等，做到“一方录入，多方共享”。系统预置多维数据模型，支持快速适应复杂业务环境。通过简单单行JS代码，应用多种复杂BI视图，内置回归、因子、聚类、方差等多种数学模型和柱状、折线、散点、热力、雷达、瀑布等多种可视化图表。充分利用妇幼健康信息档案和电子病历核心数据库通过数据分析、综合展现工具，实时、动态、多维度地分离、利用、展现卫生信息数据。

第四章
创新案例篇

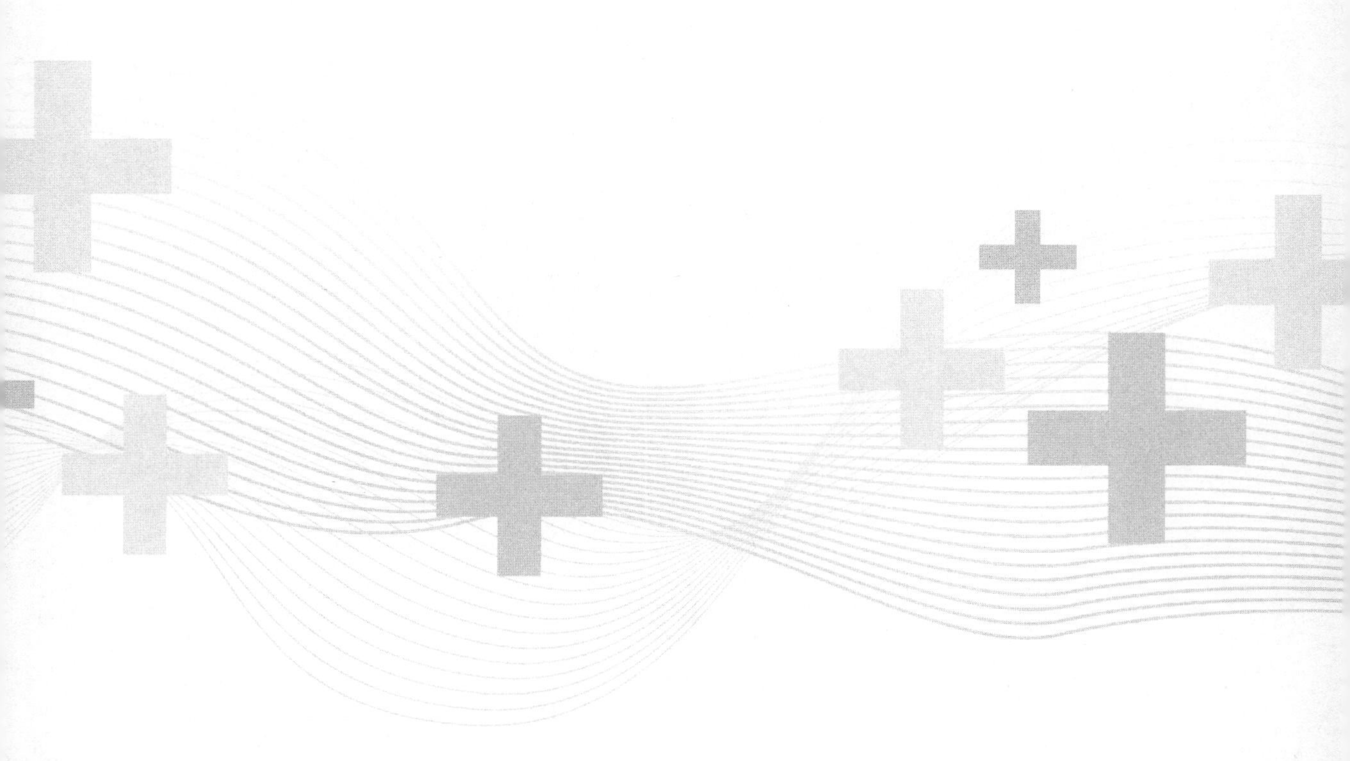

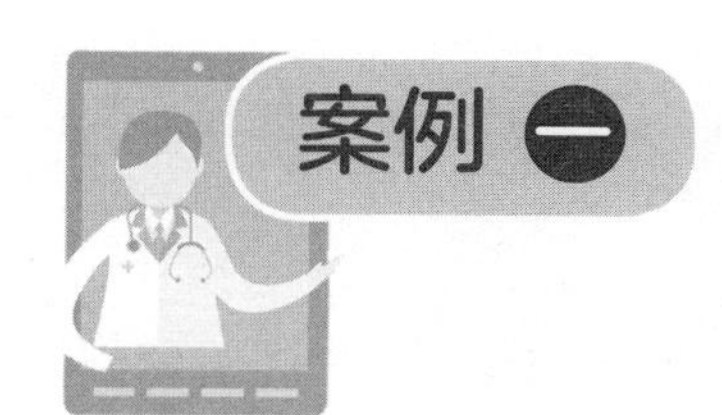

出生"一件事""最多跑一次"

推荐单位：浙江省卫生健康委

从新生儿出生、上学入园等公民个人事务，到开办企业、境外投资备案等企业单位的各项事务，都需要在多个政府部门、多次往复才能办齐所有手续。环节多、过程烦、耗时长，一直为群众诟病。浙江省通过事项整合、流程再造和信息共享，构建了应用场景下跨部门、多层次的业务联办模型，推动将助产机构出生医学证明办理、社区预防接种、公安户口登记、医保参保登记等窗口整合为"出生联办"窗口并前移至助产机构。新生儿家属利用在助产机构陪伴产妇的时间，不需"跑路"即可"床边"拿证，实现出生"一件事""一次都不跑"。

出生"一件事"，看似新生儿家庭的"办证小事"，锚定的是生育全程的"操心事""烦心事"，浙江省各级医疗机构通过服务创新，努力让广大育龄家庭"生"而无忧。

一、背景与目的

2019年，浙江省委、省政府将群众和企业生命周期"一件事"全流程"最多跑一次"列入年度重要改革任务，梳理出群众、企业"一件事"工作41项，包括新生儿出生、上学入园等公民个人全生命周期"一件事"，以及企业开办、境外投资备案等企业生命周期"一件事"。其中，新生儿出生"一件事"被纳入公共服务领域"最多跑一次"改革重点突破项目。

以往，新生儿出生时需要办理的相关事项包括出生医学证明、预防接种证、户口登记、医保参保、社保卡申领等。办好这些事项需要跑多个部门、填多张表格、交多份材料，环节多、过程烦、耗时长。所谓出生"一件事"，即从群众需求出发，围绕预防接种、出生医学证明办理、户口登记、医保参保等新生儿出生后需要办理的事项，按"一件事"进行梳理，推动群众眼中"一件事"由一个部门牵头，实现跨部门事项联办。

由于各级设有产科的医疗机构，即助产机构，是新生儿出生第一站，浙江省卫生健康委推动将助产机构出生医学证明办理、社区预防接种、公安户口登记、医保参保登记等窗口整合为"出生联办"窗口、前移至助产机构，新生儿家属利用在助产机构陪伴产妇的时间，不需"跑路"即可"床边"拿证，实现出生"一件事""一次都不跑"，如图4-1-1。

二、主要做法

2019年，根据公民个人全生命周期"一件事"改革总体部署，浙江省全面推进新生儿出生相关事项，即出生"一件事"多部门联办、最多跑一次。

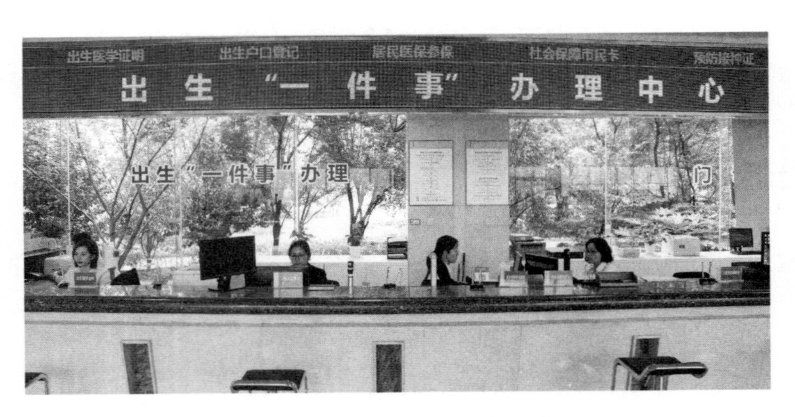

图 4-1-1 出生"一件事"办理中心

通过事项整合、流程再造和信息共享，构建了应用场景下跨部门、多层次的业务联办模型，实现了卫生健康部门"出生医学证明""预防接种证"、公安部门"国内出生户口登记"、医保部门"城乡居民基本医疗保险参保登记"和人力社保部门"社会保障卡个人零星申领"等事项跨部门联动办理，将办事材料精简到1份、环节整合到1个、时间平均压缩到3天内。

依托一体化政务服务中台，在"浙里办"APP建设出生"一件事""掌上办"应用模块，支持"掌上申请、刷脸认证"和相关证件快递送达，每年可惠及40多万新生儿家庭，如图 4-1-2。目前，出生"一件事"月均"掌上办"量过万。

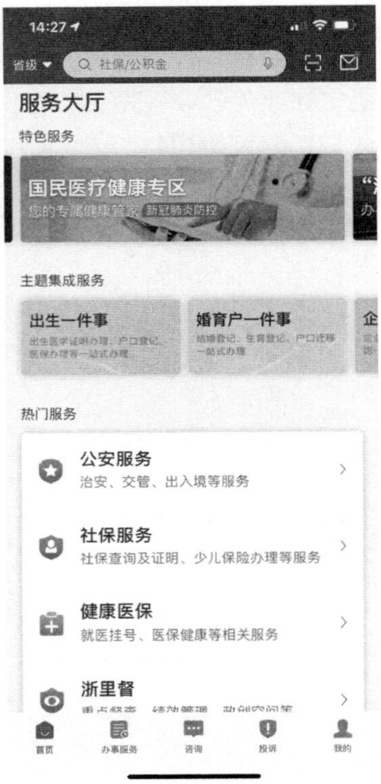

图 4-1-2 出生"一件事""掌上办"应用模块

（一）强统筹，政策设计"一门同"

致力于让所有省内出生的新生儿都能普遍受惠，经反复调研论证，将服务人群梳理分类，对办理政策调整细化，实现人群全覆盖。

1. 积极推动助产机构多证联办

若新生儿拟落户地与助产机构在同一县（市、区），且在出院前提出申请的，由助产机构受理并核实身份信息后，当场发放出生医学证明和预防接种证。通过将登记表单、出生医学证明副页等申请材料电子化并实时推送给公安、医保等部门，可在新生儿出院前办结所有事项，实现"一次不用跑"，如图 4-1-3。

2. 推广行政服务中心多证联办

新生儿出院前未取名，或拟落户地与助产机构不在同一县（市、区），或有其他落户限制情形的，可由新生儿落户地县级行政服务中心多证联办，实现"最多跑一次"。

（二）建机制，部门协同"一体化"

建立浙江省委改革办统筹指导，卫生健康、公安、医保、人力社保等部门密切协作，大数据管理部门技术支撑的工作机制，明确部门职责，协力共同推进。

浙江省卫生健康委落实具体改革的组织协调，加强政策宣传告知，在县级以上助产机构推广多证联办；公安、医保、人力社保等部门负责本部门对应事项的政策指导、人员培训和业务办理，在分娩量较大的产科医院开展部门驻点或提供窗口延伸服务；大数据管理部门负责出生“一件事”联办平台的统一规划和系统建设。

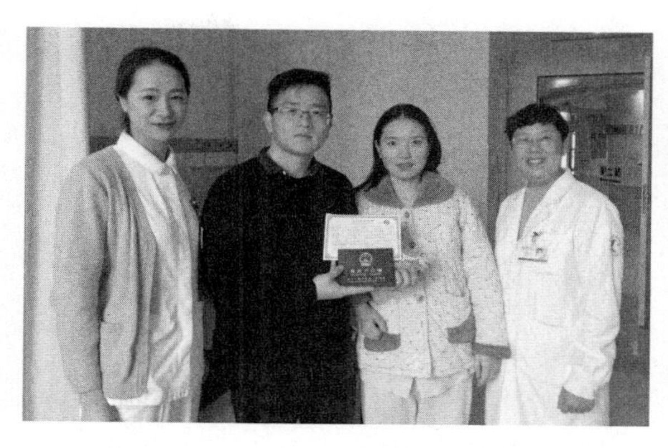

图 4-1-3 “床边”拿证，实现“一次不用跑”

（三）合事项，精简材料“一张表”

全面梳理出生“一件事”事项内涵，整合相关事项、再造业务流程，提供“一表申请、一站受理”的集成服务。各部门对每个事项申请材料涉及字段逐项归并，将原来需提交的至少 5 份申请表精简为 1 张全省统一的“出生‘一件事’办理登记表”，只需填写“出生情况、户口申报、医保参保、社保卡申领、申请人员”等 20 余个主要字段。

制定全省统一的办事指南，明确责任主体、业务流程、办事时间、档案管理等要求，通过“数据先行、限时审核办结”的流转模式，将所有事项联办时间平均压缩到 3 天内。

（四）促共享，全程联办“一证通”

建设全省统一的联办系统，推动出生医学证明、户籍信息、结婚证等电子证照、电子签名登记表单和相关电子文件的制作应用，支持电子证照和电子文档跨部门、跨层级、跨系统流转，进一步精简办证材料，实现凭身份证全程通办。

同时，基于省、市两级公共数据共享平台，可调阅新生儿父母身份证号、户籍、婚姻等信息，通过数据共享自动导入登记表单上相关字段，既确保了字段的准确性，也减轻了群众填写负担。

（五）提效能，线上服务“一网办”

依托一体化在线政务服务业务中台，建成省级出生“一件事”联办系统，完成卫生健康出生医学证明、公安人口信息、医保参保登记、人社社保卡申领等部门信息系统内部改造，以及与业务中台的对接。

在此基础上，依托“浙里办”APP，开发出生“一件事”功能模块，支持“掌上申请、刷脸认证”和相关证件快递送达。“掌上办”模块已全面推广应用，新冠肺炎疫情期间，月均“掌上办”量过万，有效避免了交叉感染风险，方便了广大新生儿家庭。

三、成效与亮点

（一）推动部门协同，实现管理创新

出生“一件事”是部门协同、整体联动的生动实践。

1. 共定“一张清单”

这项改革涉及六个以上省级部门，除业务和技术要求外，还有大量组织、协调和沟通工作。根据《2019年浙江省全面深化改革重点任务清单》，浙江省卫生健康委会同相关部门明确职责分工，压实工作进度，定期召开会议，组建技术团队，协同解决问题。

2. 共商“一套方案”

各部门加强业务协同，做到分工不分家，既能够主动完成部门内部对应事项梳理，又能整体协同促进流程整合。

3. 共打“一场硬仗”

各部门按照职责分工加快业务培训和系统改造，省级方案下发的1个月内，每个县已有一家产科医院可提供联办服务；所有县级以上产科医院全面开展，省级“掌上办”、“网上办”系统建成上线。

（二）推动业务转型，实现技术创新

全省统一架构，建成跨部门、跨系统、跨层级的出生“一件事”联办系统，通过数字技术重塑服务流程，推动了政务服务有效转型。

1. 系统间全程对接

基于一体化政务中台，完成出生、落户、医保、社保等业务系统与政务中台的有效对接。政务中台可即时向各业务系统推送办事材料和办事状态，重新建立了部门间信息流转通路。

2. 部门间数据共享

基于省市两级公共数据共享平台，申请人身份、户籍、婚姻等相关信息可共享获取。各部门仓存量数据被应用激活，推动了部门数据共享，促进了数据质量提升。

3. 新技术实景应用

遵循《浙江省保障“最多跑一次”改革办法》制度，刷脸申请、可信身份认证、电子证照、电子签名等场景在出生“一件事”“掌上办”得到全面应用。

（三）推动流程优化，实现服务创新

出生“一件事”，看似新生儿家庭的“办证小事”，锚定的是生育全程的“操心事”“烦心事”，各级医疗机构通过服务创新，努力让广大育龄家庭“生”而无忧。

1. 服务体验更贴心

服务窗口整合前移，医务人员在产科病房提供床边服务，新生儿监护人不需跑路即可多证联办，并享受专业的医学指导。

2. 服务模式更可及

依托“一网办”“掌上办”等数字技术和证照快递，产妇即使“手无持证”，也可通过“刷一次脸”实现“办多件事”，相关证件全部邮寄到家。

3. 服务全程更高效

公安落户的新生儿身份信息能及时反馈至相关部门，为生命早期“一号索引、全程管理”打下基础。

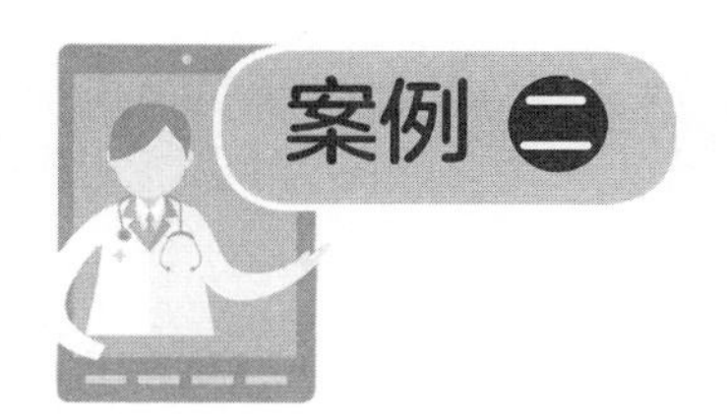

县域内住院率助力医改决策

推荐单位：广东省卫生健康委政务服务中心

广东省委、省政府认真贯彻落实党中央、国务院对医改和卫生与健康的决策部署，坚持以基层为重点，将提升县级以下医疗卫生机构服务能力作为突破口，强基层、补短板、建机制，“软硬兼施”激发基层活力，夯实分级诊疗基础，奋力推进健康广东建设。利用病案首页大数据，建立起全省三千多万居民住院信息轨迹链，是全国率先提出“县域内住院率”的概念的地区之一。

县域内住院率即某县常住居民留在本县住院的比例，既能综合评价一个地区医疗卫生事业发展的整体水平，也是衡量县域医疗服务三个关键要素——技术、价格和服务能否吸引群众留在当地就医的综合指标，还能有效反映当地医疗、医保、医药“三医联动”改革的程度和成效。

一、背景与目的

为贯彻落实习近平总书记对广东省提出的“四个走在全国前列”、当好“两个重要窗口”重要指示，广东省针对卫生与健康事业改革发展不平衡不充分问题，深入调研，精准部署，科学决策，全面推进加强基层医疗卫生服务能力建设，着力构建人民群众就近享有基本医疗卫生服务格局。

病案首页是患者住院诊治过程中最集中、最重要、最核心的信息浓缩，是目前健康医疗大数据中质量最高、标准化水平最好、覆盖范围最广、分析利用程度最深的居民健康信息。当前，广东省医疗卫生资源分布不均、发展不平衡，粤东、西、北偏远地区医疗资源匮乏，基层医疗卫生服务水平较低；珠三角地区医疗资源集中，患者蜂拥入城看病，导致大医院人满为患，加重了看病难、看病贵等问题。为解决上述问题，省卫生健康部门科学决策，利用病案首页大数据，建立起全省三千多万居民住院信息轨迹链，创新性地提出“县域内住院率”的概念。

广东省围绕县域患者流向，将县域内住院率作为一项关键绩效指标，强化目标导向、问题导向，引导各地党委、政府和相关部门抓住重点和关键，促进优质医疗资源和患者双下沉，提升县域服务能力，实现居民就医行为、诊疗过程监测，进行重点专科建设评价、政府双向转诊政策实施效果监测与机构地区医疗服务能力短板分析。财政资金精准投入的科学管理和决策，有力支持了医保收付费制度改革，为全面加强全省医疗服务能力，推进卫生强省建设提供了科学依据，有效解决了经济欠发达地区人民群众的看病就医问题。

二、主要做法

多年来，广东省着力加强住院病案首页大数据建设，实现了病案首页数据采集全覆盖，每年采集1 800多万人次住院患者的个案信息，经过历年累积，已初步建立病案首页大数据中心。

(一) 坚持规范、工具两手抓，实现标准、软件“双统一”

1. 统一标准规范

标准化是病案统计工作的基础。广东省坚持从源头上确保数据质量，累计制定下发6个规范制度与文件，规范34个标准分类与代码，将标准建设贯穿整个数据生命周期。

(1) 统一全省病案统计报表制度。自20世纪90年代起，广东省在全国率先统一医疗机构病案统计报表制度，统一院内台账及报表，建立病案统计岗位责任制和工作细则。2012年进一步根据全国新版病案首页标准统一全省病案首页内容，并下发全省使用。经过30年建设，累计制定了“住院病案首页格式”“病案首页数据填写质量规范”“病案首页数据质量控制要求”“病案首页数据质量评估规范”“广东省医疗机构统计报表制度”“首页费用与收费分类对应规范”等6个规范制度与文件，全省病案统计工作有序开展，法制化、规范化、制度化建设取得成效。

(2) 统一全省疾病诊断编码库和手术操作编码库。广东省高度重视标准化建设，组建全省病案统计专家队伍，建立了全省统一的《ICD-10疾病分类与代码(GB/T14396-2001)》和《广东省ICD-9-CM-3手术与操作分类代码》(2016版)库，实现省级统一管理、维护与使用，改变了以前存在的一病多码、同病不同码的现象，在全国率先实现了疾病、手术编码双统一；同时为满足医院业务发展需求和新技术发展需要，还自主研发编码管理系统，建立全省病案专家维护机制、管理制度等，专家在线轮流值守，及时回复基层加码、改码需求，实现动态管理、集中更新、定时发布，提高了编码的生命力。

(3) 统一标准地址库。为适应大数据精准分析需要，掌握患者流向、分级诊疗等信息，提高统计分析的准确率，广东省整理并下发了全省标准地址代码库供全省统一使用。为确保落实到位，通过开展业务培训、加强组织协调、争取基层共识，实现了住院患者常住地址规范化、代码化填报，解决了字符统计结果偏差的情况，极大地提高了县域内住院率、患者流向等分析结果准确性。

(4) 统一首页费用项目与医疗服务收费分类项目对应规范。为保证医疗费用分类统计的准确性，广东省2017年率先统一病案首页费用分类项目和《广东省定价目录(2015年)》的对应关系，规范住院病案首页费用填写，极大提高了费用数据的真实性和准确性，为下一步收付费改革打下基础。

(5) 统一全省病案首页国籍、婚姻、职业、科室、麻醉、手术等级、切口等级等关键字段代码库。

2. 统一基础软件

信息化是推进病案统计工作的手段。根据基层需求，广东省积极统一全省病案基础工具，不断加强信息化服务能力。

(1) 统一全省医疗机构病案管理软件。广东省在20世纪90年代自主研发全省医疗机构病案管理软件,并在全省推广使用,成为全国唯一一个实现统一全省病案统计软件的省份。30年间,病案统计管理软件先后经过4代的更新,目前已覆盖超过90%的医院。基础软件的统一实现各种标准规范的百分百应用,也极大地减轻了基层的重复投入、盲目开发的压力,省里将各项标准融入到系统中,落实到日常工作中,统一发布、统一管理,切实保证了源头数据质量,提高了医院病案统计工作效率和管理水平。

(2) 统一基层病案采集系统。2016年进一步自主研发基层医疗机构病案采集系统,并于2017年正式启用,覆盖100%的基层医疗卫生机构,免费提供给基层使用,切实为基层减负。基层采集系统的建立,打通了病案首页采集的"最后一公里",如图4-2-1。

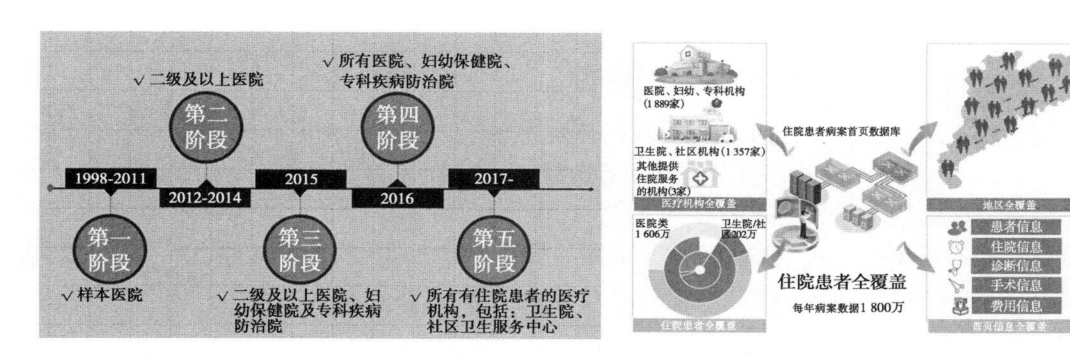

图4-2-1 广东省住院患者病案首页数据库

(二)"抓质量、抓平台、抓培训",全力推进病案统计工作

1. 建立全流程质控机制

高质量的业务数据是大数据应用的基础,广东省建立了"事前审核—事中控制—事后评估—现场抽查—督导通报"全流程质控机制。病案统计管理软件结合网络直报系统,实现数据前置审核;机构、县区、省、市4级审核平台,实现病案个案信息与统计汇总报表一致性检验;病案首页数据评估系统,实现数据后期质量评估,定期常规通报各地数据质量评估结果;定期/不定期数据质量现场督导检查,掌握各医疗机构数据质量情况。经过层层关卡,强化了市、县、医疗机构三级数据质控责任,全省病案首页数据质量全面提升。

2. 优化采集平台

自2012年起依托国家卫生统计网络直报系统,采用专业采集工具,利用列式数据库Hadoop大数据技术,建成病案首页大数据平台集群,病案采集平台功能不断优化,病案首页大数据库高效存储利用得以实现。医疗机构数据报送渠道的畅通,确保全省病案采集工作的顺利推进。

3. 强化技术培训,推进人才队伍建设

广东省高度重视专业人才队伍建设,持续开展病案统计工作培训,近年来累计完成病案填写规范、疾病诊断编码、基础软件操作等各类业务培训近百次,累计培训人员过万人。

三、成效与亮点

（一）将县域内住院率作为医改考核的核心指标

广东省以“县域内住院率达到90%左右”为标准，评价各地是否实现“大病不出县”的医改目标。在省政府对各地党委、政府开展的年度医改考核中，将“县域内住院率”“市域内住院率”纳入考核指标体系，并赋予近10%的权重，成为检验各地医改成效的重要标尺，引导各地党委、政府想方设法提高医疗机构服务能力、完善“三医联动”配套政策，将患者留在当地治疗。

（二）定期对县域内住院率进行排名通报

按季度定期分析全省57个县的县域内住院率，并通报排名。由其拓展的患者流向分析，可精准分析异地患者流向哪些地区、流到哪些机构、流出了多少人、主要流出的病种，统计医保基金流出的数额。通过季度通报、年终考核，层层传导压力，有效帮助各地党委、政府和卫生行政部门精准掌握短板和差距。在综合评估排名倒数的市、县，压力越来越明显，问题越来越清晰，有助于全力加快步伐、补齐短板。

（三）运用大数据助推财政精准投入

由于省内各县域发展高度不平衡，财政投入要产生更好的效益，“撒胡椒粉”行不通，必须有精确的数据作为依据，因地制宜制定投入政策。正是基于卫生统计报表、病案首页等的数据摸底和分析，使得财政资金划拨科学精准。近年来，广东省财政大手笔投入补基层短板。2016年初，统筹安排112亿元实施强基创优三年行动计划；2017—2019年，广东省各级财政安排500亿元加强基层服务能力建设。其中，对高州市、连州市等县域内住院率已超过90%、服务能满足群众需求的地区，只作一般性补助；而对于排名靠后的县（市）则予以倾斜，明显加大补助力度，坚持“缺什么补什么”，实施合理补助。

（四）运用大数据助推医疗机构精准帮扶

2015年，广东省卫生健康委根据大数据分析结果，重新布局三级医院对口支援县级医院工作，确定珠三角6市对口支援粤东、西、北8市，41家城市三级医院对口支援58家县人民医院，实施一县一策、精准帮扶。2019年11月，启动首批省内医疗卫生人才“组团式”帮扶，通过基本大数据分析，采取扬长补短的方式，由14家三级甲等综合医院采取“院与院”一对一结对帮扶三年的形式，对粤东、西、北地区14家县域住院率偏低、服务能力较弱的县级医疗机构进行整体帮扶。在制订省级医院对口帮扶县级医院的责任书中，将提升县域内住院率作为检验帮扶成效的重要标准，要求2019年受扶医院县域内住院率提升5个百分点以上，帮扶任务结束后提升至80%以上。

（五）支持全省收付费制度改革，推进全省按病种付费工作

医保支付是基本医保管理和深化医改的重要环节，是调节医疗服务行为、引导医疗资

源配置的重要杠杆。为推进医药卫生体制改革，指导群众合理就医，广东省积极配合国家医疗收付费制度改革政策，积极开展单病种付费研究，利用病案首页的疾病诊断、手术编码开展按病种分值测算工作，提出把按病种分值付费变成推动分级诊疗的“医改指挥棒”，划定小病、中病、大病的病种范围，确定疑难危重、普通病种分值，争取常见病同分值、疑难病有差异，让基层治得起小病、大医院抢着治大病，引导形成合理就医秩序。

（六）开展住院医疗服务能力评价，推进重点专科建设

为充分发挥国家及省级重点学科辐射带动的示范引领作用，促进基层医院学科技术人才培养和医学科学技术发展，推进医疗机构诊疗服务能力建设，进一步优化医疗机构诊疗服务功能定位，2015 年以来广东省利用疾病诊断相关分组（DRG）工具，根据病案首页数据从医疗服务能力、效率、质量、安全等方面开展 DRG 住院医疗服务综合评价，掌握各地、各医疗机构 18 个重点专科建设的优势及短板，从而实现地区精准投入、精准施策，机构有针对性地精准配备关键医疗设备、关键人才，加强专科建设、设置特色专科岗位、开展对口帮扶等，实现让患者“少跑路”，数据“多服务”。

（七）创新开展患者转诊监测，进行分级诊疗分析

为推进分级诊疗改革，建立“基层首诊、双向转诊、急慢分治、上下联动”的分级诊疗模式，广东省利用居民身份证唯一性的特征，以患者身份证为索引，以住院事件为纽带，重新归集形成住院患者住院行为时间链，建立居民住院行为信息库，实现患者全生命周期住院行为监测，精准分析各地常住居民就诊流动与病情变迁情况，分析患者机构、地区间流转特征，监测分级诊疗实施效果，推动分级诊疗制度建设，如图 4-2-2。

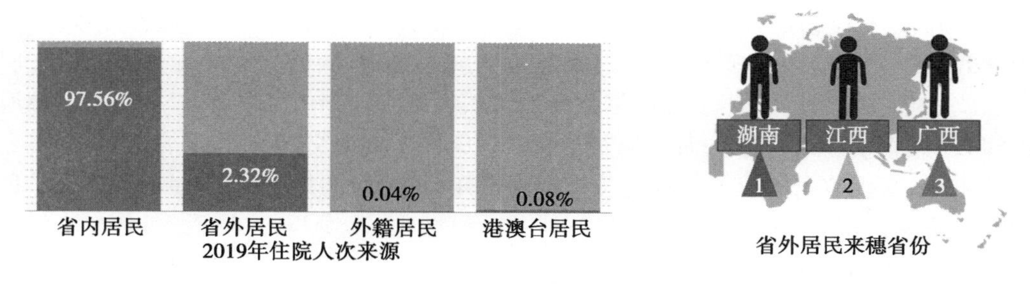

图 4-2-2　2019 年广东省住院人次来源统计

（八）病案首页运用大数据推进精准扶贫

为推进健康抚贫工作，广东省利用病案首页大数据监测贫困人口就医行为与就医费用，提前预测、精准扶贫，医政部门及时和社保部门联系，预防因病致贫、因病返贫发生，打好脱贫攻坚战。

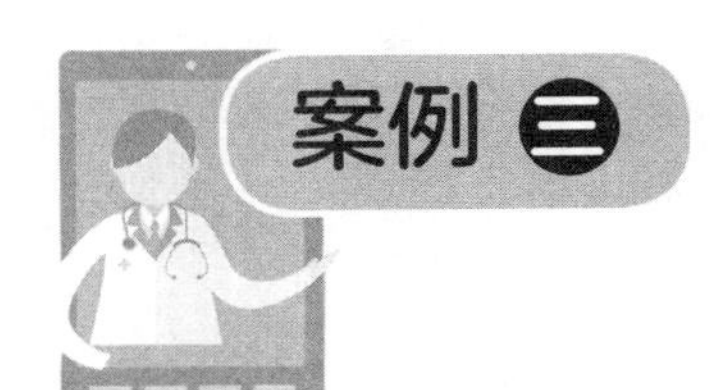

重庆市医改监测信息平台

推荐单位：重庆市卫生健康委

为推动重庆市公立医院综合改革，建立重庆市医改监测系统，重庆市卫生健康委组织医改、临床、财务及统计工作等各方面的专家，通过建立医改监测指标体系，搭建数据交换与共享系统，制订重庆市卫生健康数据交换与共享统一管理规范，组织编写《重庆市卫生健康信息资源目录》，完善互联网医疗服务监管功能等，最终实现医改监测指标数据的实时采集，形成卫生健康数据资源目录规范框架体系，建立了卫生健康数据统一交换新模式，实现了端到端可视化数据智能调度，赋能“互联网 + 医疗健康”多维数据服务，也为新冠肺炎疫情防控提供了强大助力。

一、背景与目的

为贯彻落实国务院办公厅《关于促进和规范健康医疗大数据应用发展的指导意见》，重庆市卫生健康委根据《国务院医改办关于印发 2017 年医改监测工作方案的通知》和《重庆市全面推开公立医院综合改革实施方案》等文件要求，建设全市统一的医改监测系统，实现全市 226 家公立医院数据接入全覆盖，并坚持“创新、协调、绿色、开放、共享”的发展理念，基于医改监测系统搭建数据与交换系统，形成重庆市医改监测信息平台，进一步推动政府健康医疗数据资源的集聚、整合，加强与社会公共健康医疗数据交换共享、融合应用，在可靠的安全体系下，实现数据的统筹管理与系统的集约建设，努力满足“互联网 + 医疗健康”创新应用发展新要求。

二、主要做法

（一）建立医改监测指标体系

根据医改监测工作方案要求，重庆市卫生健康委组织医改、临床、财务及统计工作等各方专家认真梳理监测指标及分解细项，对每一个细项指标的统计口径、数据来源等方面的内容进行反复调研和论证，最终形成 116 项基础调查指标、44 项分析指标，构建监测指标体系；建立公立医院医改监测系统，对指标进行实时日报，并可根据医改任务动态调整月报、季报、年报指标，如图 4-3-1。

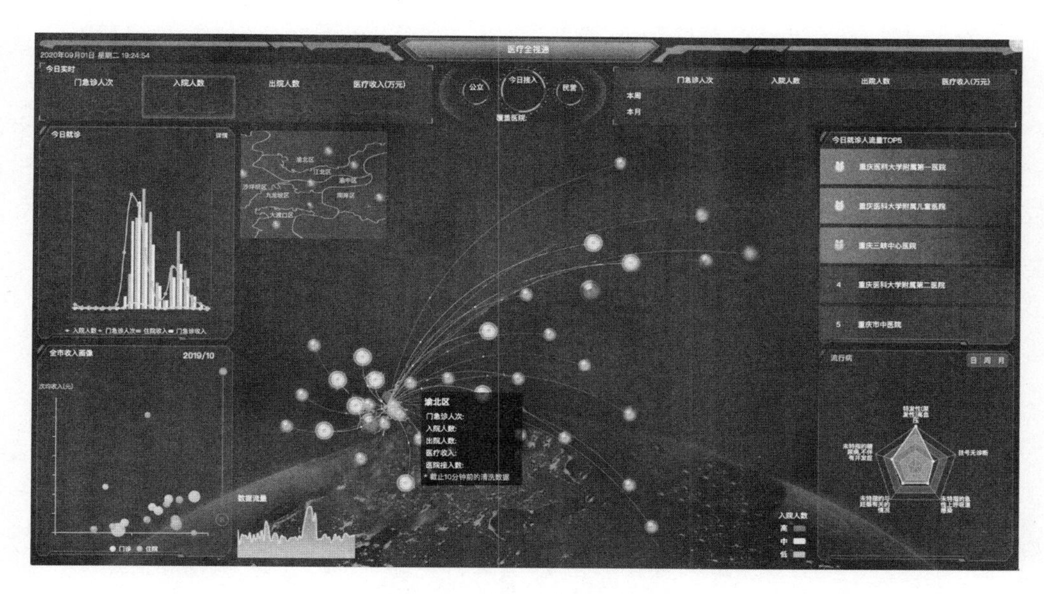

图 4-3-1　医改监测 - 首页

（二）建设数据共享与交换系统

基于医改监测系统，建设数据交换与共享系统，拓展医改监测数据平台功能，打造健康医疗大数据基础平台，完成数据汇聚、共享与交换，实现资源目录创建、维护与配置。支持多类型的数据源对接、数据接入和接出方式，建设多维度的数据资产和数据质量监管体系，健全了数据交换流程的监控体系，并依托系统建立数据共享与交换管理机制，为数据交换的规范化、中心化管理提供了基础支撑，如图 4-3-2。

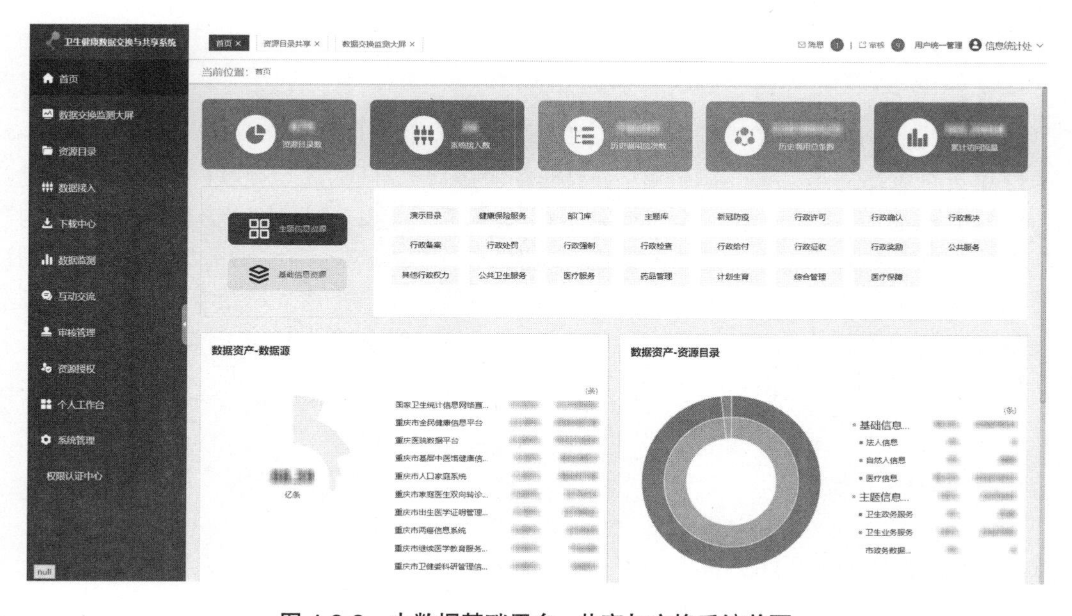

图 4-3-2　大数据基础平台 - 共享与交换系统首页

（三）建立数据汇聚共享机制

建立重庆市卫生健康数据交换与共享的统一管理规范，明确了系统、数据、管理三个层面的原则。建立稳定的数据上传、分析和反馈机制，规范数据汇聚与交换机制，加强全市健康医疗数据资源在卫生健康系统内的共享共用，推进卫生健康行业大数据智能化发展，如图4-3-3。截至2020年8月已接入市级系统21个，汇聚数据近350亿条。

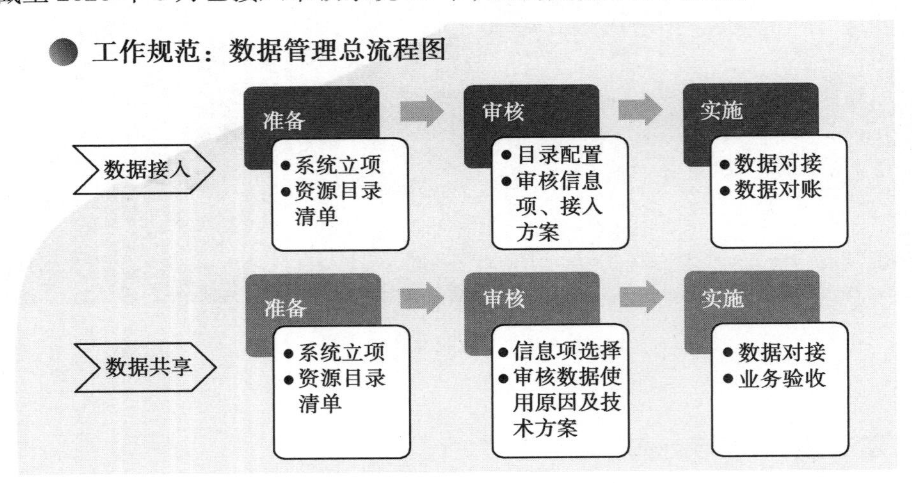

图4-3-3　数据交换-汇聚共享机制

（四）形成统一数据资源目录

根据《政务信息资源目录编制指南（试行）》文件要求，建立《重庆市卫生健康信息资源目录》共657个，包含基础信息资源13个，主题信息资源644个。截至2020年8月已完成90个资源目录的数据整合。

（五）完善“互联网+医疗健康”监管服务体系

基于医改监测系统和汇聚交换机制，进一步完善互联网医疗服务监管平台，如图4-3-4。一是搭建实时数据通道，制定互联网医院数据传输接口标准，构建与互联网医院信息系统的双向实时数据通道，保障互联网诊疗信息全程留痕、可追溯。二是构建线上、线下统一的数据标准，互联网医院（含实体医院）数据实时上传，统一疾病与药品编码标准，对在互联网诊疗活动全过程中的人员、处方、诊疗行为等进行重点监测。三是建立满足互联网医疗服务监管的信息化分级管理体系，按照市-区（县）-医疗机构三级管理体系，初步建立统一部署、分级管理、属地化负责的信息闭环追踪反馈机制。

三、成效与亮点

（一）实现医改监测指标的实时掌握

各公立医院（准）实时进行明细数据上传，医改监测平台提供医改监测指标统计口径的

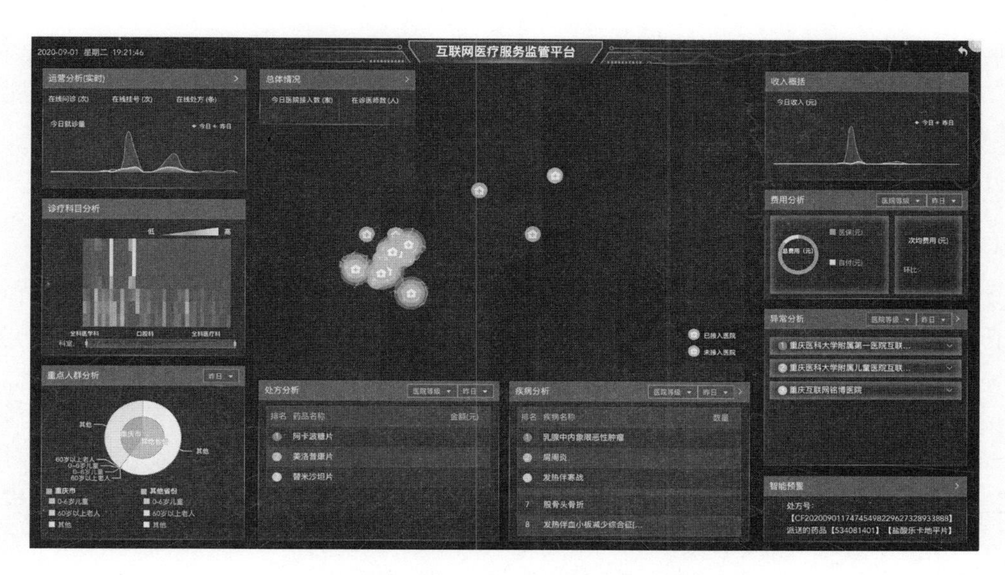

图 4-3-4　医改监测 - 互联网医疗服务监管

统一管理和实现，以及对离线数据的实时汇总与计算。重庆市医改监测指标的统计方式已由过去的定期直报阶段升级到实时掌握阶段。

（二）形成卫生健康数据资源目录规范框架体系

基于《政务信息资源目录编制指南》梳理并形成了市级卫生健康共享资源目录规范的框架体系，建立了目录编码库、数据标准库、基础目录库等技术标准库，构建了全市互联互通的管理规范，为政务信息系统规划与建设管理指出方向，提供参考。

（三）建立卫生健康行业数据统一交换新模式

建立了卫生健康行业数据交换共享模式，由过去的各单位点对点连接，各系统数据分散割裂，升级到由市级卫生健康数据交换与共享系统统一汇聚、统一共享、统一监管的中心化管理；由最初业务系统对接市统一政务信息资源共享交换平台实现简单的接口转发模式，升级到通过数据基础平台实现数据集中整理后的统一对接市政务数据资源中心，同时引入数据中台治理体系，提高了数据质量和治理的效率，为下一步深化数据应用奠定了基础。

（四）实现端到端可视化数据智能调度

建设了数据调度平台，实现了各单位端到端的可视化数据智能调度，支持非专业用户通过页面配置即可完成数据源、调度任务、数据建模等功能，从而快速完成数据接入和数据共享，极大降低了业务系统完成数据接入、申请共享时系统对接的技术门槛和人力成本。同时建立了完备的数据同步对账和监测管理体系，为数据的稳定传输、数据质量的稳步提升提供了技术保障。

（五）赋能“互联网 + 医疗健康”多维数据服务

基于卫生健康专网，医改监测信息平台多维度赋能重庆市医疗健康大数据智能化应用：基于处方目录数据，构建全市处方点评应用，连续两年共审方 1.1 亿张；利用采集病案首页数据，构建基于疾病诊断相关分组（DRG）的住院医疗绩效评价系统，提升全市医院医疗服务质量；赋能“健康巴渝 12320”互联网公众服务平台，提供面向公众的个人健康信息服务。

（六）畅通信息渠道，助力新冠肺炎疫情防控

新冠肺炎疫情防控期间，数据交换与共享系统集成了医改监测系统、国家传染病监测系统、卫生健康统计信息直报系统里的疫情相关数据，构建重庆市新冠肺炎疫情数据监测资源目录，形成了疫情数据主题库。基于主题库，快速搭建了重庆市新冠肺炎病例归档系统。截至 2020 年 8 月系统累计调用次数已达 10 万次，在疫情防控与决策工作中发挥了重要作用。配合新冠肺炎疫情期间互联网医院审批“绿色通道”政策，实现互联网医院监管快速对接，迅速上线统一互联网咨询服务平台建设。基于国家卫生健康委新冠肺炎数据服务接口，为电子健康卡提供生成三色健康码服务和亲缘关系证明信息，为基层医疗机构提供线上实名认证和来院信息登记功能。疫情防控常态化以来，基于医改监测系统对已康复的病例进行持续治疗和复查检测情况追踪，确保及时发现疫情异常情况。

吉林省电子居民健康卡

推荐单位:吉林省卫生健康信息中心

为贯彻落实国家卫生健康委相关文件精神,进一步改善医疗服务、优化诊疗流程,推动“互联网 + 医疗健康”便民惠民应用发展,进一步规范医疗机构患者就诊卡管理,吉林省充分利用电子居民健康卡解决医疗卫生机构“多卡并存、互不通用”的问题。

一、背景与目的

近年来,医疗卫生机构信息化建设得到发展,群众就医获得感增强,但一些问题日益突出。一是“一院一卡”“重复办卡”“跨院无法应用”问题。二是科研工作者面对海量的大数据无法开发应用。三是患者就诊时,在科室之间多次往返、排队,严重影响了患者就医体验。

2018 年,吉林省委省政府提出要深化医药卫生体制改革,加大力度推动“健康吉林”建设,要求用网络信息思维解决群众反映强烈的“堵点”问题,在医疗领域推进“互联网 + 医疗健康”工作。国家卫生健康委发文提出要提高对普及应用电子健康卡重要性的认识、加快推进重点任务、建立健全保障机制,为吉林省普及应用电子居民健康卡工作指明了前进方向。

吉林省卫生健康委、吉林省中医药管理局发文提出利用电子居民健康卡,实现市(州)区域内医疗机构就诊“一卡通”,依托区域全民健康信息平台,加快发放应用电子居民健康卡,借助电子居民健康卡整合挂号、查询、就诊、结算、支付等功能,完成省全员人口数据与公安厅居民身份证数据比对,清洗可用数据批量制卡,全省发卡覆盖 90% 户籍人口。为全省 50 万建档立卡贫困人口统一印制带有健康二维码的居民健康卡。

二、主要做法

(一) 全面宣传推动

1. 对内宣传工作　每天编发《医院用卡数据排行榜》,通报各医院每天用卡情况;每周编发《电子居民健康卡周工作简报》,通报各地各单位工作进度。

2. 对外宣传工作吉林省在国家卫生健康委网站、新华社、学习强国、中国吉林网、《健康报》等媒体开展多次、广泛、深入报道,如图 4-4-1。

(二) 全社会发动

1. 将吉林省卫生健康委3 600万条全员人口数据与省公安厅居民身份证数据比对,清洗可用数据2 226万条。

2. 与相关平台合作,启动电子居民健康卡开放平台对接工作。

3. 各医院积极发动金融机构投入改造资金和识读设备。一些银行参与到用卡环境改造工作中来,有力地推动了电子居民健康卡普及应用工作。

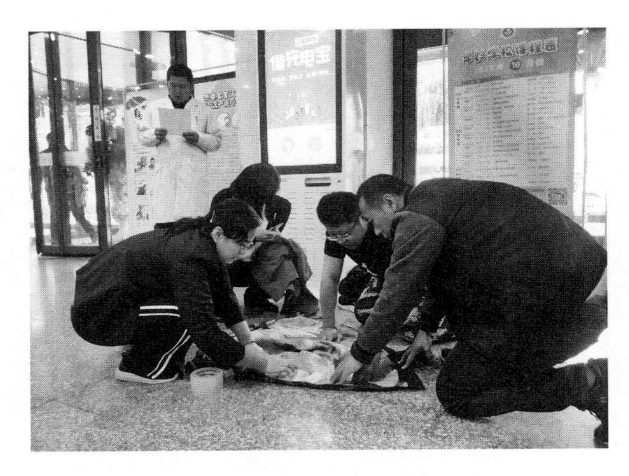

图4-4-1 拍摄电子居民健康卡微电影宣传片

(三) 全行业行动

1. 领导重视 吉林省卫生健康委领导带队到发卡试点地区——通化县,现场办公、指导工作,多次主持召开吉林省卫生健康委网络信息安全领导小组会听取专门汇报,明确提出:全面普及应用电子居民健康卡,推进乡镇、县(区)、市(州)、省四级医疗卫生机构健康服务"一卡通"。

2. 医疗卫生单位积极响应 吉林省所有公立医院和乡镇卫生院、社区卫生服务中心抽调专人配合信息技术公司加快线上线下用卡环境改造。全省各级医疗卫生机构投入技术改造人力达2 400余人。

3. 各业务条线密切配合 吉林省卫生健康委规划发展与信息化处牵头推动政策制订实施;吉林省卫生健康委医政医管处和吉林省中医药管理局医政处全力推动医院就诊"一卡通";吉林省卫生健康委基层卫生健康处推动基层医疗卫生机构管理信息系统统一实施用卡改造;吉林省卫生健康委疾病预防控制处要求所有疾病预防控制中心预防门诊实现用卡接种疫苗;吉林省卫生健康委妇幼保健服务处推进各级妇幼保健院按照时限要求完成用卡环境改造;吉林省卫生健康委综合监督处将擅自发放使用院内就诊卡列为医疗服务市场大整顿执法科目;吉林省卫生健康委宣传处组织新闻媒体持续跟踪报道工作进展;吉林省卫生健康委财务处积极协调财政解决全省51万贫困人口制卡专项资金;吉林省卫生健康委健康扶贫工作办公室将贫困人口是否持有居民健康卡列为暗访核查精准健康扶贫工作达标要件。

在经费保障上,吉林省将电子居民健康卡省级管理平台年维护费用40万纳入政府常规预算。同时,卫生健康信息中心还为电子居民健康卡公众服务功能包(表现形式为微信公众号、小程序、APP)的开发提供了14.5万一次性开发经费。

三、成效与亮点

在全省范围普及应用电子居民健康卡,有利于促进"三医联动"、助力分级诊疗制度建设;有利于促进信息互通共享、助推健康医疗大数据发展;有利于促进"互联网+医疗健康"应用,创新便民惠民服务模式,提升人民群众获得感。

（一）成效

1. 批量预制，方便申领

通过为全省辖区户籍居民批量预制电子居民健康卡，使群众随时需要随时激活，随时随地使用。

2. 取消院内就诊卡，防止走“回头路”

经实践证明，若院内就诊卡与电子居民健康卡并行，医务人员由于习惯问题还是会选择就诊卡，所以一定要取消院内就诊卡。

3. 无感是最好的健康卡

无论是“卡”还是“码”，或是指纹或是刷脸，在医院信息系统里生成的只是一个主索引。最终患者是持手机健康二维码或是凭医院窗口打印的纸质健康二维码就医，除了感觉更方便之外没有感觉到自己拿的是就诊卡还是健康卡。

4. 体现微信电子居民健康卡开放平台的优势

一是迅速提升发卡效率，快速对接吉林省电子居民健康卡省级管理平台和医院微信服务号；二是有效串联就医服务，确保“发得出去、用得起来”，替代就诊卡完成“挂号、缴费、查询”服务，群众用卡主动性大大增强；三是缩短了系统改造时间，医院系统承建商的建设周期从常规的3个月缩短为2周。

（二）亮点

1. 省钱　利用电子居民健康卡解决就诊“一卡通”，可以有效降低群众就医负担。以2018年为例，吉林省门诊就医1.08亿人次，按照1张卡收1元钱工本费计算，1年给患者增加了1亿元左右的经济负担，电子居民健康卡实现了“一人一生一码”，可以终身使用，有效降低了群众就医经济负担。

2. 省时　在吉林省使用电子居民健康卡可以提供预约挂号、就医导航、智能导诊、预防接种、商保在线理赔、移动支付等便捷就医服务，有的医院实现了20余项功能，大大节省了患者就医时间。

3. 省心　电子居民健康卡不仅是实体居民健康卡的形态发展和线上延伸，而且统一建立了区域居民健康身份主索引识别和跨域认证体系。2020年，吉林省还将推动医联体、医共体使用电子居民健康卡，实现基层首诊、远程会诊、双向转诊“一卡通”，为居民提供慢性病管理、健康指导等连续医疗服务。同时，鼓励支持把电子居民健康卡作为居民获取家庭医生签约服务、基本公共卫生服务以及调阅个人健康档案的统一授权凭证。群众享受医疗健康服务将越来越省心。

4. 医患关系更亲近　为吉林省51万贫困人口统一印制实体居民健康卡，由签约家庭医生送卡上门，同时为有智能手机的贫困户激活电子居民健康卡，指导使用方法。贫困户人员持卡在县域内定点医院就医，住院不收押金，出院结算个人承担10%，门诊就医慢性病个人承担20%。

为居民提供线上用卡获得感，平台还将丰富、开放以下功能：①医院预约挂号服务。包括预约挂号、检查检验报告网上查询、候诊排队信息推送等。②健康档案查询功能。居民可便捷查阅本人在不同医疗机构的就诊信息，通过与健康档案动态关联，更好地进行自我健康管理。③统一的支付通道。利用自助工具及手机客户端等多种途径,在确保安全的前提下,同银联及第三方支付机构合作,在院内提供一站式结算服务。④对接商保理赔系统。将传统的患者线下打印病历资料、诊疗结算单据到保险公司做审单理赔的过程转移到线上全自动完成。快赔业务通过技术手段打通医院与保险公司间的信息通道,实现无纸化理赔流程再造和反欺诈调查功能。

“健康苏州掌上行”便民惠民案例

推荐单位：苏州市卫生健康委，苏州市卫生计生统计信息中心

传统就医模式下长期存在“看病难”“流程繁”“效率低”等问题，许多环节极大影响了患者的就医体验。苏州市卫生健康委自2017年启动了“健康苏州掌上行”“互联网+”健康服务平台建设，推广医保线上移动支付。有效促进了区域医疗健康行业发展，让市民得到权威、便捷、高效的服务，改善了人民群众的就诊体验和健康水平。

一、背景与目的

（一）背景

2015年7月1日，国务院下发《国务院关于积极推进“互联网+”行动的指导意见》，提出推广在线医疗卫生新模式。具体内容包括：发展基于互联网的医疗卫生服务，支持第三方机构构建医学影像、健康档案、检验报告、电子病历等医疗信息共享服务平台，逐步建立跨医院的医疗数据共享交换标准体系；积极利用移动互联网提供在线预约诊疗、候诊提醒、划价缴费、诊疗报告查询、药品配送等便捷服务等。

2017年4月1日，苏州市市政府办公室印发《2017年度加快推进“互联网+”行动重点任务分工方案》，要求推进健康市民“531”信息化建设，实施智慧急救项目，启动相关临床医疗数据中心建设；建设“健康苏州掌上行”“互联网+”健康服务平台；推广医保线上移动支付。

（二）目的

1. 解决民生服务“堵点”问题

传统就医模式下长期存在“看病难”“流程繁”“效率低”等问题，挂号、就诊、付费、取号等许多环节的排队问题极大影响了患者的就医体验。通过建设“互联网+医疗”服务应用，向市民提供预约挂号、签到取号、排队叫号、掌上支付、报告查询等便利化、多样化的服务，可以有效减少市民排队时间，改善就医体验。

2. 推动区域医疗健康行业发展

近年来，苏州市医疗健康行业发展迅速，各医疗机构在内部流程改造与信息化建设、数据标准化和线上线下一体化建设等方面都有不同程度提高，部分大型医院信息化建设水平先进，已经实现院内诊疗线上服务的建设。但总体上，推出医疗健康线上服务的医疗机构仍然是少数，区域“互联网+医疗健康”服务标准化程度不够，缺少统一规划，资源利用率有待提高。建设一个能够整合优质医疗服务信息资源，专业化、标准化、多功能的市民健康服务平台，可有效促进区域医疗健康行业发展。

3. 打造苏州市医疗健康服务总入口

互联网时代下医疗健康服务入口众多，一些错误、杂乱、虚假的医疗信息常常误导市民。积极整合各医疗卫生机构资源，建设“健康苏州掌上行”服务平台，在苏州市打造出一个官方、权威的医疗健康服务总入口，可以让市民在就医过程中得到权威、便捷、高效的服务，从而提高城市医疗健康服务运行效率，改善人民群众的就诊体验和健康水平。

二、主要做法

苏州市卫生健康委按照统一入口、统一资源、统一运维、统一安全的建设思路，立足于全市医疗健康信息资源整体规划，统一数据标准，消除信息孤岛，避免重复建设，统筹健康信息一体化管理，针对市民不同需求提供精准对接，并通过遴选一家银行机构的支付结算通道，形成数据应用、质量评价、智能提示、掌上支付于一体的医疗健康服务综合管理平台——“健康苏州掌上行”服务平台，平台主要功能如图4-5-1。

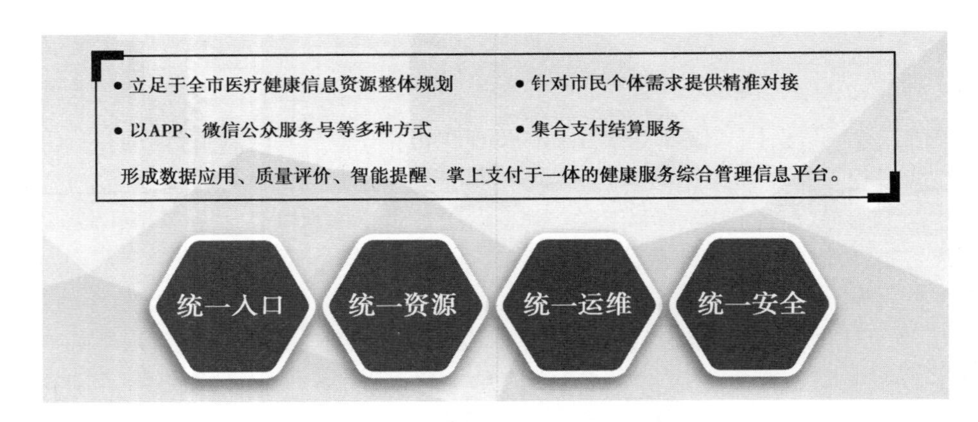

图4-5-1 “健康苏州掌上行”服务平台主要功能

（一）行政主导

2017年3月，苏州市委市政府发布《关于印发2017年度加快推进“互联网+”行动重点任务分工方案的通知》（苏府办〔2017〕74号），明确了“健康苏州掌上行”“互联网+”健康服务平台的建设任务，由苏州市卫生健康委、人社局分工负责，大力推广医保线上移动支付在内的“互联网+医疗”应用。2017年6月，苏州市卫生健康委召开健康市民“531”行动计划等重点信息化项目现场推进会，重点推进各相关医疗机构进行项目对接。

“健康苏州掌上行”服务平台涉及部门和人员众多，协调各单位制订对接计划并据其有序推进项目都离不开行政支持。为此，苏州市卫生健康委牵头成立项目工作组和专家组，工作组推进项目的组织协调、资源保障、工作跟进、督促检查，研究解决推进部署过程中的困难和问题，专家组提供专家咨询意见、开展技术指导，帮助解决新系统推进部署过程中的技术问题。通过以上行政措施，有效保障了项目前期的启动和推进工作。

（二）标准建设

“健康苏州掌上行”服务平台的建设涉及苏州市卫生健康委、各医疗机构、公共卫生部门、医保部门、银行等多家机构的信息交互，因此解决各部门信息系统的互联互通就成为项目前期的最主要工作。要解决多部门、多系统间的互联互通，最重要的就是要有统一的标准规范，为此，苏州市卫生健康委联合多部门，遵循国家、江苏省发布的相关数据集标准，同时根据苏州市本地业务需求，制定“健康苏州掌上行”服务平台统一标准接口体系，形成统一的功能规范、业务流程、数据定义与编码和数据标准，实施统一对外服务，如图 4-5-2。

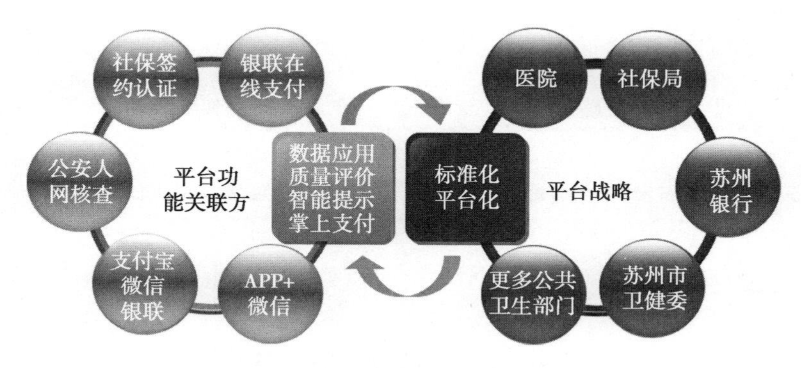

图 4-5-2 “健康苏州掌上行”标准建设

标准规范建设需要通过实际项目不断完善，依托“健康苏州掌上行”服务平台使标准逐步优化、稳定、成熟，最终形成了苏州市“互联网 + 医疗健康”的标准规范，为后续的区域信息化建设标准化奠定了良好基础，为后期扩大平台覆盖面、造福更多百姓提供了统一的接入标准。

（三）平台建设

“健康苏州掌上行”服务平台在标准规范体系下形成一系列标准接口和对接规范，顺利对接苏州市“12320”服务平台、市属附属 9 家医院、市社保中心、园区社保中心、市疾病预防控制中心、市中心血站、市妇幼保健中心、苏州银行等机构，打通医疗、公共卫生、社保、银行金融服务，为广大老百姓提供了一个全流程线上移动医疗服务平台，如图 4-5-3。

通过“健康苏州掌上行”服务平台，广大老百姓使用智能手机等终端，可实现在苏州市各医疗卫生机构享受智慧型医疗健康服务，犹如将服务窗口延伸到网络上，将每个老百姓的智能手机终端变成医疗卫生机构的服务窗口，达到了网上医院的效果。

（四）安全保障

“健康苏州掌上行”保存了大量用户就医的敏感数据，并且涉及资金结算功能，因此对整个平台的安全要求非常高。在平台安全建设过程中，项目组严格按照国家三级等保要求和银行金融级的安全标准进行设计和开发，在物理安全、网络安全、应用安全、主机及数据安全等方面都采取了安全保护措施。

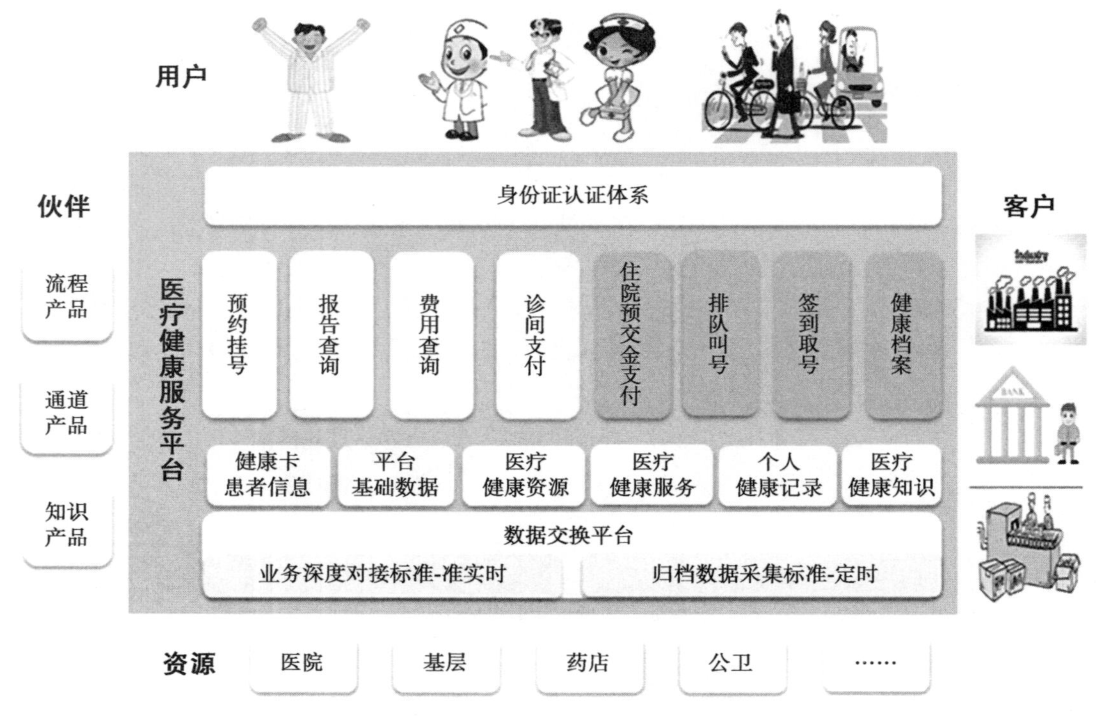

图 4-5-3 “健康苏州掌上行”平台建设

为保障应用的稳定运行，平台进行了严格的冒烟测试、集成测试、系统测试、性能测试和安全测试，对安卓和IOS客户端进行安全加固，同时通过第三方权威安全机构对平台及其应用进行安全测试，测试结论为安全系统。

（五）服务推广

宣传推广对整个项目有着重大影响，2017年12月苏州市卫生健康委召开新闻发布会，标志着“健康苏州掌上行”服务平台正式对外开放，作为联通苏州市多家医院的集约式线上医疗健康服务入口，患者用一个手机就能完成预约挂号、缴费和检验报告查询。

同时在项目迭代、完善的过程中，苏州市卫生健康委也通过传统媒体、自媒体、线下广告等多种途径进一步推广宣传“健康苏州掌上行”服务平台，扩大APP服务人群，如图4-5-4。

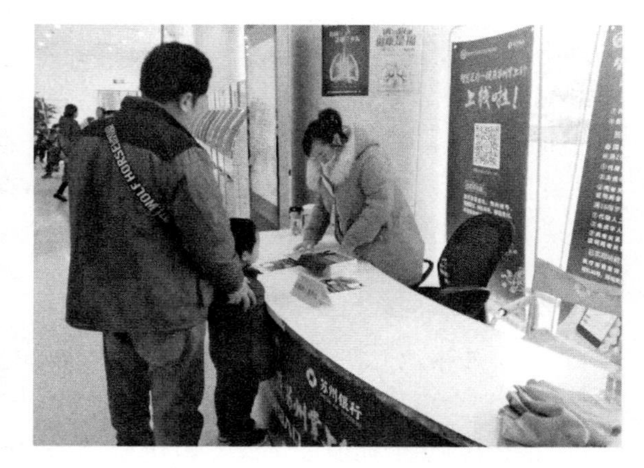

图 4-5-4 “健康苏州掌上行”服务平台的宣传推广

为有效解决就诊人群的问题，苏州市卫生健康委在线上、线下都配备了驻点人员，线上人员主要通过电话、微信公众号回复咨询问题；线下人员主要驻点在9家三级医疗机构，定点、定时进行平台宣传，解答疑难问题。

三、成效与亮点

（一）全新的“互联网 +”思维业务模式

目前，各医疗机构自行通过网站、APP 等形式对外宣传、发布资源信息的做法比较普遍，但由行政主管部门牵头，将区域内机构协调一致并统一向社会公布，形成官方的医疗健康服务总入口，此类创新型做法尚不多见。

“健康苏州掌上行”服务平台采用“线上 + 线下”服务模式，线上充分利用互联网提升就医服务效率，及时有效地实现百姓就医需求与医疗资源的自主对接。线下根据百姓就医需求统筹医疗单位、政府机构、银行等资源有效结合，协作共赢，共同为苏州市百姓提供丰富的医疗就医选择。

（二）就医无纸化、付费脱卡化等流程创新

“健康苏州掌上行”服务平台开发初期就按照就医无纸化、支付脱卡化的标准设计业务流程，患者的预约、付费、查询等全部实现电子化，简化就医流程、提高就医效率、改善就医体验。其中掌上支付功能最具特点，它突破了固有支付模式，通过与社保部门的紧密合作，支持用户线上支付自费和医保费用，完成费用结算功能。手机支付完成后，患者只需凭手机 APP 上已支付条形码，便可至药房、检验和检查部门等相关科室进行取药、化验或检查项目，实现了患者只需携带一部手机完成整个就医过程的体验，极大提升了患者就医服务体验。

（三）技术创新

平台建设初期设计了标准的医疗健康对接方案，并在与各相关单位系统对接中实践落地，为后续有条件的机构接入平台提供了技术指导。

平台完成所有相关系统的对接和整合，为第三方前端服务提供统一的业务服务接口，实现网站、手机、微信公众号等多途径共享使用，从而简化第三方功能的研发。

（四）“家庭圈”便民惠民新模式

通过在苏州市市区开展调研访谈，调查结果显示苏州市家庭大多为“421”“422”的模式，即“夫妻双方父母 4 位老人、夫妻 2 人、未成家的孩子 1~2 人”的家庭模式，而其中老人和孩子是家庭健康关注的重点人群，也是家庭中疾病的高发人群。完整的家庭结构，家庭的健康照料支持是家庭成员，特别是儿童和老年人的重要健康保障。中、青年人作为家庭“顶梁柱”，面临着上有老下有小的局面，保卫全家人的健康成为他们自觉或不自觉的意识。随着互联网高速发展，他们接受新事物能力强，对采用新技术手段去管理自己和家人身体健康的需求非常强。

苏州市卫生健康委将家庭医疗健康融入到“互联网 +”中，探索“家庭圈”模型并应用在区域医疗服务平台上，给家庭医疗健康的“顶梁柱”们提供代预约挂号、代掌上支付、代体检安排、家庭健康教育、家庭健康管理等服务，帮助他们更好、更方便地管理家庭的医疗健康。

(五) 抗击疫情服务专栏

在新冠肺炎疫情防控过程中,针对市民的“堵点”“痛点”问题推出便民服务。

1. 为解决市民查询当地发热门诊的需求,平台推出发热门诊查询服务,市民可以通过APP查询到苏州市开设发热门诊的78家医疗机构名单,并根据自己的居住地选择就近的医疗机构。

2. 为解决市民口罩购买的需求,在苏州市疫情防控指挥部统一部署下,2020年2月6日至3月6日在平台推出口罩预约服务,累计预约并发放口罩25.6万份,有效缓解群众“一罩难求”的困难。

3. 为解决市民互联网诊疗咨询的需求,平台推出在线咨询服务,整合苏州市市区内互联网诊疗咨询服务,帮助人民群众尽快获得专业指导,引导患者精准就医,有效缓解了医疗机构救治压力,降低了交叉感染风险。

4. 2020年8月,平台还推出了在线预约核酸检测服务,有效落实新冠肺炎疫情防控常态化措施,满足社会需求。

自2017年12月正式对外发布以来,系统累计注册用户已超126万,各功能使用量稳步上升,截至2020年8月4日,平台累计预约挂号87万次,报告查询139.8万次,排队叫号70.3万次,掌上支付51.7万笔,累计交易总金额突破5 716.2万。

平台统一规划的建设思路,“互联网+医疗”的建设思维,响应了当下主流建设环境的需求,为区域性“互联网+医疗健康”服务平台建设提供了样板,实现了区域内在线医疗健康服务的统一性,满足了平台建设的统一化规则需求,无缝接轨医疗信息化高速发展的轨道。

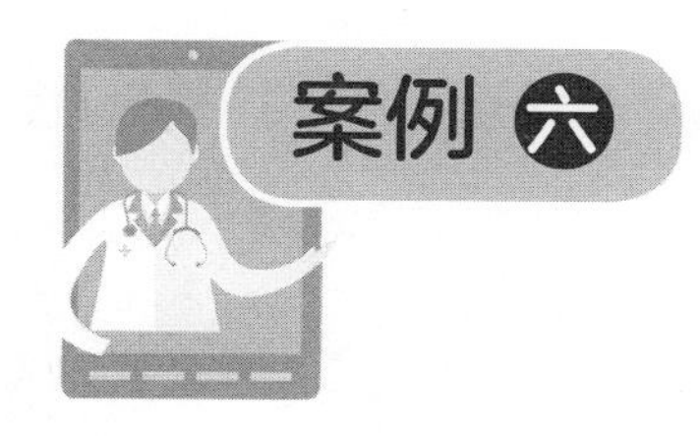

甘肃省居民电子健康卡应用

推荐单位:甘肃省卫生健康委

“一院一卡、重复发卡、互不通用”问题,一直以来都是群众就医堵点之一。甘肃省卫生健康委立足省情和行业实际,创新应用居民电子健康卡,为公众提供覆盖全生命周期的预防、治疗、康复和健康管理的一体化电子健康管理服务,意在打通群众就医“最后一公里”。

一、背景与目的

(一)背景

近年来,甘肃省卫生健康委认真贯彻习近平总书记关于“互联网 + 医疗健康”应用发展的重要指示精神,全面落实国务院和省委省政府关于促进“互联网 + 医疗健康”应用发展的工作部署,把创新应用居民电子健康卡作为促进卫生健康服务转型升级的重要手段,着力提升医疗健康服务普惠化、便捷化和智能化水平,努力实现让健康医疗数据“多跑路”,群众就医“少跑腿”,走出一条健康“小卡片”服务百姓“大民生”的创新之路。

以往各级医疗机构都有自己独立的实体就诊卡和用卡环境,且每个区域、每个医疗机构就诊卡互不通用,患者不得不办理不同医疗机构的多张就诊卡。传统就诊卡的多种弊端导致患者办卡挂号排队等待时间长,诊疗信息碎片化,既不利于患者诊疗信息的连续性管理,更不利于开展覆盖全生命周期的健康管理,同时也造成了资源的极大浪费。

(二)目的

居民电子健康卡以健康二维码形式体现,是互联网时代居民接受线下线上一体化健康医疗服务的统一身份凭证和统一服务入口。其特点在于利用卫生信息互联互通和医疗大数据优势,推动实名制就医,创新实现对各类医院就诊卡、妇幼保健卡、计划免疫卡、身份证、银行卡等各类健康服务介质的兼容使用和关联注册,有效解决了多卡难以整合,不能跨机构、跨地域一卡通用的问题。

居民凭借电子健康卡从预约挂号到就诊,检查、检验、取药、结算、处方查阅、报告获取、疫苗接种以及家庭医生签约和基本公共卫生服务,整个流程都可通过手机自助办理,实现看病就诊一卡(码)通用。电子健康卡关联个人电子健康档案、个人电子病历的同时,串联健康服务、健康管理、家庭健康指标,为公众提供覆盖全生命周期的预防、治疗、康复等一体化电子健康管理服务。此外,电子健康卡的应用有效解决了挂号、缴费、检查排队时间长、诊疗时间短的“三长一短”问题，使看病就医变得更加便捷，改善了群众就医体验，是实现居民与医疗机构之间、医疗机构之间、医疗机构与社会公共服务之间信息互通共享的钥匙和纽带。

二、主要做法

（一）顺应群众就医需求，创新推广居民电子健康卡

电子健康卡是以二维码形式呈现、具有身份识别功能的“健康身份证”，其特点在于利用卫生系统业务信息互联互通和健康医疗大数据优势，为居民个人提供全生命周期的卫生健康信息化服务，如图 4-6-1。

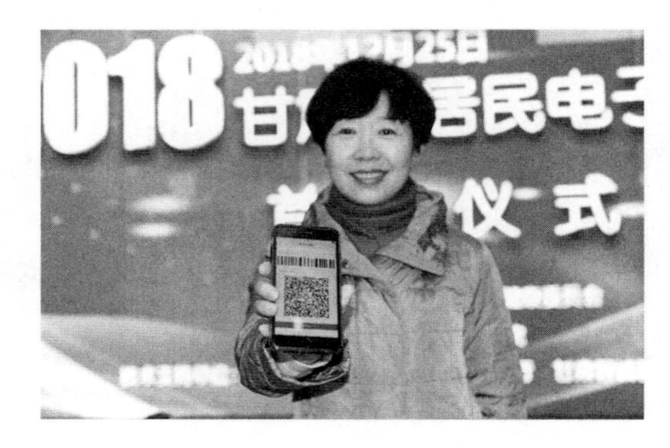

图 4-6-1　群众在首发仪式上展示电子健康卡

1. 全流程的就医服务　居民通过二维码即可享受在甘肃省各医疗机构的预约挂号、就诊缴费、免疫接种、慢性病管理、生育登记、检验检查结果及电子病历查询等诊疗流程全过程服务，实现看病就诊一卡（码）通用。同时，医生也可调阅患者既往病史，了解用药情况，避免患者重复检查，减少了排队时间、改善了就医体验、降低了就医成本。

2. 动态的健康管理　患者通过电子健康卡在甘肃省内任意医疗卫生机构完成就诊后，系统将挂号、缴费、检验检查、药品处方等信息实时推送给患者，患者可通过注册“健康甘肃”APP 动态掌握个人全生命周期电子健康档案，方便群众就医与健康管理。

3. 便捷的公共卫生服务　基于居民电子健康卡，可为居民提供基于互联网的公共卫生服务，如疫苗接种预约、健康档案调阅、家庭医生签约、血糖管理、血压管理、慢性病管理、健康教育信息精准推送等服务，提升百姓对公共卫生服务的认知度，引导百姓方便快捷地到指定机构享受基本公共卫生服务，促进基层公共卫生服务规范化，提升公共卫生数据质量与完整性。

（二）强化信息互联互通，筑牢健康医疗大数据基础

没有行业信息化建设水平的整体提升，就难以实现电子健康卡的应用发展。近年来，甘肃省卫生健康委以全民健康信息平台为依托，实现全员人口数据库、健康档案、电子病历、健康扶贫、卫生资源五大数据库互联互通，为公共卫生、医疗服务、综合管理等业务应用提供数据支撑和业务协同，完成与各类业务系统、各级医疗机构信息系统的互联互通和协同共享。

1. 搭建平台，促进信息互通共享　依托甘肃省全民健康信息平台，实现了与省、市、县、乡、村五级医疗机构信息系统的互联互通，目前全省 267 所二级以上公立医院、1 768 所乡镇卫生院及社区卫生服务机构、15 451 个村卫生室接入全民健康信息平台，同时不断提升平台数据质量，为电子健康卡建设应用创造了有利条件。

2. 严格建设标准，确保安全运行　严格按照国家电子健康卡建设规范，建成 1 个省级和 15 个市级卡管平台，省级平台与市州平台互为主备，通过电子政务外网与国家电子健康

卡系统对接；在电子健康卡管理平台中建立授权认证中心，统一处理应用程序接口（API）权限认证，解决 API 控制和安全问题，配备了经过国家层面检测认证的密码机，确保发卡和用卡安全。

3. 多措并举，全面推进建设应用　将电子健康卡应用作为卫生健康重点工作任务在全省部署推动。各级医疗机构严格按照工作要求和时间节点积极落实，全省一盘棋开展电子健康卡的推广应用。组织召开全省电子健康卡建设技术视频培训会、居民电子健康卡项目建设调研会和全省电子健康卡创新应用推进视频会等专题会议，指导全省各地开展电子健康卡普及应用。建立电子健康卡应用进展月通报机制，并对省、市、县各级医疗机构进行全程技术指导，有力促进了电子健康卡的建设进度。

4. 强化基层，积极创造应用条件　乡、村两级是卫生信息化应用的薄弱环节，普遍缺乏资金投入，在人才、技术和应用等方面面临许多短板问题。甘肃省卫生健康委在统筹谋划的基础上，创造性地通过部署基层云医院信息系统并与全民健康信息平台及各类业务系统的对接，统一为乡、村医疗机构进行电子健康卡用卡环境改造。乡、村两级卫生机构顺利完成应用环境改造，全面启用居民电子健康卡。

（三）创新便民惠民应用，促进线上线下深度融合应用

甘肃省卫生健康委把推动“互联网 + 医疗健康”应用作为深化医改、改善医疗服务的重要手段，积极利用大数据、移动互联网等信息技术，创新卫生健康服务手段，加快推广应用居民电子健康卡。

1. 增加渠道，方便群众申领　居民电子健康卡支持线上、线下两种发卡形式，用户可通过“健康甘肃”手机 APP、甘肃省卫生健康委微信公众号或医院自助终端机等多种渠道申领个人电子健康卡二维码。对于不方便使用智能手机的人群，用户可在医疗机构导医服务窗口线下申领。

2. 精准预约，方便患者就诊　为切实解决挂号、缴费、检查排队时间长、诊疗时间短的“三长一短”问题，甘肃省卫生健康委开发应用预约挂号系统，省、市级医院普遍提供分时段预约、导医分诊、候诊提醒等服务。加载电子健康卡后，可实现手机端挂号、缴费、查询等功能，极大方便了患者，改善了就医体验。

3. 拓展功能，方便支付结算　通过电子健康卡与银行卡、微信、支付宝等对接，有效解决了诊疗服务中的便捷缴费问题。甘肃省卫生健康委在与银行和医保部门沟通，积极探索加载银行聚合结算、医保在线支付功能，加快促进电子健康卡与医保、金融“多码融合”应用。

4. 丰富应用，方便健康管理　在方便就医的同时，电子健康卡还通过关联“健康甘肃”APP，加载了健康档案查询、家庭医生签约、儿童疫苗接种、生育登记等健康管理功能，可便捷查询本人及家庭成员的健康信息，成为自主管理健康的有效工具。

5. 融合健康出行码，助力疫情防控　为进一步助力新冠肺炎疫情防控，方便广大居民和患者在医疗机构快速就诊，防止交叉感染，甘肃省积极探索推进居民电子健康卡和健康出行码的融合应用，患者只需一个健康码就可完成验码进医院和预约挂号、就诊，检查、检验、取药、结算、处方查阅、报告获取的闭环融合，为常态化疫情防控的经济和社会发展提供有力支撑。

三、成效与亮点

全面推进居民电子健康卡应用已被列入2020年甘肃省政府为民办实事项目。

截至2020年7月30日，全省累计发卡1 830.52万张，发卡数占全省总人口的69.13%，省、市、县、乡、村五级医疗机构全面启用居民电子健康卡，发卡应用比例居全国前列，是全国较早明确提出逐步在公立医疗机构取消发放实体就诊卡的省份。全省累计通过电子健康卡在线挂号3 207.79万次、检查1 525.49万次、开方4 291.41万次、取药3 898.97万次、缴费3 235.51万次。随着电子健康卡应用的普及，各级各类医疗和公共卫生机构的“信息孤岛”逐步被联通起来，汇聚成跨机构、跨部门、跨地区的医疗大数据资源，形成便民惠民服务信息互通共享的新纽带，成为推动健康服务模式改变的新载体。

推进医患友好度建设　提升医院管理水平

推荐单位：宁波市卫生健康委　健康报社有限公司

社会评价最早起源于西方国家，是社会创新治理的有效手段之一，具有独立性、客观性、非营利性和导向性等特点。当前我国的社会评价主要应用于政府绩效考核教育系统相关内容的评价以及其他一些领域的评价，但在卫生服务满意度评价中应用甚少。医患友好度项目是健康报社有限公司以媒体身份创立的第三方满意度评价项目，其评测具有连续采集、精细分析、及时反馈等特点，为医疗机构提高服务水平提供解决方案和监测反馈服务，与国家卫生健康委开展的患者满意度完成深度合作后，延续了动态的和细颗粒度的满意度数据采集与自动分析特点，扩大了满意度调查项目的服务外延，可更好地帮助地方卫生健康行政部门和医院精准定位改进问题，不断提升医院的服务能力。

在我国正处在社会转型期且亟待引入社会公共治理及创新的背景下，如何将医疗服务过程中相关有限理性利益主体组织起来，特别是引入社会公众理性参与评价组织，将权威公正的评测与科学系统的服务结合起来，帮助医疗行业重新认识医疗服务患者满意度的重要性，同时提供新路径帮助医疗机构提升服务水平提升，以科学客观的数据为医疗机构负责人决策提供咨询服务，是最终实现行业内的医患和谐友好局面的重要举措。

一、背景与目的

（一）背景

客户满意是指个人通过一种产品或服务的可感知效果（或结果）与其期望值相比较后，所形成的愉悦或失望的感觉状态。满意度水平是可感知的效果与期望值两者之间的差异函数。由于在医疗服务过程中，医疗服务的供需双方始终处于信息的严重不对称，患者满意度是医务人员的服务要让患者感到满意，故更具有特殊性。患者满意度的主要影响因素包括服务态度、信息交互、技术能力、就医费用、就医环境、就医方便程度、就医流程、硬件设备以及治疗效果等。

医院提供的医疗服务包括医疗技术服务与非技术服务两方面。根据研究，其中非技术服务对于患者的满意情况影响显著，生物医学模式向“生物—心理—社会”医学模式的转变也使“总是去安慰”成为医疗行业的共识。在实践中发现，部分以提高服务水平为切入口的医院实现了满意度的快速提高，受其影响这些医院的门诊与住院的患者数量也都有明显增加，更多的病例也为医院提高医疗技术水平提供了助力。

（二）目的

满意度调查可以反馈患者对医疗服务的切实体验，测量医疗服务的改善情况，成为医疗服务质量管理常态化的手段之一。2018年来，我国卫生健康行政部门以统一的问卷及分析模型开展了患者满意度调查工作。每年一次的满意度调查成为了对全国公立医疗机构非医疗专业服务水平的一项重要考评项目，其结果还被纳入了公立医院绩效考核内容。考核和调查的目的是为了帮助医疗机构提高管理水平和服务质量，但要从考核到服务，还需要在数据采集和分析中采用深度和动态的方法。

从2019年开始，健康报社有限公司与国家卫生健康委医疗管理服务指导中心合作，通过对浙江省宁波市8家市属三级以上医疗机构开展患者深度动态满意度评测，并将评测结果通过实时数据展示和阶段性报告形式向区域卫生健康行政主管部门与医疗机构反馈，帮助参与机构整体提高在国家满意度调查中的评测分数，初步验证精细化的动态评测工具对于医院提高医疗服务水平、提升员工和患者的满意度具有显著意义。

为更好地采集和分析患者就医反馈数据，并通过满意度评测促进医疗机构改进就医流程、有效提高医疗机构的服务质量，更好地评测患者就医体验并指导医疗机构向以数据为基础的专业管理升级，健康报社有限公司与国家卫生健康委医疗管理服务指导中心合作探索开展的医患友好度项目，探索开发满意度动态评测工具，并在浙江省宁波市进行试点。在国家卫生健康委医疗管理服务指导中心以微信为载体进行满意度调查的基础上，满意度动态评测工具实现对患者就医流程各环节的精细化评测，实现时间、就医环节、不满意原因等维度的深度数据挖掘和实时分析结果展示，实现满意度调查从单一的评测向兼具服务功能的项目进化。

二、主要做法

试点工作以宁波市2018年患者满意度调查结果和友好度评测基线调查为基础，运用德尔菲专家调查法，与市属8家医疗机构共同修订了区域医患友好度建设标准，并根据该标准开发了用于过程管理的互联网自评自测工具。为进一步查找医疗机构在医疗服务流程中还存在的问题，并为改进措施提供评价数据支持，友好度建设工作组开始研发患者和员工满意度数据采集与分析系统工具。满意度动态评测工具包括了数据采集、数据分析和数据展示三个部分。其中数据采集环节是整个工具应用的重点环节，不仅对反馈的问卷有数量要求，还要筛查降低异常问卷对数据分析的影响，因此工具还对反馈问卷设置了有效的清洗功能。

（一）数据采集

1. 问卷设计

首先要满足多方要求，做到能从单份问卷中采集尽量多的信息且不设置过多题数，防止患者弃答。经过对问卷设计的不断调试，最终确定使用逻辑问卷模式。逻辑问卷实现了对患者就医过程的尽可能拟合。同时，在流程类问题后还设计“接驳交通”“卫生间环境”“餐食服务”等公共题目，综合生成有15道问题的问卷。在实践过程中，由于题量合理，拟合了患者的实际就医流程，受访者答题感受较好，数据采集内容丰富，为后续分析奠定了良好基础。

2. 问卷填写

首先由市卫生健康委联合项目组要求各医疗机构在醒目处向就诊患者宣传项目内容，鼓励患者积极反馈。随后，各医疗机构在取药大厅、出入院办理处、重点科室病房等地张贴二维码，通过扫码方式实现问卷信息交互。根据该市卫生健康委要求，各参与医院每月反馈问卷数设置最低数值为450（其中门诊与住院两类问卷也有低限要求）。同时，各医院在微信服务号中设置推送反馈链接环节，在完成挂号、报到、支付等功能后，调用系统工具问卷向患者推动答题链接，也取得了较好效果。

3. 数据清洗

为防止“刷分”现象，系统后台设置了自动清洗规则，对相同微信号、短时间大量问卷、周期性问卷等情况采用了设置警报或直接去除异常重复问卷方法。问卷数据采集及去重情况如图4-7-1。

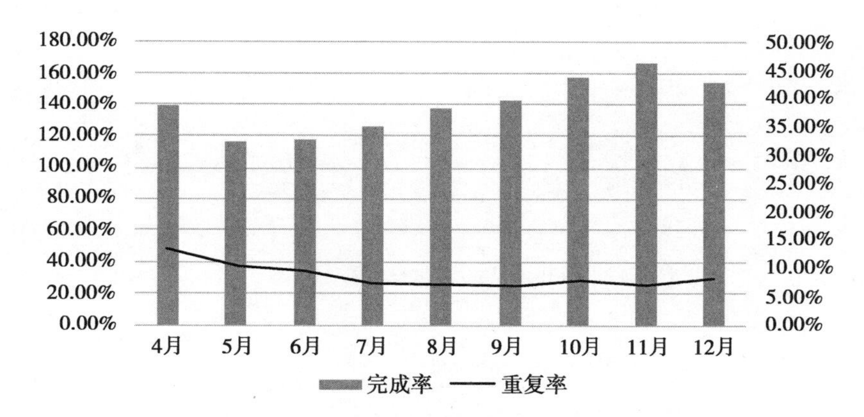

图4-7-1　2019年4~12月宁波市完成率与重复率变化情况

试点工作开展期间，专家组多次前往各试点医院开展暗访，发现基于数据分析发掘的问题环节、原因与实地调研结果基本吻合，为后续各医疗机构开展问题整改提供了数据依据。

（二）数据分析

1. 数据挖掘

在项目执行过程中，采用了问卷数量、质量、问题环节和原因实时展示的方法，同时在月度报告中对各院情况开展横向比较，实际操作过程中发现，医患友好度项目较好地推动了各院改善医疗服务工作。

经过对数据统计分析，2019年7~12月宁波市不满意率最高的前三个环节为：门诊就医过程、检查预约安排、线下支付环节。不满意环节贡献率（衡量由于对该环节不满意导致患者对此次就医过程及对医疗机构服务整体不满意的影响贡献）具体情况见表4-7-1。

表 4-7-1 不满意环节贡献率前三位排名情况

环节	不满意环节贡献率(%)
门诊就医过程	15.28
检查预约安排	13.58
线下支付环节	13.12

同时,平台还对问题环节的问题原因以不满意原因贡献率(衡量该原因导致患者对该环节不满意的贡献)做统计分析,具体情况见表 4-7-2。

表 4-7-2 不满意原因贡献情况

主要不满意环节	不满意原因	不满意原因贡献率(%)
门诊就医过程	接诊医生服务态度不好	69.09
	诊室管理混乱,私密性不佳,就诊体验差	14.55
	接诊医生解释病情不通俗	9.10
	医生或护士未耐心倾听,对患者或家属不尊重	7.27
检查预约安排	预约排队等候时间长,感受差	62.50
	多项检查无法集中预约,体验不佳	20.00
	预约效率低,未考虑危急重症,等待时间长	12.50
	无“一站式”预约中心,分头预约不方便	5.00
线下支付环节	窗口或自助机排队,等候时间长	50.00
	支付点少,缴费不方便	30.00
	自助机操作复杂,无人帮助	20.00

2. 时间维度深度分析　数据分析系统以数据为基础,分析得出导致患者就医感受差的问题环节与原因,同时将问题环节与原因对不良结果的贡献程度以贡献率计算出量化指标,为各医疗机构选择有限解决方案提供了数据基础。同时,由于分析系统为连续数据采集,还可以为改进措施的实施效果提供评估,如图 4-7-2。

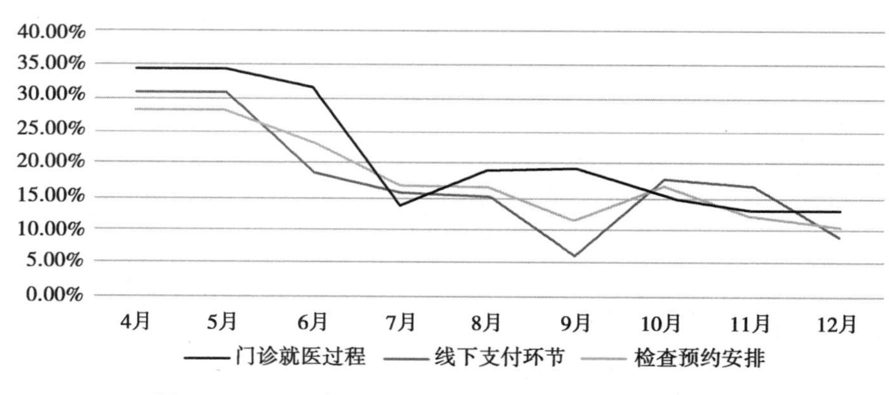

图 4-7-2 2019 年 4~12 月宁波市不满意环节贡献率变化

3. 整体满意度分析 基于优先改进不满意贡献率高环节和原因的策略被验证取得了较好成果。可见从 2019 年 7~12 月,试点市整体友好度分值(为区别于国家满意度调查评分,可理解为动态的、连续的满意度评分)得到稳步提升,如图 4-7-3。

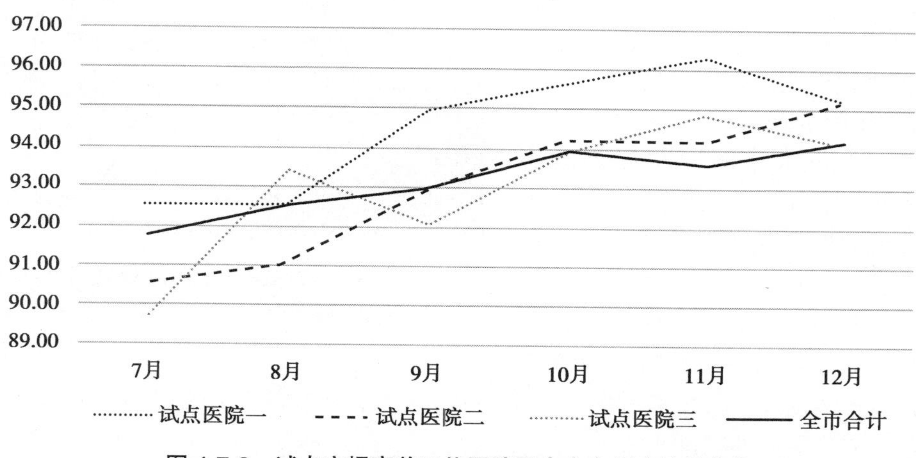

图 4-7-3 试点市提高前三位医院及全市友好度均值变化

同时宁波在 2019 年度的国家患者满意度调查中,参与医疗机构的满意度较 2018 年亦有提高,见表 4-7-3。

表 4-7-3 试点市国家患者满意度调查门诊与住院患者满意度分值变化

项目	2018 年(分)	2019 年(分)
门诊	89.80	90.82
住院	94.46	95.33

三、成效与亮点

1. 流程再造不忘医患友好初心

医患友好度建设项目强调患者、医护和医院三方友好,共同携手守护健康,同时呼吁医院更多通过互联网技术手段优化流程,扩大非医疗服务的范围,实现诊前、诊中和诊后的全流程照护。

2019 年 8 月,当项目专家组再次开展实地调研时发现,宁波市第一医院二楼的检验采血等候大厅井然有序。而在数月前,这里还是患者不满情绪的一个爆发地,空间逼仄、环境嘈杂,甚至有家属因等候时间过长和护士发生激烈争吵。该院将医患友好度建设作为全院流程再造的中心思想,在采血大厅隔壁腾挪出一块面积更大的大厅,并且重新设计采血的候诊叫号系统。此后,就医秩序大为改善。以患者为中心就是要从医患友好的视角来完成流程再造。各院纷纷采取措施,提高服务患者的水平,如图 4-7-4。

医患友好度的理念不仅强调患者友好,员工友好同样重要。给员工提供理想的工作环境,员工就能给患者提供更好的服务。中国科学院大学附属华美医院以改善手术室工作环境为突破口，在手术室楼层设立了特别食堂和休息室。医护人员从手术室穿过长廊即到食堂，只需更换刷手服和鞋套，就能吃上热乎乎的饭菜，男女手术室还各摆放了两张按摩椅。

2. 数据驱动医院精准管理

当前，我国的医疗机构管理主要建立在管理者的丰富经验上，但随着信息化技术和社会的发展，未来的医院管理向基于客观数据的现代化管理方式转变是大势所趋。在宁波的医患友好度项目建设中，项目组搭建了患者和员工的反馈数据自动采集平台，通过微信、短信等途径采集医患的反馈。采集系统采用逻辑问卷方式，拟合患者就医流程，通过大数据分析实现对问题环节和原因的精准定位。

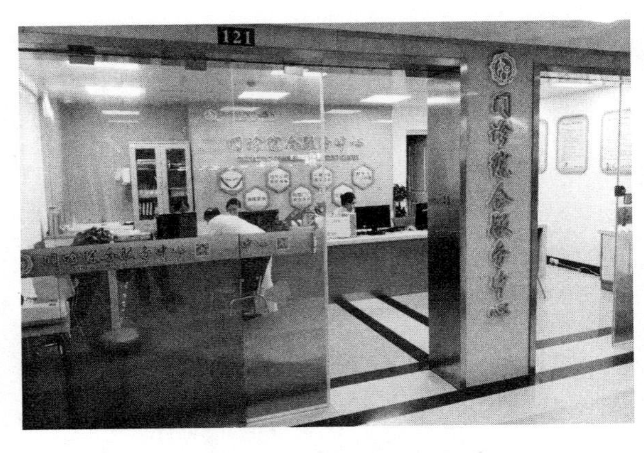

图 4-7-4 宁波市妇女儿童医院设立门诊综合服务中心，“一站式”服务使患者办事“最多跑一次”

平台数据分析显示，候诊时间过长成为宁波市李惠利东部院区患者的不满意环节。原来，该院属于新建院区，地理位置较偏，公共交通接驳不便，虽然医院提供了门诊分时预约，但是许多患者还是倾向于早到；加上初期的签到排队候诊系统简单，候诊排队信息透明度不足，导致患者多有不满。发现问题后，医院及时采取多项改进措施：①和市政部门沟通协调，提高医院公共交通接驳便利水平；②在分时预约的基础上，提前一天给患者发送短信，提醒就诊时间；③与技术公司合作研发了一套签到叫号系统，重新研究了初诊患者与取检查结果后复诊患者混合排队的规则。目前，因候诊秩序混乱而投诉的情况大大减少。有了数据支持，医院还可以针对问题严重程度制订优先级不同的一揽子解决方案，真正实现数据驱动精准管理。

同样受益于数据驱动模式的还有宁波市康宁医院。医患友好度自动采集平台数月追踪反馈，该院门诊满意率一直不理想。在客观数据面前，医院痛下决心，把门诊从四楼挪到了一楼，重新设计了就诊流程，针对数据分析发现的问题做改进。2019 年 10 月启动新的门诊流程后，该院的门诊患者整体满意率从 8 月的 91.95% 提高到 11 月的 95.94%。

3. 创新技术服务于现代管理

在项目试点之前，宁波市卫生健康委对各市级医疗机构的医患友好考核只能通过类似银行的按键机来实现。与医患友好度项目合作后，该市通过自动数据采集和分析平台实时掌握各医院的患者和员工满意度情况，并通过数据分析和辅助决策功能为全市医患友好水平的整体提升打下基础。

此外，宁波市是健康报社有限公司与国家卫生健康委医疗管理服务指导中心在改善患者就医体验领域的第一个区域合作试点。对比 2018 年数据，该市市属 8 家医疗机构 2019 年度门诊患者满意度分值从 89.66 提高到 92.26，住院患者满意度分值从 94.27 提高到 96.47，员工满意度分值从 69.79 提高到 83.99。

急诊绿色通道卒中中心物联网应用

推荐单位：广州医科大学附属第二医院

脑卒中具有发病率高、致死率高、致残率高和复发率高的特点，是危害人民群众健康的主要疾病之一。广州医科大学附属第二医院创新地建立了专门针对卒中中心绿色通道的物联网技术应用，有效实现了对急诊救治环节的流程监控，大力优化各环节时间效率，提升急诊救治效率，强化急救质控管理等。

一、背景与目的

（一）背景

为深入贯彻落实党的十九大精神和习近平总书记系列重要讲话精神，贯彻《“健康中国2030”规划纲要》和《脑卒中综合防治工作方案》，国家卫生健康委发布的《关于进一步加强脑卒中诊疗管理相关工作的通知》中指出：规范脑卒中诊疗，降低致死率、致残率，对于提高全民健康水平，降低疾病造成的家庭经济负担，防止或减轻“因病致贫、因病返贫”具有重要意义。

急诊绿色通道的发展趋势与目标为：为了确保卒中患者得到紧急优先救治；实现救治流程的标准化；实现在卒中黄金抢救时间内对救治环节的效率提升。从而提高早期诊断和治疗，达到减少误诊、漏诊及过度治疗，降低死亡率、致残率，改善患者临床预后的目的。

国家卒中中心对于急诊绿色通道的各个救治环节的耗时，包括救治操作时间和检验检查时间都有严格的管控，以保证救治的质量基础。这对救护人员业务水平有着极高的要求，对急救团队协作能力也是重大考验。多学科救治团队涉及的医护人员分布在各个业务科室，要达到高效协同的效果，需要有针对性的技术手段。

广州医科大学附属第二医院目前共3个院区2 500多张床位，日均门急诊量已超过9 000人次。因此，医院的信息化发展面临着更高的要求和挑战，特别是在急诊救治过程中，对进入绿色通道的患者需要进行治疗流程的监控，有效控制各个检查检验的时间，优化急诊医疗流程，如图4-8-1。

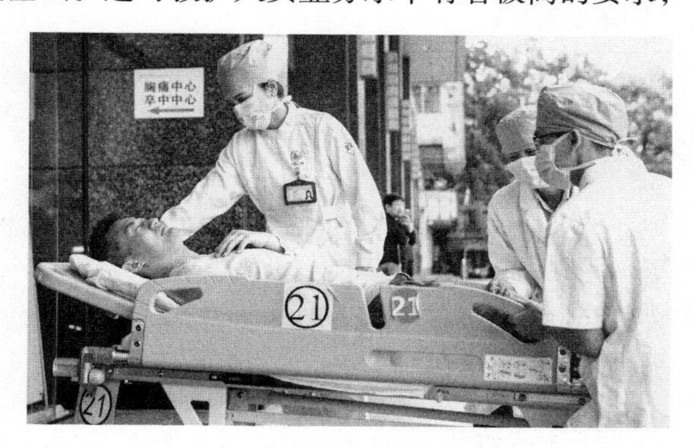

图4-8-1 广州医科大学附属第二医院急诊入院启动绿色通道监控流程

（二）目的

在急诊救治过程中，对于符合进入急诊绿色通道相关病种的患者，需要对其整个救治流程进行时间监控，有效控制各个检查检验环节的时间，优化急诊医疗流程。需要确切记录其到院时间，各项检查检验送达的时间、检查时长等各项时间节点作为考核指标。

二、主要做法

针对实际业务需求，广州医科大学附属第二医院响应国家智慧医院建设的要求，推进医院信息化建设发展，为患者、医院员工与管理层提供全面、便捷、准确与科学的信息化服务。

为了提高一线医务人员的工作效率，减轻医护人员的工作负担，广州医科大学附属第二医院陆续开展了医院物联网建设，其中急诊卒中中心绿色通道采用物联网技术，对符合进入绿色通道的患者进行管理，整个救治过程无感记录患者的救治时间节点、实时位置、实时救治环节，汇总数据形成报表，优化急诊绿色通道流程。急诊卒中中心绿色通道组网概图如图 4-8-2。

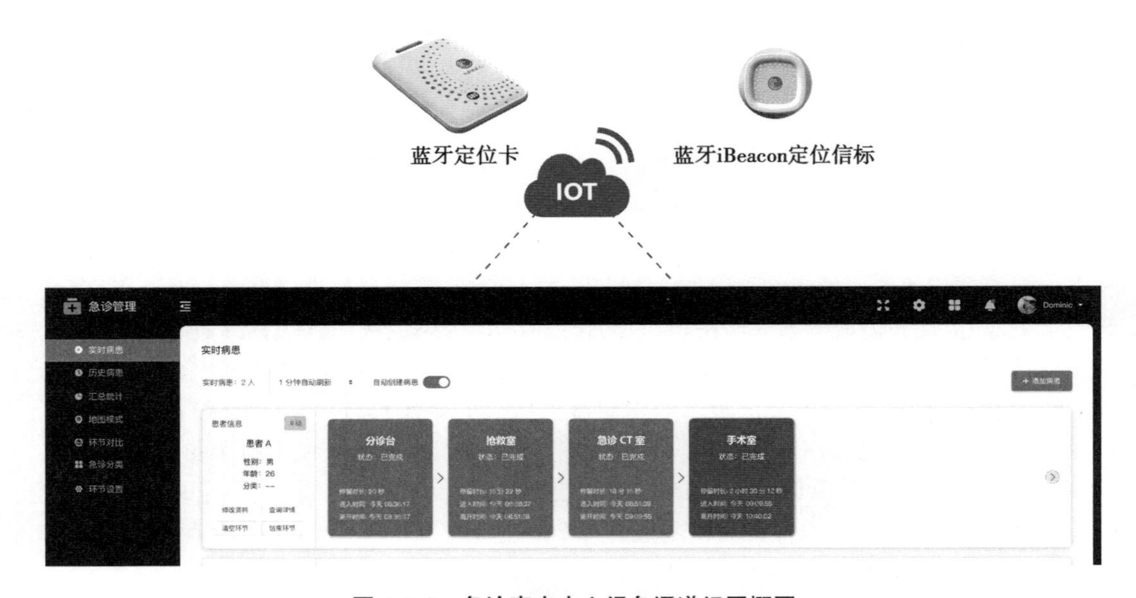

图 4-8-2　急诊卒中中心绿色通道组网概图

（一）采用零布线高效部署模式

基于蓝牙定位 +LoRa 传输的物联网技术实现零布线部署，无需装修线路改造，极大缩短实施期，并且可应用于以后院内新的物联网。对急诊绿色通道涉及的区域进行物联网网络部署，建立急危重症患者救治体系和院前院内信息共享网络，实现急危重症患者医疗救治的快速、高效、高质量。

（二）实现时间管理表信息化、数据自动化和简化采集

卒中时间管理表需要记录的数据及数据来源非常多，传统做法需要花费大量时间手工

记录时间点和医疗信息。采用数据自动化采集，有效提升时间记录的效率，让医护人员有更多的时间和精力集中在救治卒中患者上。数据自动化和简化采集分为以下几种方式：

1. 通过定位无感自动化采集　急诊绿色通道通过蓝牙定位网络，使用电子围栏的方式对符合进入绿色通道的患者进行管理。患者被送至分诊台时，医护人员只需为其戴上定位卡，则可无感采集记录整个救治过程的时间节点，在地图上显示患者实时位置，平台上显示实时救治环节，让救治人员皆可提前做好接诊准备。系统亦可手动记录检查检验的时间，汇总数据形成报表，优化急诊绿色通道，加快处理危急患者的速度。

2. 通过集成医院信息化系统实现自动化采集　在卒中救治过程中需要进行脑部 CT 等检查，检查和检验信息记录在医院信息系统中，通过应用集成的方式，急诊绿色通道卒中中心物联网应用可自动化获取信息，无需医护人员手工查询和记录。

3. 通过集成医院医疗设备自动化采集　在卒中救治过程中，使用医疗设备对患者的心率、呼吸、血压、血氧饱和度、体温等体征进行监测。物联网应用通过集成医疗设备自动读取患者的体征数据和采集时间，无需医护人员手工记录。

4. 通过医疗移动式手持终端（PDA）或自定义物联网按键终端简化采集　在卒中救治过程中，存在部分救治、检查方式及用药等过程所需要的时间管理，无法通过定位采集或设备自动采集，可通过放置 PDA 并设定好急救的环节，经执行的医护人员操作 PDA 或事先定义好的物联网终端按键，直接选择预先定义好的按钮 / 按键自动上传相应信息，简化卒中时间管理表信息的采集。

5. 通过移动 PAD 签署知情同意书　卒中患者送入抢救室溶栓时，需要患者 / 家属签署知情同意书，采用带指纹识别或身份证识别的移动 PAD 来签署患者 / 家属名字，同时通过指纹或身份证识别确认患者 / 家属，保存签署的知情同意书。

（三）为急诊电子病历数据源提供采集的卒中救治数据信息，减少医护人员数据的重复录入

卒中救治过程中记录的医疗信息为急诊电子病历提供救治数据，无需医护人员手工再次重复录入，减少了医护人员重复录入的工作量。

（四）流程运行效率的优化

实现无感采集时间点，患者和医护人员只需配合救治，所有关于时间的纸质记录都由定位卡替代完成，自动生成所需数据报表。救治结束后，定位卡自动释放，进入下一个患者救治循环。

（五）救治环节可视化和沟通协作

以患者为中心的救治环节和时间信息、多参数生命体征、心电、快速医学检测结果、评分等实时可视化，方便医院急救医护人员能够进行便捷的沟通协作，快速查阅和使用卒中急救过程中产生的急救救治相关信息。医护人员可实时掌握卒中患者的救治进展和当前环节，同时可提前做好相应环节的时间窗口准备，为患者在黄金救治时间内争取更快的救治和检查。

（六）数据快速上报

卒中救治过程中的时间管理表，可实现在线一键上报和 Excel 表格导出上报两种方式，便于每个月医院的卒中急救数据上报到国家卒中中心数据平台。

三、成效与亮点

基于采用蓝牙定位技术的物联网，进行急诊绿色通道患者的定位，实现无感采集自动化记录急诊绿色通道各环节时间、实时展示当前患者救治环节的情况，可查看历史信息和救治的轨迹，实现了信息化数据实时共享，有利于团队协作。

结合物联网技术有效梳理急诊卒中中心的工作流程，如图 4-8-3，有效提升时间采集的自动化优化急救流程，提升救治效率和数据准确率；卒中急救数据可视化分析有利于事后质控，对救治环节存在的问题客观展示，对超时环节流程进行针对性的优化。下一步将利用决策辅助支持，实现实时质控，在救治环节中增加剩余时间提醒、超时实时警告的提示，发送信息到质控管理部门，提前判断分析风险，避免医疗事故发生。

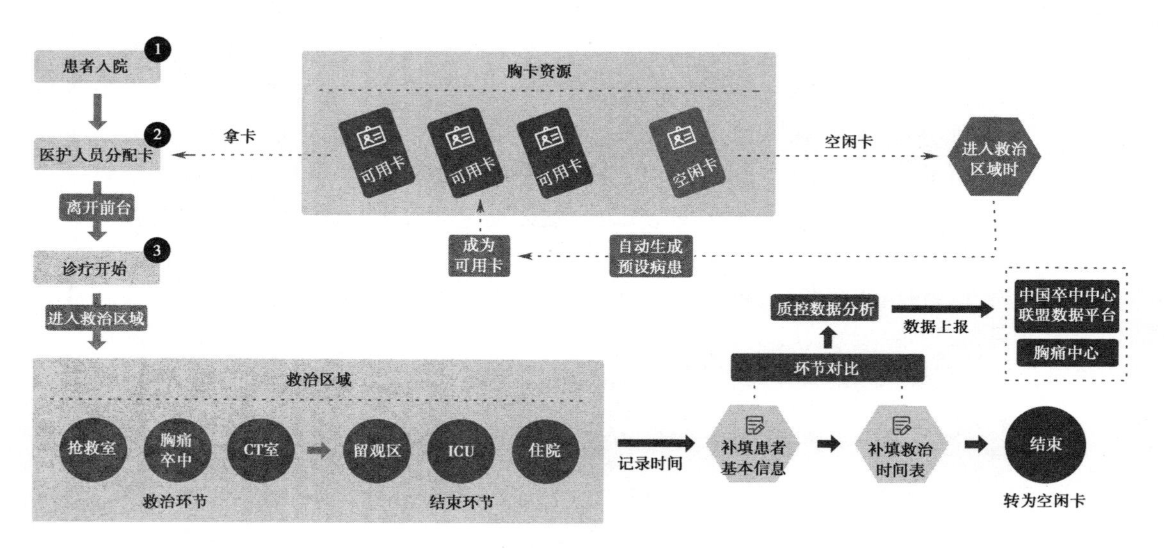

图 4-8-3　广州医科大学附属第二医院急诊卒中中心物联网工作全流程

（一）实现卒中质控

质控管理实现了事后质控和实时质控。

1. 事后质控　将所有采集到的救治环节和时间信息按照国家卒中中心要求，进行急性脑卒中患者进入医院到静脉溶栓开始给药的时间的事后质控分析、整体评价。以患者为维度的卒中各个环节的完成时间、是否超时等信息，可从医院角度实现卒中质控分析，找出超时、救治效率低的救治环节，优化救治环节的效率，按医生维度进行卒中质控分析。

2. 实时质控　在卒中急诊绿色通道过程中，结合时间管理表的救治时间要求，进行倒计时实时提醒，在快到时间时通过黄色进行警示提醒，超时则用红色进行警示提醒，让急救医护人员可以实时掌握急救时间，所有救治环节的救治时间都能符合国家卒中中心的要求。经过一定时间的数据积累，得出更优的平均救治时间。卒中急救环节的时间提醒功能将会增加一个医院每个环节平均救治时间的倒计时提醒功能，并可以按照月份得到卒中总体急救效率、各个急救环节急救效率的对比分析，从而发现需继续提升和优化的救治环节。

（二）急救数据统计分析

通过对广州医科大学附属第二医院卒中确诊患者进行详细数据统计分析来查看医院收治患者的救治整体趋势。通过大量历史数据的统计与纵向和横向关联对比，可对未来的趋势进行预估，提前做好应对措施。

统计数据主要包括：患者人数、性别、年龄、急诊分类、环节平均时长、治疗方式、患者类型、来院方式、来源医院、工作量、患者转归、卒中团队准时到达率/到达时间、患者数量趋势、按月整体救治时间趋势、按月各救治环节时间趋势等。

（三）完善时间点采集方案

在物联网的基础上，增加采用移动PDA/PAD的APP和无源射频识别技术简化和辅助众多时间点采集，通过平台自动获取检验检查的时间点，采用移动PDA/PAD或电脑等终端补录相关数据和时间点。实现救治流程更细化及自动化，形成更完整的解决方案。

（四）构建沟通协作信息共享平台

急诊涉及多学科联动，救治团队的沟通协作和各个环节信息共享尤其重要，急救过程可视化可提高响应速度、提炼重点信息，尽早确诊并采取救治措施可进一步提升救治效率与效果。通过急诊绿色通道沟通平台可进行实时对话及医疗信息/检查报告查询，过程自动形成电子病历，过后可查看、可追溯。

在卒中急救过程中，医护人员了解院中急救的环节，如：用了什么药品、治疗方法或使用什么医疗器械等，距离达到相应环节的预计时间等，通过Web界面或是移动PDA/PAD移动终端将上述患者急救的环节推送到科室相关医护人员，医护人员可以根据同步的患者信息提前做好准备、预留出相应的时间窗口，当卒中急救患者到达时可以快速进入相应的救治，无需等待太久的时间，以免错过黄金救治时间。从而实现急诊绿色通道多学科或科室的急救协作，大幅提升救治效率。

同时，整个绿色通道物联网管理系统为急救环节医护人员提供以患者为中心的即时沟通平台，解决当前经常使用微信作为沟通协作工具导致的刷屏进而错失重要信息、无法协同医疗信息、多患者信息不易区分等问题。

（五）急诊绿色通道卒中中心物联网应用可以成为急诊电子病历的数据源

急诊绿色通道卒中中心物联网应用与广州医科大学附属第二医院医疗信息化系统集成，实现了与信息系统的互联互通、系统联动和急诊绿色通道业务的自动化，无需重复在不同的医疗信息系统之间反复手工操作，减轻了医护人员的工作量，提升了急诊绿色通道的急救效率。救治过程中急诊绿色通道管理平台还记录使用的药物、救治手段或使用的医疗器械等，为急诊电子病历和医院信息系统提供急救医疗数据，无须事后手工补录。

（六）实现卒中急救无纸化

实现卒中时间管理表信息化和患者/家属通过移动PAD实现签署知情同意书，不再需要纸质手工记录时间管理表和签署纸质知情同意书，完全实现卒中急救无纸化。

湖南省新化县创建村级远程医疗体系　打通健康扶贫“最后一公里”

推荐单位：湖南省卫生健康委

湖南省新化县是国家级贫困县，山区偏多，老百姓“看病难、看病贵”的问题较为突出，在健康扶贫工作中探索开展村级远程医疗，取得了良好实效，具有推广意义。

一、背景与目的

（一）政策背景

国务院办公厅《关于促进“互联网＋医疗健康”发展的意见》（国办发〔2018〕26号）要求推动构建有序的分级诊疗格局。鼓励上级医疗机构面向基层提供远程会诊、远程心电诊断、远程影像诊断等服务。推进远程医疗服务覆盖全国所有医疗联合体和县级医院，并逐步向社区卫生服务机构、乡镇卫生院和村卫生室延伸，提升基层医疗服务能力和效率。

国家卫生健康委、国家中医药管理局《关于深入开展“互联网＋医疗健康”便民惠民活动的通知》（国卫规划发〔2018〕22号）要求全面推进远程医疗专网建设，提供远程会诊、远程影像、远程超声、远程心电、远程查房、远程监护、远程培训等服务，让群众在家门口能享受优质医疗服务。推广“基层检查、上级诊断”模式，提升基层医疗服务能力和效率。

湖南省人民政府办公厅《关于促进“互联网＋医疗健康”发展的实施意见》（湘政办发〔2018〕85号）要求建设省级远程医疗信息管理平台，建设远程医疗支撑与运营体系，提供远程心电、检验、影像、病理服务，促进优质医疗资源下沉。到2020年，湖南省完成51个贫困县的102个县级医院和789个乡镇卫生院的远程诊室建设；实现远程医疗服务覆盖全省所有医疗联合体和县级医院，并逐步向基层医疗卫生机构延伸。原湖南省卫生计生委《关于印发2018年湖南省基层远程诊室建设工程实施方案的通知》（湘卫函〔2018〕170号）对推进远程医疗工作作了统一部署，全省分三批次推进51个贫困县的远程诊室建设。

（二）新化县县情与工作目的

新化县地处湘中偏西，是一个拥有3 636平方公里面积、152万人口的革命老区县，国家级贫困县。该县辖3个街道、25个乡镇、2个国有林场，共有641个行政村，山区乡镇居多，许多偏远乡村距离县城较远，山区群众特别是贫困患者“看病难”问题突出。近年来，新化县委、县政府认真落实国家健康扶贫工作精神，在湖南省卫生健康委统一部署和支持下，新化县实现所有公立医院远程医疗网络全覆盖，并在全省率先探索把远程医疗延伸到部分村卫生室，可以开展疑难病例远程会诊、远程心电图诊断、远程医学教育、远程影像诊断，让山区老百姓在家门口就能得到上级医院专家的诊治，减少了危急、重病患者与贫困户就医的费用负担，打通了健康扶贫生命线“最后一公里”。

二、主要做法

自 2018 年 12 月以来，新化县在全省率先探索开展村级卫生室远程医疗，总结经验后分批推进，已基本形成县、乡、村三级远程医疗体系，切实缓解了边远山区贫困患者“看病难、看病贵”的问题。

（一）建立远程医疗工作机制

为了顺利推进全县远程医疗体系建设，做到有专人负责、有制度流程、有经费保障，新化县委、县政府建立了全县远程医疗工作机制。

1. 县政府安排一名副县长负责指挥协调，统筹健康扶贫资金，按照“先行试点、逐步铺开”的思路创建全县远程医疗体系。

2. 明确由县卫生健康局负责远程医疗体系的维护、人员培训、业务管理，组建了由局长任组长的远程医疗工作专班，在充分调研考察的情况下拿出具体可行的实施方案。

3. 在县人民医院设置了“远程会诊中心”“远程心电诊断中心”“远程影像诊断中心”，安排专职管理人员，并组建临床、心电图、影像、护理、麻醉等专业的会诊专家组，即可 24 小时接受乡镇卫生院、村卫生室远程会诊申请，也可随时组织与省、市级医院的疑难病例远程会诊，如图 4-9-1。

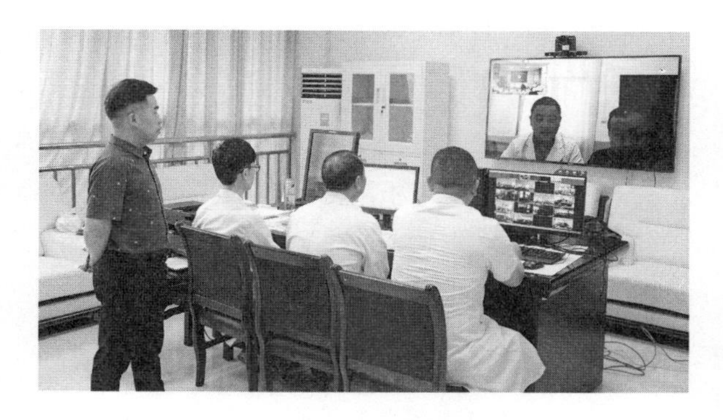

图 4-9-1 会诊现场

4. 减免患者远程医疗费用负担 新化县规定，县人民医院会诊中心免收基层医院、村卫生室开展的远程医疗费用，乡镇卫生院在正常医疗项目收费基础上不增收患者远程医疗费用，村级远程诊室免收患者的远程会诊、远程心电诊断费用，由县政府统筹扶贫资金与医改资金对医院及医务人员补贴，调动其工作积极性。

（二）创建县、乡、村远程医疗体系

新化县属于湖南省第二批贫困县远程诊室建设项目县，2018 年在省卫生健康委、省发展和改革委支持下，在县人民医院、县中医院及 25 个建制乡镇卫生院建设了远程医疗诊室，能开展疑难病例远程会诊与远程教育。省里规划的远程诊室建设只到乡镇卫生院一级，暂未延伸到村卫生室，且没有添置远程影像与心电诊断设备，尚未充分体现远程医疗的作用及优势，全县边远山区村的老百姓看病还是不太方便。为打通健康扶贫“最后一公里”，2018

年12月至2019年6月期间，湖南省卫生健康委共安排专项资金100万元，建设了29个边远乡村的村级远程诊室；2020年上半年，又安排资金130万元，建设10个村级远程诊室，并为4家县直医院、3家社区卫生服务中心、2家国有林场卫生院建设远程诊室，还为9家乡镇中心卫生院添置了远程影像诊断、远程心电诊断设备，全县形成了县、乡、村三级远程医疗一体化体系，能开展远程疑难病例会诊、远程心电图诊断、远程影像诊断和远程医学教育。

（三）率先探索村级远程医疗

在湖南省卫生健康委的指导下，新化县自2018年底开始探索村级远程医疗，现已建成39家边远山区村卫生室的远程诊室，计划2021年增加100家，三年内覆盖至所有边远乡村行政村卫生室。村级远程诊室可开展远程心电诊断、远程会诊、远程医学教育，既联通县人民医院远程会诊中心与远程心电诊断中心，又联通乡镇卫生院，还可联通省市医院，根据患者需求与病情需要开展多层次的远程医疗服务，打通了远程医疗生命线“最后一公里”，如图4-9-2。

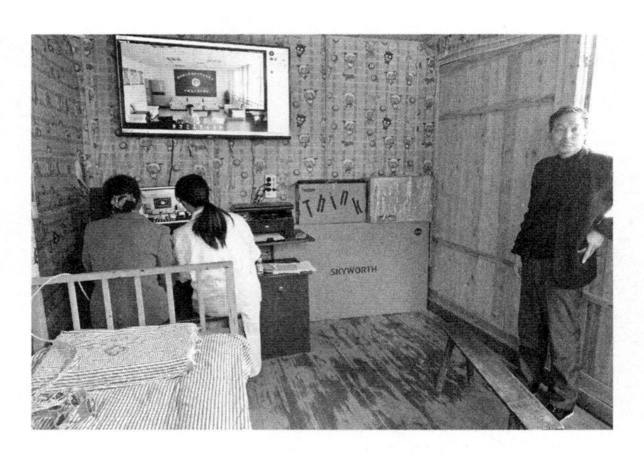

图4-9-2　远程医疗服务现场

（四）率先探索社区卫生服务中心与省人民医院远程影像（CT）诊断

2020年，新化县卫生健康局向湖南省人民医院积极申请，将上渡街道社区卫生服务中心的CT检查全部委托给省人民医院远程诊断，真正实现了“基层检查、省级诊断”。项目运行以来，患者反响良好，提高了疑难病例诊断的准确率，节省了患者去上级医院检查的费用负担。

（五）中心乡镇卫生院与县人民医院实行远程影像诊断

新化县有9家中心乡镇卫生院，都有CT、DR影像检查设备，2020年6月与县人民医院开通了远程影像诊断，可以实行“基层检查、上级诊断”。此项目在新冠肺炎疫情防控中也发挥了重要作用，乡镇卫生院预检分诊出临床疑似病例作肺部CT筛查时，不必再转至县人民医院。

三、成效与亮点

新化县开通远程医疗以来，为边远山区群众看病提供了方便，社会效益良好，为山区老百姓节省了大量的人力、财力和物力。截至2020年8月5日，全县已为基层患者免费开展远程医疗3 116例（85%属于贫困户），其中开展疑难病例远程会诊266人次、远程心电诊断2 470人次、远程影像诊断380人次、远程医学教育50场次。

（一）提高了偏远乡村心肌梗死患者的救治成功率

新化县山区多，偏远乡村距离乡镇卫生院有20千米山路，距离县城100余千米，许多农村冠心病患者没有在医院规范诊治过，当心肌梗死或心绞痛发作时不能及时利用心电图明确诊断，常耽误了有效救治时机。39个村级远程诊室开通后，筛查出冠心病106例，及时诊断和救治心肌梗死患者25人。通过远程会诊，冠心病患者得到了规范化治疗，偏远乡村的心肌梗死患者前期救治及时有效，提高了存活率。例如：金凤乡九龙村贫困户刘某，男，67岁，有冠心病史。2019年10月30日晚上，突发大汗淋漓、头晕，痛苦不堪，被其亲属抬到村级远程诊室，村医难以明确诊断，立即为患者做远程心电图，并申请新化县人民医院远程紧急会诊，5分钟后县人民医院远程会诊中心根据心电图情况诊断为急性心肌梗死，病情危急，立即远程指导村医前期抢救用药，同时安排救护车将患者转往县人民医院，后经心脏介入手术治疗成功。如果没有远程医疗，偏远地区的贫困心肌梗死患者难以救治成功。

（二）缓解了山区老百姓“看病难”的问题

通过开展远程会诊，患者在家门口就能得到上级专家的诊治，有效减少了患者到上级医院就诊的时间，减轻了经济负担。例如：维山乡碧水村患者曾某，男，7岁，是建档立卡贫困户家的孩子。患者因体弱多病，三年来在县内多处诊治，B超检查出脾脏肿大，具体病因不明，因家庭困难未得到有效救治。2019年6月27日，当地村卫生室向患者亲属介绍了远程医疗，在村卫生室通过远程会诊服务平台申请到湖南省人民医院专家会诊，经胰脾外科与儿童血液科两位专家联合远程会诊，明确诊断其所患疾病为一种遗传性血液病。根据专家指导，在完善了其他检查后，新化县卫生健康局再次联系省人民医院专家远程会诊，并通过远程为患者及时安排了住院床位，经手术治疗，该患儿现已完全康复。

（三）增强了基层单位的医疗服务能力

基层医生通过远程会诊与远程医学教育，在上级医生的指导下开展临床治疗，剖析具体病例，提高了临床诊治水平，减少了误诊率。例如：患者何某，女，37岁，因咳嗽较久到乡镇卫生院检查，CT检查后考虑占位性病变（晚期肺癌可能）。患者焦虑不安，经上渡社区卫生服务中心申请省人民医院远程影像诊断，明确为肺部小结节，边界清楚，光滑，建议定期复查，患者非常满意。经过上级医院的指导，基层医务人员的水平逐步得到提升。

（四）提升了村民对扶贫工作的满意度

一位偏远山区的乡村医生在健康扶贫日记中，用真情记录了贫困户对村级远程诊室的感激之情：今天早上10:27分，我走访建档立卡贫困户奉某，在异地搬迁点为其测量了血压（137/83mmHg）与心率（77次/分）。我常规地问了他的基本情况，问他哪些地方不舒服，他说近两年只有心脏不舒服，在各大医院又没有检查出什么病。每次发作要近1个小时才能缓解。当时我告诉他去卫生室做个远程心电图看看。中午12:04分，奉某正好疾病发作，我马上给他做了心电图，上传至县人民医院心电图室，诊断为：阵发性室上性心动过速，房室结双径路。当时其血压85/40mmHg，心率193次/分。县人民医院医生指导我立即行瓦氏动作复律，但我还没来得急操作，奉某说恢复了。再次测量血压为121/80mmHg，心率83次/分(12:50分)，心电图也恢复正常。从这个案例来看，以这么快的速度，且患者没有花一分钱的情况下就明确了诊断，要感谢政府搭建的远程医疗平台。

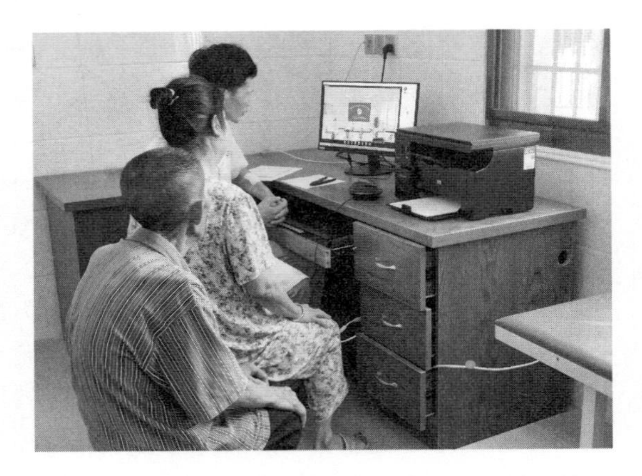

图4-9-3 为贫困患者免费开展远程心电图诊断和疑难病例远程会诊

新化县为贫困患者免费开展远程心电图诊断和疑难病例远程会诊，为病情严重的患者及时开辟绿色通道转往上级医院救治；同时，该县认真落实对贫困人口“先诊疗后付费”“一站式结算”等健康扶贫政策。今年，全县贫困人口及村民群众对健康扶贫工作的满意度大幅提升，又有不少山区村民群众希望政府扩大远程医疗网络，如图4-9-3。

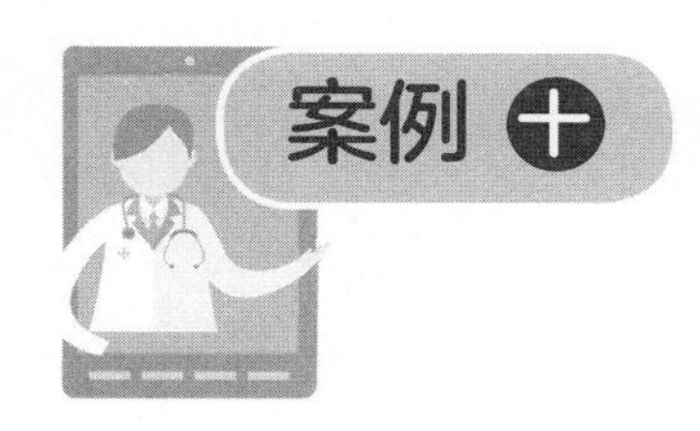

打造医疗服务监管新格局 实现动态精准监管

推荐单位:四川省卫生健康信息中心

随着我国医疗服务市场的发展,医疗费用上涨过快、医疗资源配置效率低下、医疗服务缺乏可及性、医患关系日趋紧张等种种问题也随之而来,“大处方、滥检查、泛耗材”等医疗乱象尤为突出。出现这些问题的主要根源之一是医疗服务监管的乏力,以信息化平台为基础的医疗服务监管是解决上述问题的关键。

一、背景与目的

为认真落实习近平总书记关于着力推进综合监管等5项基本医疗卫生制度建设取得突破的指示精神,以及刘延东副总理关于四川率先开展医疗卫生信息化等方面改革创新的要求,四川省聚焦“大处方、滥检查、泛耗材”等医疗乱象,立足切实管好医院、管住医生,遵循“标准统一、互联互通、分级监管、安全可控、先易后难”的原则,依托各级区域人口健康信息平台联通现有各业务系统和各级医疗卫生机构业务信息系统,结合公立医院绩效评价考核系统,建设实时、动态、全程的“四川省医疗机构、医务人员、医疗行为信息化监管平台”,通过抓取各项医疗服务信息监测指标,利用大数据应用技术进行综合分析并实时呈现,有效防范和遏制违法违规行为的发生,构建监管成本降低、人为因素减少、监管时效提前的现代化监管体系,实现省、市、县各级卫生健康行政管理部门对本级医疗卫生机构、医务人员、医疗卫生的精准监管,逐步探索出具有创新性的医疗服务综合监管制度“四川模式”。

二、主要做法

四川省以大数据应用技术为支撑,打破“信息盲态”,解决“管理焦虑”,切实解决当前医疗行业监管手段单一、监管力量分散、监管效率不高、监管效果不佳等问题,健全完善信息监管体系,有效开展监管工作,确保信息监管工作取得实效,在平台建设、数据分析、结果运用方面均有创新。

(一) 创新引领,打造医疗卫生监管“新内核”

1. 思路明确,设计科学　遵循“标准统一、互联互通、分级监管、安全可控、先易后难”的原则,按照“123468”设计思路:1个目标(促进医疗机构落实功能定位、医务人员严格规范执业、医疗行为合理有效),2个平台(监管平台、闭环系),3种方法(大数据、疾病诊断相关分组、疾病风险调整),4种手段(标值监控、离群监控、趋势监控、风险监控),6个层级(省级、市级、县级、机构、科室、医生),8个维度(资源配置、服务项目、服务状况、依法执业、合理医疗、服务能力、执业资格、执业状况)构建医疗三监管平台。

2. 技术先进,手段创新　基于大数据技术实现对海量、异构、多源的信息化监管数据资源的汇聚、整合、存储、处理和展示应用。平台提供大数据采集、存储、分析、治理、可视化等服务;构建大数据智能监管模型,基于海量医疗业务数据进行二次利用;利用数据挖掘算法,结合医疗卫生行业模型,进一步加大对医疗行为和医疗费用的监管力度,实现医务人员违规行为的精准识别。

3. 信息整合,智能监管　整合卫生部门和机构已建各信息平台的数据,构建各类指标信息交换与共享新渠道,实行数据集中规范管理,解决"数字鸿沟、信息孤岛、业务竖井、部门壁垒"等问题。构造面向监管的、稳定的、随时间而变化的数据仓库,从数据中智能提取与监管相关的信息和知识,为卫生管理者提供科学、准确、及时的依据。

4. 深化应用,务求实效　结合医疗业务监管职能和信息化建设,以医疗机构、医务人员、医疗行为监管需求为导向,以卫生行政监管为切入点,把信息化建设的重点从铺网络、建系统转移到提升服务和管理能力上来,提升应用创新能力,提高管理服务水平,强化应用成效。

(二)科学布局,构建医疗卫生监管"新体系"

1. 完善制度,优化流程　为规范医疗三监管数据分析工作,保证持续为医疗三监管提供数据决策支撑,四川省卫生健康信息中心制定了医疗三监管六项配套制度之一的《四川省医疗机构、医务人员、医疗行为信息化监管数据分析制度》,明确各级医疗三监管数据分析工作职责、分工,规范了医疗三监管分析规则制定,数据分析、审核、应用等流程,保证医疗三监管数据分析工作的科学性、有效性、精准性。

2. 构建智库,明晰规则　成立了以国家卫生健康委在川医疗机构、省属医疗机构及区域中心医院等30家机构60余位专家为核心的数据分析组,涵盖临床、医务、药学、医保、统计等多学科及领域,构建了医疗三监管分析的核心智库。制定形成了《四川省医疗机构、医务人员、医疗行为信息监管数据监管规则库》(2017、2018版),明确了对医疗机构、医务人员、医疗行为三个监管方面、三级六类36项56个重点指标的监管规则。

3. 创新方法,丰富手段　探索创新监管分析方法,利用包括标值监控、离群监控、趋势监控、风险监控等分析方法,引入国内外先进的大数据挖掘、疾病诊断相关分组、疾病风险调整等分析模型和手段对医疗三监管平台采集数据进行分析,实现对医疗机构、人员、行为的动态评价和监管。在确保分析方法科学合理、分析结果客观公正的基础上,实现了行业监管信息化手段的丰富创新。

(三)强化应用,实现医疗卫生监管"新常态"

1. 规范制度,动态监管　建立了"一周一总结、一月一通报、一季一约谈"制度,定期对出现预警指标的医疗机构和医务人员进行公布。四川省卫生健康委领导及专家定期到本省医院督导医疗三监管工作,如图4-10-1。出现红色预警状态时,提示管理部门对医疗机构、医疗行为的异常行为进行及时分析预判,并责成相关部门进行核实,如违法违规则依法进行查处，如仅为指标未达标则限期整改，如发现医疗机构等级评审复评期限到期自动弹出，则及时通知医疗机构。

2. 打造体系，及时处理 围绕医疗机构、医务人员、医疗行为核心内容，已完成对34家省部级直管医疗机构、区域医疗中心、民营医疗机构的门诊用药、住院用药、住院行为、重点药物使用、医疗费用等指标的分析，筛查各医疗机构“大处方、大医嘱、滥检查”数据线索，并反馈各医疗机构核查整改，有效规范医疗机构、医务人员的诊疗行为。21个市(州)逐步同步、同法进行分级监管。

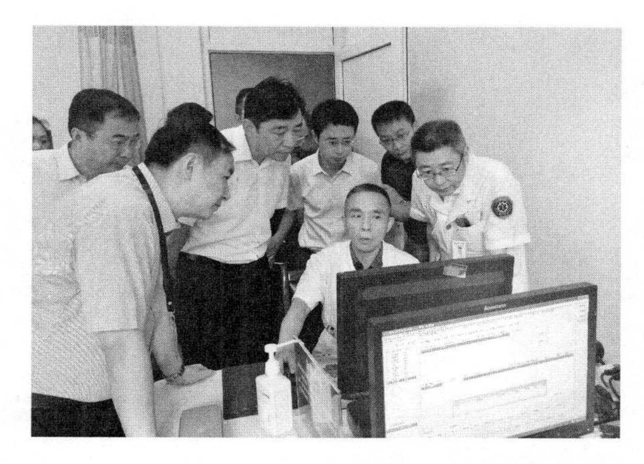

图4-10-1 四川省卫生健康委领导及专家到成都市第三人民医院督导医疗三监管工作

三、成效与亮点

医疗三监管平台自正式运行以来，基本实现了精准、全程、动态监管，功能不断完善，效果日趋显现。

(一) 监管震慑态势基本形成

医疗三监管制度实施以来，省级监管平台累计采集分析数据64.66亿余条，筛查问题线索46.31万条，医疗机构自查整改不规范医疗行为4.28万余，医疗机构83户次，有效实现了“管好医院，管住医生，管住医生手中那支笔”的目标。

(二) 重点监管指标持续改善向好

经对重点监管指标量化分析发现，医疗三监管在规范诊疗行为方面作用明显。发现疑似问题线索和查实问题数双下降，截至2020年7月，分别较开展医疗三监管前下降99.58%、91.56%；同时，医疗三监管对药品、耗材规范使用起到积极作用，药占比、抗菌药物使用率分别较开展医疗三监管前下降4.69%、6.29%，百元医疗收入消耗的卫生材料费减少2.32元。

(三) 依法规范执业的自律意识明显增强

据评估反馈情况，从医疗机构来看，34家医疗机构普遍开始重视对医务人员及医疗行为的自我监管，整合医务、信息、药事、临床、财务等部门力量，完善内部监管机制。部分医疗机构将医疗三监管融入日常管理之中，并将其作为强化医疗风险防控的有效抓手，逐渐树立在依法依规执业基础上追求高质量发展的理念。从医务人员看，90.12%的被调查者认为开展医疗三监管非常有必要，近85%的被调查者认为开展监管后，普遍感觉在日常诊疗活动中心有所畏、行有所戒，依法依规执业意识明显增强，医疗行为更加规范。

（四）促进了监管理念与方式的变革

医疗三监管平台的建设与应用，倒逼各级卫生健康行政部门加快区域健康信息平台建设，促进医院信息化水平提升，引领全省卫生与健康管理步入大数据时代。有力推进了以疾病诊断相关分组技术为核心的现代医院绩效评估和费用控制手段在全省医疗机构特别是大型医院的应用，为高质量发展提供了有力支撑。同时，用信息化手段推动建立了整合涵盖医院管理、监督执法、信息统计、行业学会等资源的监管工作新机制，促进了监管理念和方式的变革。

（五）点面结合的监管模式更加契合综合监管方向

四川省医疗三监管平台设计之初就是以“管好医院，管住医生”为出发点，在监管指标设定上，既兼顾医疗总费用、药占比等针对医疗机构运行情况的总体评价，又聚焦“大处方”“滥检查”“泛耗材”突出问题，加强对不合理处方、不合理药品、不合理耗材使用等反映医师诊疗行为的个案评价，真正实现了对医疗机构、临床科室和医务人员的三级精准监管，如图 4-10-2。这种监管模式更加深入，难度更大，需要的信息支撑要求更高。

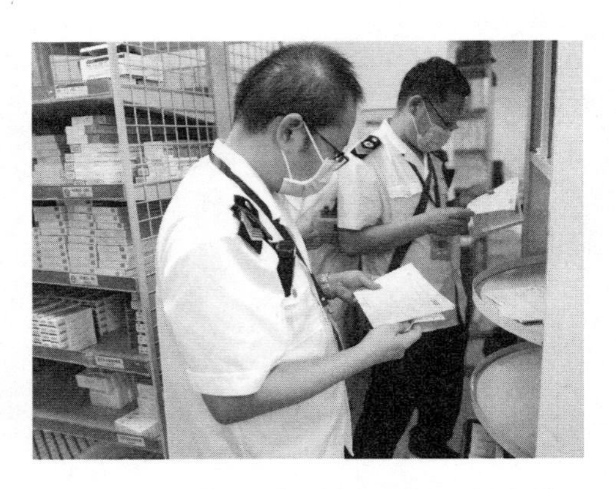

图 4-10-2　专家组到医院现场调查核实药品使用情况